U0303072

The Humanistic Thinking on
Epidemic Disease

疫病的
医学人文之思

主　编　周程

执行主编　王一方　甄　橙

科学出版社

北　京

内 容 简 介

本书汇集了北京大学医学人文学院师生在迎击新型冠状病毒肺炎疫情期间撰写的论文共21篇,以医学人文视角审视了疫病转归,内容覆盖人类疫病演进的方方面面,主题涉及医学史、医学哲学、医学伦理学、医学心理学、医学社会学、医学信息学、卫生政治学、卫生法学、全球疫情流变、叙事医学,并旁及科学文化、新技术嬗变等多学科谱系,构成一道多维度深究人类疫病发生、发展规律的学术风景。

本书可供公共卫生、传染病学、医学人文及跨学科研究人员、政府卫生防控系列公务人员等阅读参考。

图书在版编目(CIP)数据

疫病的医学人文之思 / 周程主编. —北京:科学出版社,2021.10
ISBN 978-7-03-069871-1

Ⅰ.①疫⋯ Ⅱ.①周⋯ Ⅲ.①医学-人文科学-文集 Ⅳ.①R-05

中国版本图书馆 CIP 数据核字(2021)第 192832 号

责任编辑:侯俊琳 邹 聪 陈晶晶 / 责任校对:郑金红
责任印制:师艳茹 / 封面设计:有道文化

科 学 出 版 社出版
北京东黄城根北街16号
邮政编码:100717
http://www.sciencep.com
天津市新科印刷有限公司印刷
科学出版社发行 各地新华书店经销
*
2021 年 10 月第 一 版 开本:720×1000 1/16
2021 年 10 月第一次印刷 印张:17
字数:260 000
定价:98.00元
(如有印装质量问题,我社负责调换)

代序：疫情呼唤加强科学文化建设[*]

　　新冠肺炎疫情的突袭和挑战，给人类又出了一道世纪课题。无疑，社会与生活实践是最丰富的课堂，我们对什么是科学文化、科学文化如何影响科学技术与社会发展、我们科学文化建设的短板在哪里、怎样来加强科学文化建设等一系列问题，都有了更加深入的了解和体会。结合今天的报告，我谈一点体会。

　　第一，这次新冠疫情使我们更加体会到科学的力量。

　　科学技术的进步在这次新冠疫情防控中发挥着不可替代的巨大力量。比如，曾经作为高端技术的 CT 影像诊断成为这次新冠疫情中每个患者与疑似患者必须使用的检查手段，人工智能参与读片大大提高了效率与准确率。又如，新冠疫情伊始，科学家们迅速分离病毒，完成基因测序，锁定致病原，并第一时间提供核酸检测方法与试剂，检测面大幅提高。再如，先进的信息技术使流行病学调查效率大大提高，迅速锁定新增与疑似病例和密切接触者，网络健康码的建立与使用进一步保证了健康人群的安全与流动，大数据技术应用提高了疫情趋势预判的可靠性。还有，病毒分子遗传学研究使追踪新冠病毒来源和随时判断病毒有否突变成为可能，最新分子生物学技术加快了疫苗研发进度，并有可能研制出更加高效的疫苗与有效治疗药物。

　　本次疫情中也显示出中国科学的飞速进步。在我国发现不明原因导致的严重肺炎病例后，中国科学家仅用一周时间就分离出致病病毒，准确测

---

　　*　本文是韩启德院士2020年6月3日在中国科学技术协会第二届中国科学文化论坛上的主旨发言。

出它的基因序列。与 2003 年发生非典疫情时相比，这样的水平与效率真是不可同日而语。我国科学家迅速获得原创性的重大研究成果。例如，西湖大学、中国科学院微生物研究所、清华大学等团队很快揭示出人体 ACE2 的全长蛋白结构以及与新冠病毒 S 蛋白受体结合结构域的复合物结构；北京大学、中国科学院、清华大学等团队利用单细胞测序技术筛选出新冠病毒有效抗体；多个团队迅速启动疫苗研发工作，并在短时间内进入临床试验并获得现阶段成功；等等。此外，还有非常重要的一点，我国能坚定不移地采取自己的抗疫方针，这背后不可或缺的是我们自己强大的科研力量提供的决策基础。

这次新冠疫情中科学的巨大力量提示我们：弘扬科学文化首先是要相信科学，敬重科学，热爱科学，让科学享有崇高的地位。与此同时，我们也看到科学并不是万能的，科学在新冠疫情面前也表现出很多无奈。例如，疫情发生的初期，对新冠重症患者仍然还没有确定有效的治疗手段；还缺乏预判病情转归的实验室指标；还存在核酸检测的准确性与"回阳"意义的判断问题；还不能肯定潜伏期传染性的强弱；对及时发现无症状患者还缺乏高效率的办法；还不明确新冠病毒感染后所获抗体能持续多长时间；对病毒是否会发生，以及什么时候可能发生引起致病性重大变化的突变还不能预测；对是否能很快研发出有效而安全的疫苗与药物，还有很大的不确定性；对新冠病毒的起源、演化和中间宿主的了解还不完全……当我们面临那么多未知和未能时，当我们的研究结果被证明是错误时，我们更加明白了科学不是上帝，科学不能解决所有问题，科学不等于正确，科学恰恰是在不断证伪中发展的。但与此同时，我们又坚信科学终能不断解开未知的奥秘。比如，随着科学技术的进步和广泛应用，人类一定能建立起从动物到人群的新发传染病的预警系统；一定能研发出更加准确与快速的病原体感染检测方法；一定能采用更加完善的大数据和人工智能技术，从而更加准确地预测传染病发展走向并指导抗疫；也一定能研发出有效疫苗和有效治疗药物。可以说，科学既给了我们力量与信心，也告诉我们人类对自然和自身的探索没有止境。

第二，通过这次新冠疫情，我们更加体会到科学文化的核心是科学精神，而科学精神就是优秀科学家的精神。

疫情中，中外优秀科学家表现出求真、唯实、创新、批判、包容的科学精神。不少西方科学家摆脱意识形态和政治的束缚，尊重事实，追求真理。例如，美国约翰斯·霍普金斯大学坚持每天如实发布美国疫情数据；美国国家过敏症和传染病研究所所长福奇当面向特朗普直言陈述新冠病毒的危害；法国巴斯德研究所追溯欧洲新冠疫情来源并发布与政客们相悖的研究结果。

当疫情来袭时，中国广大科技工作者即刻怀着满腔激情投入战斗，无私奉献，体现出中国科学家特有的家国情怀。中国疾病预防控制中心带领全国各地疾控人员"逆行"武汉，冒死把病毒"限制在"疫区；武汉病毒研究所全体工作人员连续几个月夜以继日地奋战，交出一份满满当当的工作日程表与成绩表。但是这次疫情也暴露出我国科学家群体在科学文化上不足的一面。例如，在有些关键时刻未能挺身而出坚持自己的科学主张，维护科学的尊严。又如，科研协作精神不够。临床药物试验没有统筹规划，很多项目同时展开，各行其是，结果造成临床病例数不足，不能得出理想的结论，在世界卫生组织专家组提出瑞德西韦试验中表现出的上述问题后情况依然没有大的改进，使好几项本来可以得出结论的临床研究痛失良机。再如，我们的创新精神仍然不够。疫情发生后成千上万的研究项目上马，但出现大量低水平重复研究，真正具有原创性、颠覆性或能解决实际问题的研究还不多。当然，这与我们的创新能力不足也有关系。科学要靠长期的积累，关键时刻能不能冲得上去，要看已有的研究基础，靠临阵磨枪是不行的。最后，我们国家的科技政策过于强调实用与短期效应，对基础研究重视和投入严重不足，也间接纵容了急功近利的学术风气。这些不足都值得我们进一步反思和总结。

科学文化是由科学共同体围绕科学活动所形成的一套价值体系、思维方式、制度约束、行为准则和社会规范。科学文化的核心是科学精神，而科学精神的精髓在于追求真理、实事求是、理性质疑、实证以及对结论的普遍性、确定性要求。科学家对科学的态度以及在科学研究中的所作所为是形成科学文化的决定因素。所以我们科技工作者一定要增强责任感，带头弘扬科学精神，做科学文化建设的实践者、促进者、引领者。在当前信息技术与社交传媒飞速发展的情况下，我们科学家要担起科学传播的责任，恪守科学规范，谦卑谨慎，不讲超越自己专业知识的话，不放大"一知半解"的理解，传递正能量，传播正确的科学知识，正确引导舆论导向，在防控疫病流行的同时，防止"信息流行病"（infodemic）的发生。

第三，通过这次新冠疫情，我们更加体会到加强公众科学普及工作、在全社会弘扬科学文化的迫切性。

这次疫情已经成为一个深入全民的科普教育和健康教育的契机。疫情肆虐，生命受到威胁，广大群众对公共卫生与健康空前关切。许多百姓第一次获知病毒究竟是什么，新冠病毒通过什么途径传染，从而自觉戴口罩，保持社交距离，疫情严重时严格遵守居家防疫规定。群众感受到乱食野生动物的危害，对建立良好生活习惯，维护人与自然和谐相处有了更加深切的体会。群众对疫苗的认识迅速提高，当疫苗研制进入一期、二期临床试验时有不少人踊跃争当志愿者。

一场疫情也检测了我国公众的科学素养。当网络让每一个人都可以成为一个信息源时，我们看到，个人情绪的宣泄常常压过了对基本事实的尊重和理性思考；一些违反科学常理的谣言有时得以大肆泛滥。这只能毒化社会空气，销蚀现代社会应有的人心共识，不利于社会的稳定和进步。更加令人痛心的是科学家在网上遭受无端"围殴"。当科学家在为防控新冠疫情忘我工作、攻坚克难之时，却要面对来自网络的流言蜚语和罔顾事实的指责。我们呼吁：建设科学文化，需要全社会对科学的理解与尊重，需要对科学家的理解、尊重与宽容。要保证科学技术专业机构在自己职责范围内开展工作和行使职权，保持它们的独立性与权威性。

科学文化是科学技术的土壤，是科学技术发展与创新的基础，也是加强社会理性、提高公民素养和精神文明建设的重要举措，还是世界各国跨文化交流过程中取得共识的基础。由于历史和其他种种原因，我国科学文化相对落后，已经成为当前我国科学技术自主创新和健康发展的重要制约因素。这次新冠疫情对我国的科学文化建设是一次重要检验，让我们进一步找到问题和短板所在，提高对科学文化建设的自觉性和积极性，大大促进我国科学文化建设。我们要在以习近平同志为核心的党中央领导下，更加积极进取，有所作为，动员广大科技工作者以身作则，弘扬科学精神，带动全社会把科学文化建设提高到新水平。

中国科学技术协会名誉主席、中国科学院院士

韩启德

目　录

辑二：历史中洞识当下与未来

辑一：
近距离观察，远距离思考

从首个病毒的发现看 5G 时代的科学文化建设

周　程[*]

科学研究的局限性和科学认知的渐进性决定了科学家认识新鲜事物需要有一个由浅入深的探索过程。就这次肆虐全球的新型冠状病毒而言，科学共同体内部对该病毒的起源、命名、检测与防治存在多种不同见解毫不奇怪。

在短期内不可能进行充分的重复实验验证或质疑与交流的情况下，科学家对具有高度不确定性的新鲜事物的理解与预判难免会出现一些偏差。前不久，笔者曾基于科学史视角对人类发现首个病毒——烟草花叶病毒的曲折过程进行过详细考察[1]，本文拟以该病毒的发现史实为例，着重讨论科学共同体通过持续性和反思性的"集体学习"，尽可能避免对新鲜事物的认知偏差之必要性问题，并基于此提出，在 5G 时代，每一位中国科学家都有必要支持在科学共同体内部建立平等对话与合作交流的纠错机制，积极参与新时代的科学文化建设。

一、滤过性病原体的发现

19 世纪晚期，法国微生物学家巴斯德（Louis Pasteur，1822—1895）和德国微生物学家科赫（Robert Koch，1843—1910）提出的细菌致病学说方兴未艾[2]。受其启迪，出生于德国西北部奥尔登堡的农业化学家麦尔

* 周程，北京大学哲学系教授，博士研究生导师，北京大学医学人文学院院长。本文发表于《科学与社会》2020 年第 2 期。

（Adolf Mayer，1843—1942）于1886年发现烟草花叶病是一种植物传染病，从而使人们意识到植物也像动物和人类一样会感染疾病[3]。但囿于当时的研究条件，尤其是光学显微镜的分辨率最高只能达到200纳米，麦尔未能发现烟草花叶病的致病因子是一种亚微观的颗粒，亦即滤过性病原体。

首先发现烟草花叶病的致病因子可通过细菌过滤器的，是俄国植物生理学家伊万诺夫斯基（Dmitri Ivanovsky，1864—1920）[4]。但1892年还是一名年轻学生的伊万诺夫斯基并未意识到这种致病因子既有别于细菌，又非源自细菌。由于不知道它是一种新型病原体，所以伊万诺夫斯基没有及时对这种滤过性病原体，也就是烟草花叶病毒进行深究[5]。

因传染病皆由细菌或其分泌的毒素引起的观点获得了当时学界的广泛认同，故当可以通过细菌过滤器的新型病原体——口蹄疫病毒于1897年被德国的微生物学家吕夫勒（Friedrich Loeffler，1852—1915）和菲洛施（Paul Frosch，1860—1928）等人"发现"之后，他们仍然不愿意抛弃主要由其师长科赫提出的特定细菌引发特定疾病的既有理论，继续将这种亚微观的新型病原体视作一种"极小生物"，即认为它本质上仍是一种细菌，只是尺度更小而已[6]。

1898年，荷兰细菌学家贝杰林克（Martinus Beijerinck，1851—1931）使用当时最先进的尚柏朗（Charles Chamberland，1851—1908）氏过滤器对患有花叶病的烟草叶子的汁液进行了过滤，并发现这种过滤液具有传染性。稍后他还发现这种过滤液能够渗透到琼脂凝胶内部，且没有丧失传染性。于是，贝杰林克认定这是一种不同于细菌的新型病原体，并将其称作"传染性活流质"（contagium vivum fluidum）[7]。

除使用"传染性活流质"指称这种滤过性病原体外，贝杰林克还多次使用"病毒"（virus）特指这种滤过性病原体[8]。virus一词源自拉丁语，其字面意思是"黏稠的液体、毒素"，在中世纪晚期的英语中主要指"蛇的毒液"。因此，当贝杰林克赋予virus全新的含义——滤过性病原体，并认为这种病原体是一种"传染性活流质"之后，受到了伊万诺夫斯基等人的质疑[9]。因为基于过去积累的经验，人们无法想象非颗粒形态的流质也像单细胞细菌那样具有增殖能力，何况伊万诺夫斯基于1903年还用多个实验证明这种病原体很有可能是颗粒体。不过，伊万诺夫斯基既没有通过光学显微镜观察到这种颗粒体，实际上也没有在体外纯粹培养出这种病原体。

二、确认病毒是有别于细菌的颗粒

进入20世纪后，跻身烟草花叶病毒研究领域的学者越来越多。因电子显微镜的商业应用是1939年以后的事，故20世纪早期人们对烟草花叶病毒的研究只能是各显神通。当时，人们讨论最多的问题是：烟草花叶病毒究竟是不是颗粒体？如果是，它是不是微生物？

1902年，美国农业部植物产业局专家伍兹（Albert F. Woods，1866—1948）提出，烟草花叶病很有可能是因叶内的氧化酶活性增强引起的[10]。稍后进入该局担任专家的奥拉德（Harry A. Allard，1880—1963）对此表示怀疑。于是，他于1916年对伍兹的实验进行了追试。

当时第一次世界大战正酣，奥拉德无法从欧洲买到尚柏朗氏过滤器。正巧利文斯通（Burton E. Livingstone）此前发明了一种用于监测土壤水分变化情况的装置，该装置带有一个埋在土壤中的、主要用云母制成的多孔杯。于是，奥拉德就用这种当时在美国很容易买到的多孔杯来替代尚柏朗氏过滤器进行过滤。

奥拉德发现，患有花叶病的烟草叶子的汁液用这种多孔杯过滤后，滤液中确实含有高活性的氧化酶，但这种滤液没有传染性。它表明病原体已被多孔杯滤除了。尽管这是一项偶然发现，但它却证明了烟草花叶病病原体是可被云母吸附的颗粒。奥拉德还发现，使用45%—50%的乙醇对被云母吸附的病原体进行处理后，病原体仍然会保持较强的活性，同时还会出现沉淀[11]。

奥拉德的研究引起了美国著名的植物生理学家、植物病理学拓荒者杜加尔（Benjamin M. Duggar，1872—1956）的注意。杜加尔设计了研磨等实验对烟草花叶病毒展开了对比研究[12]。结果，杜加尔不仅将病毒的概念发展成为可在活细胞内进行自我增殖的亚微观颗粒体，而且还推定烟草花叶病毒的尺度和红细胞差不多[13]。此后，烟草花叶病毒是一种亚微观的颗粒体获得了越来越多的认同。不过，人们仍不知道病毒的本质是什么。

1935年，洛克菲勒医学研究所的生物化学家斯坦利（Wendell Meredith Stanley，1904—1971，1946年诺贝尔化学奖得主）借助当时在美国发展起来的最先进的酶蛋白质结晶技术分离纯化出烟草花叶病毒结晶，并指出病毒是一种分子量高达数百万的蛋白质[14]。这种病毒概念颠覆了很多人对生命和物质的认知。自我增殖被认为是只有生命才具有的属性，如果作为化学物质的蛋白质确实具有这种属性，那么生物与非生物的界限在哪里？生命究竟是什么？

质疑斯坦利的研究结论的学者很多，但很快就用无可争辩的事实修正其研究结论的是英国植物病理学家鲍登（F. C. Bawden，1908—1972）和皮里（N. W. Pirie，1907—1997）。鲍登和皮里于1936年用确凿的实验数据证明，烟草花叶病毒中除含有大量的蛋白质外，还含有少量的核糖核酸（RNA）。不过，他们当时并没有意识到这种含量很低的RNA才是真正的遗传物质。此外，他们还从这种核酸蛋白质复合体具有各向异性推出，烟草花叶病毒乃杆状结构的颗粒[15]。

在透射式电子显微镜的发明人、1986年诺贝尔物理学奖得主恩斯特·鲁斯卡（Ernst Ruska，1906—1988）的弟弟哈尔墨特·鲁斯卡（Helmut Ruska，1908—1973）的协助下，德国生物化学家考舍（Gustav Adolf Kausche，1901—1960）最终于1939年借助全球第一台商用电子显微镜直接观察到了烟草花叶病毒，并确认其为杆状颗粒[16]。不过，考舍等人当时观测出的烟草花叶病毒的大小与实际情况存在一些出入[17]。

三、人类发现首个病毒的启示

即使从贝杰林克1898年通过过滤实验断定烟草花叶病毒为滤过性病原体算起，至考舍1939年通过电子显微镜直接观察到这种滤过性病原体为一种亚微观的杆状颗粒，人类完成第一株病毒的发现至少花了40年的时间。在这段时间里，很多科学家都为人类加深对病毒本质的理解作出了艰苦卓绝的努力。没有这批跨时代、跨国别、跨专业科学家持续性和反思性的"集体学习"，借助最先进的光学显微镜也看不见的病毒是不可能这么早就被人类发现的。

不可否认的是，很多科学家在研究烟草花叶病毒的过程中都或多或少地得出了一些符合事实的、颇有价值的结论，但他们的论文或报告中也都存在着这样或那样的不足。亦即没有一篇论文或报告不存在失误，没有一位科学家的见解完全正确。假如当时的人们对这些论文或报告中的结论不加怀疑，甚至将这些论文或报告的作者奉若神明，则必然会影响到人类对病毒本质的理解，甚至会影响到微生物学的前进步伐。

倘若历史上的大多数论文与报告都或多或少地存在一些不足，每一位科学家都不可避免地存在一些认识误区，那么今人究竟该如何看待科学知识和科学家？更进一步，今天的科学家会不会也像 100 年前的科学家那样，即使在自己擅长的专业领域内也会经常出现认知偏差？如果答案是肯定的，那么评价科学家的最新研究成果以及基于科学家的最新研究成果制定重要公共政策时要不要慎之又慎？

历史事实告诉我们，非理性地妄信科学理论和盲从科学权威无助于我们深入探索未知世界、认识科学真理，也无助于我们有效解决当下所面临的诸多现实难题。怀疑的世界中真理多，盲信的社会中谬误多。唯有鼓励质疑，宽容异见，才有可能不断纠正科学认知偏差，促进科学技术创新。

通过回顾烟草花叶病毒的发现过程，我们还看到，科学的发展是累积性的和波浪式的，很多重要发现都是由众多科学家一波又一波地持续不断地努力才得以完成的。换言之，尽管科学巨擘的引领至关重要，但仅靠少数明星科学家的付出是不可能建成科学大厦的，何况明星科学家往往也是在时间的沉淀和历史的筛选中被逐渐识别出来的。因此，有必要尽快在科学共同体内建立平等对话与合作交流的机制。

"只有充分发扬学术民主，建立平等对话的机制，才有可能使每一位科学家的真知灼见都不至于被埋没，同时确保任何权威的认知盲点都不至于成为阻碍科学发展的绊脚石。"[18]话不说不清，理不辩不明，在科学共同体内部，质疑错误观点和理论的有效方法不是压制这种观点和理论的传播，而是提出一个更有说服力的观点和理论；压制不同观点，大树权威理论，很容易窒息思想，形成误导，以致最终错失及时发现科学真理的良机。

要在科学共同体内建立合作交流的长效机制，首先需要建立一套各国学者都能理解认同的话语体系，不能各说各话；其次需要搭建一批方便各国学者高效沟通的交流平台，不能画地为牢。可以说，无论是德国学者、俄国学者、荷兰学者，还是美国学者、英国学者，如果在探究烟草花叶病毒本质的过程中，不是基于普遍主义立场思考与行动，就不可能建立起那么庞大的"行动者网络"，因此也就不可能形成那么强大的揭示自然奥秘的能力。

四、结语

新冠肺炎疫情的暴发，是人类与病毒的又一场遭遇战。这场遭遇战充满着不确定性，因此没有哪个国家或哪位权威科学家在短期内就能全面认识异常复杂的新冠病毒的特性。尽管科学认知具有渐进性，科学家具有易错性，但科学与艺术、宗教、迷信等其他形态的文化不一样，它具有可重复检验性。在不断试错、纠错的过程中科学家们对新冠病毒的认识总会不断深入，只是人们不能脱离实际对科学的进步速度期待过高，不能因为科学家对新冠病毒的认知出现了一些偏差，或者疫苗和药品的研制进度与疗效不尽如人意，就低估甚至诋毁科学家，尤其是中国科学家在应对新冠病毒的挑战过程中所做出的积极贡献。

在互联网问世之前，科学家获得的最新研究成果一般只在科学共同体内部交流，只有当这些最新研究成果付诸应用之后，它才会逐渐进入公众视野。但信息时代颠覆了这一逻辑。在互联网普及率已超过七成、5G网络通信技术已开始商业应用的今天，公众可以随时在线查阅科学家发表的最新研究成果，以致很多网络公众或主动或被动地卷入到了他们不甚熟悉的科学领域的讨论之中。

科学研究是基于事实判断的，而公众的意见表达往往是基于价值判断的，当科学家的事实描述不符合部分公众的价值预期时，发表这些成果的科学家就很容易受到公众的攻击。如果某项研究出现了一些科学认知偏差，而这项研究又不甚符合公众的价值预期，那么从事这项研究的科学家将会承受更为强大的社会压力。这是当年从事烟草花叶病毒研究的科学家不曾遇到的！可以说，基于个人好恶甚至情绪而不是学理本身的一些科学争论正在对科学文化的健康发展造成伤害。

互联网时代，部分网民一方面喜欢批评与谩骂，另一方面又喜欢追星与造神。批评与谩骂会使很多科学家在开展研究时越来越关注公众的感受和价值判断而非事实本身，以致在探索真理，尤其是在质疑权威的过程中瞻前顾后。追星与造神会使部分明星科学家的自我认知出现偏差，当这些明星科学家被民众封神，成为难以被挑战的科学权威之后，科学的发展就很容易被引入歧途。显然，这两种趋势都会进一步扩大科学认知的偏差，也不利于科学文化的建设。

科学是容错的，科学是进步的，科学也是专业的。在人人都有"麦克风"的"自媒体"时代，中国科学家更有必要直面科学研究的局限性、科学认知的渐进性和科学知识的情境性，支持在科学共同体内部建立平等对话与合作交流的纠错机制，防止被互联网思潮所裹挟。"雪崩时，没有一片雪花是无辜的。"网速更快、容量更大、连接更广的 5G 时代已经来临，每一位中国科学家对新时代的科学文化建设都负有不可推卸的责任。

参 考 文 献

[1] 周程. 病毒是什么？——人类发现首个病毒的过程考察. 工程研究：跨学科视野中的工程，2020，12（1）：92-112.

[2] 周程. 19 世纪前后西方微生物学的发展：纪念恩格斯《自然辩证法》发表 90 周年. 科学与管理，2015（6）：3-9.

[3] Mayer A. Concerning the mosaic disease of tobacco//Phytopathological Classics：No.7. St. Paul：American Phytopathological Society Press，1942：11-24.

[4] Lustig A，Levine A J. One hundred years of virology. Journal of Virology，1992，66（8）：4629-4631.

[5] 鳥山重光. 黎明期のウイルス研究：野口英世と同時代の研究者たちの苦闘. 東京：創風社，2008.

[6] Loeffler F，Frosch P. Report of the commission for the studies on foot-and-mouth disease//Hahon N. Selected Papers on Virology. Englewood Cliffs：Prentice-Hall，1964：64-68.

[7] Beijerinck M W. Concerning a contagium vivum fluidum as cause of the spot disease of tobacco leaves//Phytopathological Classics：No.7. St. Paul American Phytopathological Society Press，1942：33-54.

[8] Bos L. Beijerinck's work on tobacco mosaic virus：historical context and legacy. Philosophical Transactions of the Royal Society B，1999，354（1383）：675-685.

[9] 岡田吉美. タバコモザイクウイルス研究の 100 年. 東京：東京大学出版会，2004.

[10] van Helvoort T. What is a virus：the case of tobacco mosaic disease. Studies in History and Philosophy of Science，1991，22（4）：557-588.

[11] Allard H A. Some properties of the virus of the mosaic disease of tobacco. Journal of Agriculture Research，1916，6：649-674.

［12］Duggar B M，Karrer-Armstrong J. Indications respecting the nature of the infective particles in the mosaic of bobacco. Annals of the Missouri Botanical Garden，1923，10（3）：191-212.

［13］Walker J C. Pioneer leaders in plant pathology：Benjamin Minge Duggar. Annual Review of Phytopathology，1982，20：33-39.

［14］Stanley W M. Isolation of a crystalline protein possessing the properties of tobacco-mosaic virus. Science，1935，81（2113）：644-645.

［15］Bawden F C，Pirie N W，Bernal J D，et al. Liquid crystalline substances from virus-infected plant. Nature，1936，138：1051-1052.

［16］Kruger D H，Schneck P，Gelderblom H R. Helmut Ruska and the visualisation of viruses. The Lancet，2000，355：1713-1717.

［17］Harrison B D，Wilson T M A. Milestones in the research on tobacco mosaic virus. Philosophical Transactions of the Royal Society B，1999，354（1383）：521-529.

［18］周程. 探病毒之理 当有扶社稷之心. 中国科学报，2020-02-27（1）.

大疫之后的公共卫生[*]

唐金陵

　　这场百年一遇的传染病大流行，将以往不常被谈论的公共卫生拉入社会聚光灯下。历史上，公共卫生曾是传染病的头号克星，为人类征服传染病立下过汗马功劳。现在的公共卫生，从"巨人"变为"矮子"，成了现代医学三足鼎立中最短的那一足。不禁引人思考，公共卫生的短板究竟在哪里？疫情再来一次，我们该怎么办？当下，以公共卫生为中轴的社会变革在即，这需要我们对其有一个全面、透彻的了解，才能"对症下药"。同时，如果我们只盯着传染病疫情，那么我们将失去重建医学全局观这个百年不遇的时机。

一、曾经的主角

　　自医学诞生起到20世纪中叶，传染病一直是医学亟需应对的导致人类死亡的主要疾病，对抗传染病是医学千年不变的主旋律。历史上，传染病大流行曾是比政治、经济、军事都要重要的事件：14世纪横扫欧洲的鼠疫，使欧洲损失了1/3的人口，动摇了基督教和封建制度的根基；1918年西班牙流感大流行造成约5000万人死亡，致使第一次世界大战仓促终止。传染病在历史上的巨大影响可见一斑。

　　1915年，跟结核病打了一辈子交道的爱德华·特鲁多与世长辞，墓志铭中有今天每个医生都熟知的一句话：有时治愈，常常帮助，总是安慰。

　　* 本文首发于 2020 年 7 月 2 日 "瞭望智库" 公众号。唐金陵，中国科学院深圳理工大学公共卫生讲席教授，广州市妇女儿童医疗中心临床研究总监，香港中文大学流行病学荣休教授，长江学者，北京大学特聘教授。

这不仅表达了医学的温度，也道出了医学的无奈。几千年来，人类应对传染病，在治疗上并没有什么有效的办法。既然治疗没有办法，人们就把希望转向了预防。人类征服传染病的第一条线路是宏观认识和预防策略。

19世纪，产褥热在欧洲流行，原本正常的孕妇产后很快发热死亡，有些地方病死率高达20%，成了女性死亡的重要原因。当时还没有细菌和病毒的概念，医学界普遍认为瘴气（即潮湿污浊的空气）是产褥热的病因。1846年，奥地利维也纳总医院年轻的塞麦尔维斯（Semmelweis，1818～1885）医生通过比较产房的产褥热死亡情况，认为很可能是医生把一种看不见的"致死因子"从尸体解剖室带到了产房，传给产妇导致她们发热死亡。因此，他建议医生接生前洗手，这项措施很快就把产褥热的死亡率降低了80%。塞麦尔维斯的发现，是人类正确认识和有效预防传染病的开端——疾病是可传染的，通过洗手可以阻断传播。

1854年，伦敦霍乱大流行，约翰·斯诺（John Snow）发现围绕伦敦宽街的一口水井附近的霍乱死亡人数特别多，因此认为霍乱可能是经水传播的，拿走取水的把手，宽街周围的霍乱很快就平息了。到了这时，虽然医学还没有确立微生物和疾病的关系，却已经有了通过洗手和净化饮用水来控制传染病的措施，这是卫生作为一个学科的发端。

20世纪初的卫生，不仅代表着当时医学领域的高新科技，也是医学实践的重要活动内容。在西方书籍记载中，从20世纪初到第二次世界大战结束这一段时间内，公共卫生出现的频率和临床医学很接近，可见那时社会对卫生的重视程度。

1967年，英国医学社会学家托马斯·麦克基翁（Thomas McKeown）研究发现，英国过去150年里结核病死亡率一直在下降。在这期间，医学领域取得了三个重大科学突破——发现结核杆菌、链霉素和卡介苗，但是英国结核病死亡率持续下降的趋势，与这三项突破没有什么关系。那么，英国结核病死亡率持续下降的背后原因是什么？麦克基翁认为，是营养、卫生和社会组织能力的作用。

2007年，《英国医学杂志》做过一个调查，即评估生物医学领域过去160多年最重要的科学突破是什么。人们熟知的抗生素、疫苗、麻醉、DNA等都榜上有名，但名列第一位的却是卫生。

外科界有位牛人，就是首次成功在人身上完成心脏移植的克里斯蒂安·巴纳德（Christiaan Barnard）。他在1996年一次世界外科大会上说，三类真正对人类健康有贡献的人分别是：抽水马桶发明者，解决了人粪尿处理的问题；压力泵发明者，解决了自来水的问题；还有一类人，就是最先使用塑胶布做房屋地基防潮材料的建筑业者。巴纳德认为，这三类人对人类健康的贡献比所有外科医生加起来都要多。其实，这些工匠背后的医学理论就是——卫生。

100多年前，一个国家或地区要改善公众健康，最好能做的就是改善人们的环境卫生，预防传染病。从此，卫生和公众健康走到了一家，形成了今天公共卫生的内核。作为医学活动曾经的主角，公共卫生为人类征服传染病立下了汗马功劳。

那么，它在现代医学中境况如何呢？

二、"巨人"变"矮子"

现代医学的崛起，其核心是临床治疗的昌盛，这得益于人类认识和征服传染病的第二条线路——微观认识和个体治疗的进步。

医学在微观层面认识的深入，首先得益于早前出现的显微镜（17世纪末），发现存在肉眼看不到的微小的东西。1861年巴斯德（Louis Pasteur）发现发酵是外源性的微小生物引起的；1876年德国人科赫（Robert Koch）首次证明"细菌和疾病的关系"——炭疽杆菌就是炭疽病的病因。其次还有医学仪器的发展。最早的医学仪器算是温度计了，比如量一下体温，一看发烧了，就可以赶紧去看医生。现在的仪器很庞大，不能背着仪器到患者家里，我们就把患者带到了医院，从此医院就成了医疗实践活动的中心。然而伴随着医院崛起的，是公共卫生的衰落。

现代医学的体系可谓"三足鼎立"：①基础医学，研究生物医学原理，为未来铺路；②临床医学，主要是诊断和治疗；③公共卫生，注重预防和人群科研。然而在今天，公共卫生这一"足"太短了，致使医学这个"鼎"站立不稳，在这次新冠肺炎疫情中暴露得非常明显。

现代医学是以科技武装的以西医为主导的医学体系，基础医学是研究的主力，临床是实践的主角。公共卫生有什么用？如果不是这场新冠肺炎疫情，很多人可能根本不知道公共卫生的存在，更不用说它是干什么的。

不到100年的时间，公共卫生从昌盛到衰微，从"巨人"变成了"矮子"。

科技使人类进入了物质文明最傲骄的时代。科技的巨大成功使其思维方式渗透到了我们的文化血液里，使我们更相信新奇的东西，轻视传统的常识性的东西。我们往往认为，"新奇的"就是最好的、最有用的，而传统的可能是迷信的、无用的。卫生是100多年前最先进的科技，用在控制今天的新冠肺炎疫情一点都没有过时，可是很多人一开始很难会相信它。

"分割"是科技另一个重要特征。我们各专业的人员多是专才，不是通才，很难把握全局，很难为整体决策拍板。另外，知识和科技作为巨大的生产力，也可以成为巨大的赚钱工具，利益经常会扭曲真理，经常使得我们对信息真假难辨，进一步增加了复杂情况下决策的困难。这是当下也是新冠肺炎疫情发生的大背景。

三、新冠肺炎疫情中再立新功

科技主导的现代文化决定了我们控制这场新冠肺炎疫情的总体思路。世界卫生组织助理总干事布鲁斯·艾尔沃德（Bruce Aylward）在新冠肺炎疫情之初的担忧表达了多数人的想法："在应对这场瘟疫的准备和计划中，我犯了和很多人同样的错误，带着很多人同样的偏见认为，没有疫苗，没有特效药，我们怎么能控制住这场世纪瘟疫？"[1]由此发现控制疫情的思路是显而易见的：这是一个传染病，我们应尽快地分离出病原体，研制出诊断试剂，进而快速研发出疫苗和药物，希望以此最终能控制住疫情。我们的基础研究不负众望，在还没说清楚是否人传人之前，就已经分离出了病毒并研制出了病毒核酸诊断试剂。然而，疫情初起时，控制疫情真正依靠的是像隔离、洗手、消毒、戴口罩等这些常识性的卫生措施，最新科技往往缓不济急。新科技当然也很重要，但只是辅佐，不是主药。抗疫初期，我们寄予厚望的疫苗和特效药都还在研之中。

下一次疫情还将是如此，控制一个不明原因的传染病疫情不能坐等疫苗和药物的研发。科学必然不断进步，但传统智慧未必过时，这是这次新冠肺炎疫情给我们上的重要一课。而且，科学和事实之外还有更重要的东西，那就是价值。面对同样的疾病、同样的科技、同样的证据，世界各国采取的策略大相径庭，说明影响抉择的不完全是科技，还有科技之外的重要考量，那就是决策者对公众健康和生命价值的考量。

就像农业的问题不可能用医学来解决，同理，既然新冠肺炎疫情是一场重大公共卫生灾难，那么战胜它的就必然是一次公共卫生的巨大胜利。为了人民的健康和生命，通过社会动员和组织，采取以隔离为主的卫生措施，我们成功地控制住了疫情。这一切都是对公共卫生使命、理论和方法最好的注解，对公共卫生实践的一次最好的演示。

四、大疫之后，医学全局观思考

在新冠肺炎疫情刚开始的时候，大家看不到公共卫生凸显的身影，听不到公共卫生清晰的声音，说明整个公共卫生都是短板，不只是它的一个部分。而公共卫生整体的薄弱，本质上就是整个医学体系的短板。

2020年初新冠肺炎疫情暴发后，病毒学家、临床学家、流行病学家都快速进入疫情现场，代表着医学中基础、临床和公共卫生"三大家族"。他们做调查、摸情况、找原因，然后跟决策者汇报。然而，他们各自看到的是同一问题的不同侧面，可能都是对的，那么决策者应该听谁的？会听谁的？又如何决断？这是个难题，是我们对疫情反思不足的地方，是我们亟待吸取教训的地方。

反思疫情时，我们很容易只盯着疾病防控体系，甚至只盯着卫生应急或传染病应急。那么，我们就大大低估了公共卫生的重要性。

到底什么是公共卫生呢？现代公共卫生有两个内涵：一是公众健康，即关注所有人的健康，尤其是穷人，这是公共卫生的初衷；二是卫生，卫生是我们在应对传染病过程中形成的一整套理论和方法。公共卫生还有两个特性：一个是群体性，即从群体的角度看待医学问题，用社会的方法解决医学问题。譬如，供水系统、垃圾处理系统、大气污染控制、医疗体系、医疗政策、医疗保险制度等，它们不是针对哪几个人，而是要惠及所有人。另一个是利他性、公益性，它往往由政府和社会主导，需要多领域合作。可以说，今天的公共卫生就是一门"从群体的视角出发研究和认识健康、疾病及医疗卫生服务相关问题，以及以提高公众健康为最终目的、采取群体或社会手段解决和处理这些问题的科学"。

群体观就是系统观、整体观、全局观，就是要看到树木更要看到森林。试想这次疫情，如果我们仅仅依靠对个体患者的治疗，不知道传染源在哪里，不知道疫情的重点地区和重点人群在哪里，没有像"武汉封城"和全国动员这种社会措施，没有统一的指挥和社会各部门的紧密配合，没有在人群中进行关于传染源、传播途径、传染力度、潜伏期、发病率、病死率等科学研究，不知道疫情的发展阶段和趋势等信息，我们就不可能快速有效地控制住疫情。和任何其他领域一样，在传染病疫情之外，医学也存在大量群体层面的问题。比如：我们目前面临的主要疾病和健康危险因素是多少？需要多少医院和医护人员？如何合理配置各个科室医务人员的比例？医院和社区门诊在地域上应如何布局？如何解决医疗卫生中的不公平问题？甚至什么是疾病？谁应该给予治疗？哪些治疗是经济合算的？等等。

没有整体的观念，没有群体的视角，没有群体的方略，我们将无法处理好群体层面的问题。因此，我们可以高声地说，我们的卫生部部长、卫生局局长、医院院长、医疗保险管理者、医学指南制定者，也包括我们的医学大家，都应该是公共卫生方面的大家，因为他们关心和管理的是一个地区或一个人群的医学和健康问题，其本质就是公共卫生问题。

以上我们仅是在医学领域讨论什么是公共卫生，这样的公共卫生还是太小了。我们睁眼能看到的所有东西几乎都与健康有关。当谈论健康问题时只是围绕医疗卫生打转，对一个健康社会来说还远远不够。

五、公共卫生的悖论

既然公共卫生很重要，为什么很难在社会上看到公共卫生显赫的身影？这是因为我们已经对它视而不见。其实，供水、排污、环保、垃圾处理、食品药品监管、卫生检疫、疫苗接种、医保、卫生法、爱国卫生运动等，都是为了保护人的健康和生命而构建的社会机制和体系。当一件事情太重要时，社会就会组织专门资源和机构来应对，因此它们就慢慢脱离了医疗卫生体系。

由此可见，公共卫生绝不仅限于医学，不单是医学和健康的问题，不能全部由医者包办。它涉及经济、文化、伦理、法律、科技等很多方面，需要全社会的参与和支持。但是公共卫生也有几个悖论，制约着它的发展，限制着它的作用的发挥。

第一，公共卫生做得越好，功劳就越小。把所有疾病都预防了，就什么功劳都看不见了。孙子说"善战者无赫赫之功"，可是我们今天并不太奖励为大将者。

第二，公共卫生做得越好，未来的医疗花费就越高。因为人总是要死的，寿命越高所患的疾病就越多，未来所需要的医疗费用就越高。

第三，公共卫生做得越好，与临床就越对立。把疾病都预防了，临床赚不到钱，就不会喜欢公共卫生。

第四，公共卫生实践范围大，理论建制小。刚才看到的那些领域，都是保护健康的社会建制，都与公共卫生有关，但真正关心并守护公共卫生理论的人没几个，主要集中在公共卫生学院和疾病预防与控制中心，"就那几个人，就那几条枪"。

六、对临床医学的启示

公共卫生走的是群体线路，似乎与关心个体患者的临床没有关系。但是，任何事业，如果没有整体观，势必是"盲人摸象"、顾此失彼，临床医学也不例外。现在患者越治越多，很大程度上与医学缺乏整体观有关。以高血压为例，随着血压的升高，未来心血管病风险并不抬高，把这些人叫作高血压患者似乎没有道理。随着血压升高，心血管病风险也逐步上升，把这些人叫作高血压才是有意义的。因为血压增加他们的心血管病风险，采取措施把血压降下来可能会降低心血管病的风险。这就是高血压成为一个疾病背后的原理。然而，经过几十年的人群研究、几十万人的随访，最后发现我们想找的那个高血压与心血管病风险关系的自然、客观的拐点并不存在。既然这个节点不存在，那么应该用什么血压值作为切点来定义高血压呢？历史上高血压的诊断切点已经下移四五次了，每次都会人为地增加一大批高血压患者。好多人说，标准改变之前血压正常，改切点后一夜之间就成了高血压。我们的一项研究显示，2000年前后国际"三高"（高血压、高血脂、高血糖）症诊断切点改了之后，我国"三高"患者数增加了一倍，仅新增就高达3.59亿人，如果都用药物治疗，总费用可高达2700亿元，占2010年我国政府卫生总投入的56%。

其实，癌症也是这样。癌症不是上来就是一个大肿块，癌症开始于细胞的基因突变，然后可能发展到几个癌细胞，进展到原位癌，还可能进一步长大，最后引起转移和死亡。也就是说，人群中带有早期微小癌症的人很多，但不是所有微小癌症都会发展成大肿块，因此带有很大癌肿的人很少。而且，和高血压一样，死于某癌症的风险一般与癌肿大小成正比，大部分癌症患者不会死于这个癌症。

那么，多大的癌肿算癌症呢？与高血压不同的是，我们很少讨论癌症的诊断切点，多大才算癌症仪器说了算。我们的仪器越来越敏感，找到的癌症越来越小（笔者无意否认早筛早检在降低某些癌肿死亡率方面的巨大价值），所以发现的癌症患者就越来越多。

大量事实证明，疾病不是黑白分明的客观事实，而是生物医学基础之上的人为规定。切点越低，患者越多；反之亦然。如果医学没有整体观，就看不清这一点，就会盲目地行动；如果没有生物医学以外的考量，我们甚至不能合理地定义什么叫疾病。可见一个小小诊断切点的改变，对一个国家或地区的医疗卫生体系和费用的影响如此之大，医学不能只看树木不见森林。

七、未来在我们每个人手中

公共卫生绝非只是传染病疫情，也绝非只是卫生应急，公共卫生就是医学的全局观。

它从哪里来？如何保障和提高公众健康是公共卫生的初衷和使命，有很大的利他性。卫生是人类控制传染病的智慧结晶，在提高公众健康方面曾立过汗马功劳。

它应该到哪里去？现代医学的构建存在太多整体和宏观层面的问题，限制着世界各国医疗卫生服务的质量、效率和公平性。这些问题本质上不是简单的医学问题，不能只交给医生来解决，解决这些问题需要社会、政治、法律、经济、伦理等很多层面的考量，需要社会各界的支持和参与。

需要再强调的是，在群体和社会层面认识和解决重大医学和医疗卫生服务问题方面的不足，才是我国公共卫生的系统性短板。不补齐这个短板，我们的医学就不可能健康地发展和进步。

首先，面对疫情大考，我们对公共卫生的反思还欠缺了什么？

当重大危机来临时，我们希望能尽早预警。但是，预警未必都能生效，因为人们可能听不见，也可能听不懂。回到产科医生塞麦尔维斯的例子，他认为医生的手将"死亡因子"传染给了产妇，与当时医学主流认为的"瘴气说"相悖，于是遭到了医学主流的打压和排挤，很快丢了工作，最后进了精神病院。约翰·斯诺认为霍乱是通过水传播的，在当时也是不被医学主流认可的。并且，他们都名不见经传，人们也许根本听不到他们的声音，或者不能判断他们所说的是对是错，从而无法相信他们。所以，当重大传染病疫情来临时，如何能尽早预警，是公共卫生应急的关键环节，是值得我们深刻反思的地方，虽然我们这次应对新冠肺炎疫情的速度已经远远快于其他国家。

还应该值得注意的是，事实本身不等于决策，有了事实不等于就有了合理的决策。科学家提供的是证据不是决策，而决策是一个政治行为，尤其是涉及多个社会领域的决策时，决策者还必须知道各种行动选择在健康和医学之外的利弊平衡，还必须兼顾可用的资源和平衡社会不同群体的价值取向。这就是为什么世界各国面对同一种病毒、同一个疫情、同样的事实，采取的行动却大相径庭。

其次，这次新冠肺炎疫情，又让我们对科学文化有什么样的反思？

第一，科学太强调新奇。这次新冠肺炎疫情告诉我们，100多年前的"高科技"，在今天控制传染病问题上还是最牛的、最有用的。新的科技有没有用？答案是有。但在新发传染病骤起之际，新科技起到的是辅助的次要的作用，主要策略还是靠把人隔离起来这个古老的医学智慧。

第二，学科之间太分割。我们每一个专家都很牛，但是都在说自己领域的事情，却很难看清整体与全部。我们需要专才，但我们也需要弥合裂痕，需要能高瞻远瞩的通才。而且在资本驱动下的商业社会里，真理和利益有千丝万缕的关系，致使我们听到的多是扭曲了的真理。笔者是搞流行病研究的，可以看成是这次新冠肺炎疫情流行的专业观察者，更容易看到哪些信息靠谱哪些不靠谱。遗憾的是，真正靠谱的信息大家未必相信。

第三，科学不等于信念，它是一个工具。在我们的文化里，器不等于道，工具不等于价值；我们知道事实，不等于能做好决策；我们寻求真理，但真理不等于梦想。在重大问题上，我们必须摆正科学和信念之间的关系。

恩格斯说，没有哪一次巨大的历史灾难不是以巨大的历史进步为补偿的。历史经验告诉我们，一个国家的医疗体系变革不是基于科学和效率的考量，而是一个伟大理念的构建。1848年英国公共卫生革命的理念是关注贫困群体的健康，背后的旗手是律师查德威克。1948年英国建立国民医疗卫生体系，理念是为全民提供免费的医疗卫生服务，背后的重要推手是时任伦敦政治经济学院院长、经济学家贝弗里奇。

笔者在《中国公共卫生理论与实践》中"公共卫生的起源与发展"一章的结尾曾满怀期盼地写道："在公共卫生的历史转折点上，站着律师、社会学家、经济学家、哲学家、教育学家、统计学家和医生，他们赋予了公共卫生广阔的视野和巨大的活力，并用自己的意志和努力改变了公共卫生的发展轨迹。"[2]今天，看到这么多人开始关注公共卫生，真是由衷地高兴。

中国未来的公共卫生就在我们每一个人手中。

参 考 文 献

[1] World Health Organization. Press Conference of WHO-China Joint Mission on COVID-19 Date：February 24th，2020（evening）. https://www.who.int/docs/default-source/coronavirus/transcripts/joint-mission-press-conference-script-english-final.pdf?sfvrsn=51c90b9e_10[2021-04-01].

[2] 李立明，姜庆五. 中国公共卫生理论与实践. 北京：人民卫生出版社，2015：8.

论我国传染病疫情防控法律原则
之完善

王 岳[*]

从古至今，人类的历史也是人类与瘟疫抗争的历史。但无数次大瘟疫的暴发，并没有终结人类的文明，反而对人类、国家和民族的进步产生深远的影响。[1]

纵观中国应急权和传染病突发灾害应急管理的历史和发展现状，政府的应急权和传染病突发灾害应急管理经历了从以古代的荒政管理模式为主要代表的统治管理模式，经由行政管理模式再向现代法治管理模式快速转变的这样一个快速发展过程。在改革和依法治国的历史大背景下，政府的传染病应急权掌握和行使不能完全游离于传统的法治之外，而是必须要受制于法。[2]近些年来，中国对传染病暴发流行疫情的防控逐渐步入现代法治管理模式，无疑是和 2003 年 SARS 疫情防控的经验和教训密切相关的。2003 年春季，全球第一次暴发流行了 SARS。疫情影响了 32 个以上的国家和地区，感染人数累计超过 8454 人，死亡人数累计 810 人。[3]而中国成为这场全球传染病暴发流行的主要受害国。2003 年 5 月，国务院制定了《突发公共卫生事件应急条例》。在 SARS 疫情防控结束之后，第十届全国人民代表大会常务委员会第十一次会议修订了《中华人民共和国传染病防治法》。两项立法工作专门针对当时疫情防控中已经显现出的一些问题，吸取经验和教训，力图通过立法改革国家传染病疫情防控体系和制度。《中华人

* 王岳，北京大学医学人文学院副院长，法学博士，教授，博士研究生导师。本文发表于《法律适用》2020 年第 5 期。

民共和国传染病防治法》第二条确立了这部法律的基本法律原则，即"实行预防为主的方针，防治结合、分类管理、依靠科学、依靠群众"。应当说，修订后的《中华人民共和国传染病防治法》为政府后期有效防控高致病性禽流感病毒、手足口病等全国性疫情发挥了积极的作用。然而，新冠病毒比 SARS 病毒更具有传染性，其作为高传染性的新型致病体，给政府的防控举措提出诸多挑战。2020 年 2 月 14 日，习近平同志在主持召开中央全面深化改革委员会第十二次会议时强调，要强化公共卫生法治保障，全面加强和完善公共卫生领域相关法律法规建设。十三届全国人大三次会议发言人表示，将认真评估并修改完善《中华人民共和国传染病防治法》等法律法规。而对现行《中华人民共和国传染病防治法》的修订，首要应当在上述已有的法律原则之外，归纳出传染病疫情防控的其他法律原则。

一、存疑从有原则

当人类面对某种新型传染病时，对其传染性和危害性的认识肯定会经历一个过程，逐渐从未知变为已知。实际上，2003 年 SARS 疫情之初，也曾有专家错误地将病毒感染误判为衣原体感染。所以，一种观点认为，面对新型传染病疫情，人类只能是一次次地试错，不得不承担试错的成本。人类对疫情致病体肯定要有一个认知过程，所以这种误判和试错都是由微生物之间的差异性导致的，是在所难免的。在推进法治国家的背景下，我们往往强调的是重大行政决策的科学化、民主化和法治化。所以这种观点看起来是非常符合我们日常重大行政决策的要求的，看上去也是非常谨慎的。新型传染病疫情初期，如果在这种思维方式的指导下，就会先行探明致病体，了解其致病体的具体情况，了解其具体传播途径（例如究竟病毒是否真的可以"人传人"）、易感人群等重要证据信息，然后再根据所掌握的致病体传染性和危害性信息进一步确定采取何种防控举措。

而这种观点是值得商榷的。人类与全球性传染病暴发疫情斗争的几千年历史告诉我们，传染病的致病体可能在短期内通过其变异、演化而日新月异、千变万化，也许过些年人类又有可能会再次面对某种新型传染病致病体。但是，人类对传染病疫情防控的措施几千年就基本没有发生过什么实质性的改变。暴发疫情流行期最有效的措施和办法往往只有一个，那就是"隔离"，即切断其传染途径。纵观古今，人类历史上的大规模传染病暴发和流行，往往不是被药品或疫苗打败的，而是被"隔离"这一既简单，又有效的防控措施打败的。例如 1910 年冬季，中国满洲里暴发了鼠疫流行疫情，并在很短的时间里蔓延到了直隶、北京、天津、山东等地。[4]刚从英国留学归国的伍连德博士仅仅用了不到 4 个月的时间，便有效遏制了这场震惊中外的大规模鼠疫疫情。这也是有史以来中国第一次以现代科学的方法和防疫理念，有效地预防和控制疫情蔓延。回首去看，伍连德使用的最重要的方法便是"隔离、消毒和焚烧尸体"。[5]固定不变的传染病疫情防控措施看似是一种"劣势"，而这却恰恰是人类能几千年与传染病斗争并最终取得胜利的一种"优势"。与上述思维方式不同的是另外一种观点，即认为在新型传染病疫情防控方面，"传染病机理研究"与"传染病防控措施"一定要分开对待，并秉承不同的思维方式做出行政决策判断。对于前者，作为科学问题当然是重要的，容不得想象的，可以不断深入、寻求证据，追求真实证据；而对于后者，防控措施因为其方法是固定不变的（隔离、戴口罩、避免聚集等），所以必须坚持存疑从有原则，以最糟糕的预期来做防控准备。

所谓存疑从有原则，就是当发现存在传播风险的新型传染病后，从传染病防疫措施角度必须将所有存疑之处视为确定的危险，基于该危险的存在假设采取防控举措，以避免贻误最佳防控时机。存疑从有原则仅适用于尚未认知的新型传染病，不适用已经认知的传染病。此时新致病体到底对人类是存在确定危险，还是仅仅存在风险尚未证实，但是在防控举措上应视其存在确定危险，并对应采取与危险对应的严格的防控措施。现行的《中华人民共和国传染病防治法》对已经认知的法定传染病做出了制度安排，但对未认知新型传染病的防控举措以及政府的特殊权力并没有做出制度安排。日后在《中华人民共和国传染病防治法》的修订中，应当在已经认知的法定传染病之外提出"未认知新型传染病"的概念，并与法定传染病设计并行的两套防控思维和防控制度。可以通过立法授予省级地方政府在未认知新型传染病出现时，以较大自由度的防控权力。只有授权给省级地方政府部门，才可能让新型传染病防控措施实现早预警、早行动。只有法律明确授权之后，省级地方政府部门在未认知新型传染病防控中，才会做到"宁可过度紧张，也万不可掉以轻心"。更不应当拿出传染病疫情控制的宝贵时间去等待致病体机理研究的结果，更不需要花费更漫长的时间去等待药品与免疫疫苗的研发（2003年底SARS疫苗完成临床前研究，预计3～5年内上市）。

二、透明及时原则

（一）透明原则

当年英国政府就曾从疯牛病公共危机的事件中吸取教训，在其《菲利普调查报告》中首次明确提出公共危机事件的调查一定要遵循"透明原则"，即所有政府部门的各项工作必须严格地遵守透明原则，首先体现的是工作内容和流程的透明，这样就使得政府可以有效保证公众了解政府的各项决策建议，提高了政府的责任意识，也有效地增强了决策的可信性和可靠性。只有严格地遵守透明原则才能使公众的监管职责落于实处，保证决策的制定更加透明。[6]在传染病流行疫情的防控工作中政府也同样必须严格地遵守透明原则，除了涉及国家机密、商业秘密和公众个体隐私等特殊情形外，政府部门应当向社会公开所有的疫情防控信息，并有效地使公众更加易于通过各种公开方式和途径获得这些信息，同时要听取公众的意见和建议，接受公众的舆论监督。在行政权力运行中要运用透明原则才能最终实现公众权益的保障，在行政决策制定过程中让更多公众参与，同时让公众能够接触到更多、更同步的信息，才能避免更严重的舆论危机事件。传染病疫情防控中坚持透明原则是我国民主、法治和国家治理现代化的要求，是疫情特殊时期制约政府权力滥用的重要措施，是疫情特殊时期实现社会稳定和提高社会包容度的保障，更是我国参与国际公共卫生合作与治理的前提和要求。

最能体现透明原则的当属传染病疫情的发布机制。现行《中华人民共和国传染病防治法》第三十八条规定了传染病暴发、流行时传染病疫情信息发布的时间、主体和程序。传染病暴发、流行时，国务院卫生行政部门负责向社会公布传染病疫情信息，并可以授权省、自治区、直辖市人民政府卫生行政部门向社会公布本行政区域的传染病疫情信息。《中华人民共和国传染病防治法》中所说的"传染病"仅限于法定传染病范畴。由于新冠肺炎疫情刚暴发时，尚未被纳入国家法定传染病目录，因此暴发初期无法适用《中华人民共和国传染病防治法》之规定。也就是只有在 2020 年 1 月 20 日，国家卫生健康委员会宣布将新冠肺炎纳入参照甲类预防、控制的乙类传染病之后，疫情防控方可适用《中华人民共和国传染病防治法》。但是，此次新冠肺炎早期的疫情是否属于突发公共卫生灾害性事件呢？是否可以适用《突发公共卫生事件应急条例》呢？《突发公共卫生事件应急条例》所指的突发公共卫生灾害性事件，包括突然发生，造成或者可能直接造成对社会公众健康严重损害的重大传染病疫情、群体性不明原因的疾病、重大的食物和职业中毒以及其他严重影响公众健康的事件。所谓群体性不明原因的疾病，就是一定的时间内，某个相对集中的群体或区域内同时或者相继地出现多个共同疾病临床表现的患者，又暂时不能明确地诊断的群体性疾病，这种群体性疾病可能被认为是一种传染病，也可能被认为是一种群体性不明原因疾病，甚至可能被认为是某种食物中毒。[7]可见，武汉疫情初期华南海鲜批发市场的不明具体发病原因的新冠肺炎病例应当是符合《突发公共卫生事件应急条例》界定的"群体性不明原因疾病"的。根据《突发公共卫生事件应急条例》的规定，国务院卫生行政主管部门负责向社会发布突发事件的信息。必要时，可以授权省、自治区、直辖市人民政府卫生行政主管部门向社会发布本行政区域内突发事件的信息。2006 年《卫生部法定传染病疫情和突发公共卫生事件信息发布方案》（以下简称《方案》）明确规定："从本方案公布之日起，卫生部授权各省、自治区、直辖市卫生行政部门在本行政区域内发生传染病暴发、流行以及发生其他突发公共卫生事件时，及时、准确地发布辖区内的法定传染病疫情和突发公共卫生事件信息。"根据《方案》，国家卫生健康委员会已经将法定传染病疫情和其他突发公共卫生事件应急信息的发布权授权给了各省级人民政府的卫生行政部门。

综上所述，从法律授权的角度，湖北省卫生健康委员会在传染病疫情初期，也可以依据《突发公共卫生事件应急条例》对华南海鲜市场"群体性不明原因疾病"情况进行突发公共卫生事件信息发布。若要落实透明原则，一方面，必须在修订《中华人民共和国传染病防治法》时，将《中华人民共和国传染病防治法》规定的疫情与《突发公共卫生事件应急条例》规定的突发公共卫生事件界定清晰，特别是将"未认知新型传染病"与"群体性不明原因疾病"的关系重新界定清楚。纠正传染病疫情和突发公共卫生事件之间存在的"交集"、界限不清、权属不清问题。本行政辖区的传染病疫情和突发公共卫生事件的发布权均应当下放给省级人民政府，同时规定省级人民政府应当通报国务院相关主管部门。另一方面，必须将自然暴发的传染病疫情与各级政府部门党政领导班子和领导干部的政绩考核脱钩。从2003年SARS防控到2020年新冠肺炎防控，在传染病疫情或突发公共卫生事件信息发布方面，各级政府部门常存在不积极主动履行职责、不敢拍板、不敢担当的现象，更有疫情报告受到各级行政机关干扰的现象。究其原因就是担心信息的发布会影响个人或单位的政绩考核。这反而会使原本的"天灾"变成"人祸"。

（二）及时原则

武汉疫情防控期间，通过武汉红十字会筹集和分配的物资或者资源就涉及如何遵守及时原则的问题。虽然《中华人民共和国慈善法》第七十三条规定，公开募捐活动周期超过六个月的，至少每三个月公开一次募捐情况，公开募捐活动结束后三个月内应当全面公开募捐情况。但是这些法定时限都是一种法定周期最长时限，是日常慈善捐赠应当遵循的时限。而在传染病疫情暴发期间，往往也是社会容易出现各种谣言的时期，政府部门应当按照及时原则尽量做到用最短延迟时间向社会公开捐赠物资收取、使用、余留情况。如果捐赠物资的信息可以及时透明公开，自然会消除很多社会上流传的猜疑和谣言。

影响实现及时原则的主要是两个方面的因素。一方面，是各级政府部门领导的心理因素。突发公共卫生事件发生后，政府部门的领导往往担心过早发布情况会直接引发不必要的社会恐慌，甚至可能会由于信息的传播而逐渐放大实际情况，进而加剧社会恐慌情绪。但是正如上文所述的"存疑从有原则"，在新型传染病疫情的防控上，必须将存疑的问题视为确定危险的问题，以防止为了避免存疑而贻误最佳紧急防控的时机。而如果公众不能充分了解政府发布的相关信息，就不可能配合采取紧急防护的措施。而政府应当向公众如实告知危险性有待确定，但是采取必要的防控举措，同时允许社会公众对于政府及早发布的相关情况自由表达，甚至于自由发泄。这样不仅可以缓解公众情绪，政府也可以事先知道公众的意见而适当地采取措施预防，以避免不利因素积蓄后的大爆发。正如罗尔斯指出："即使是在民主政体中，革命性言论也可能会激发各种爆炸性和毁灭性的力量，这些力量潜伏在政治生活的表面平静之下，尚未被人们所认识。一旦它们以无法控制的力量突然爆发，就会横扫一切。然而，如果自由言论得到保证，那些严重的苦情怨恨就不会不为人们所认识，也就不会突然成为高度危险的东西。"[8]另一方面，是信息技术因素。无论是传染病确诊患者的数量，还是政府向社会征用和配发的相关物资情况，或是公众向社会捐赠的物资情况，都应当争取用尽量短的延迟时间实现上网公示，以消除谣言，避免不必要的社会恐慌。然而我国在很长一段时间里没有覆盖全国的传染病疫情报告和资源信息公示系统。此次湖北、山东监狱系统突然出现大量确诊患者，上报患者情况都是手工填写的信息表格，这就必然严重影响信息及时、准确地统计和发布。美国疾病预防与控制中心的危机处理中心和信息发布机制是由联邦与地方公共卫生部门共同联合组建的、全数字化的"主动"健康警告网络（Health Alert Network）和美国国家症状监测系统（National Syndromic Surveillance Program，NSSP），其主要目的都是收集、交换、分析症状数据。这些宝贵的数据可以提高全国范围针对疾病暴发和危害事件的态势感知及响应能力，从而保护民众健康与国家安全。美国NSSP经由地方、州和联邦公众健康组织与个人协作而发挥效能。联邦代理机构和个人包括国防部、退伍军人事务部、公众健康合作伙伴组织、医院和健康服务专业人员（例如医生）。为了满足这一需要，美国疾病预防与控制中心于2003年启动了生物感应云平台。自2011年以来，国家公众健康监视系统已经延展针对任何健康危害的态势感知、准备和应对。NSSP为症状监测执业者提供了生物感应云平台的访问和使用权限，该平台是一个具备标准化分析工具和流程的安保整合的电子健康信息系统，可以快速收集、评鉴、共享和存储症状监测数据。通过使用生物感应云平台，卫生部门官员可以分析症状数据，以提高他们跨时空（随着时间推移且跨越地域边界）的健康威胁认知。[9]我国也需要通过修订《中华人民共和国传染病防治法》尽早纠正卫生行业特别是医疗机构信息系统不统一、信息编码不统一、各个"信息孤岛"无法分享数据的现状，更应当将以往非重点排查的"盲区"纳入全国统一的传染病疫情报告和资源信息公示系统。

三、独立争鸣原则

在新冠肺炎疫情防控过程中，无论是早期新冠肺炎是否可以"人传人"，还是后期确诊新冠肺炎的方式是仅凭核酸检测结果还是结合临床检查诊断，都存在较大的学术争议。而这些问题又尤为重要，对疫情防控起到决定性作用。所以，针对存在学术争议的问题，政府部门如何做出取舍至关重要。

（一）学术独立原则

在突发的公共卫生事件中，最容易而且最常侵犯学术独立原则的力量，当推政治与行政。在疫情的防控以及相关的行政管理和决策的过程中，应当尽量避免一些政治因素和司法行政因素对于学术的直接干预或影响。决策部门必须要给专家学者提供一个学术交流、分享和讨论的自由空间。虽然学术与政治分离是一个永恒的政治话题，学术永远无法与政治完全分开，但是一谈到学术，我们必须先要明确承认，学术在其本质上必然应该是尽量独立的、自由的。不能独立自由的学术，根本上就不能算是学术。[10]如果学术已经失掉了独立自由就等于说学术已经丧失了它的神圣本质和它的神圣使命。[11]传染病疫情和突发公共卫生事件与其他社会突发事件相比，一个重要的特点就是公共卫生问题往往涉及非常专业的医学判断。知识的不对称性决定了政府部门的行政决策必须倚赖疾控和医学专家的意见。另外，行政决策者往往有自己的价值选择和判断，这种选择和判断又可能与专家的意见相悖。但是，在涉及传染病疫情和突发公共卫生事件的决策中，行政决策者切不可因为有些学术观点是少数学者持有或与政治和行政意图冲突，就束之高阁，或者偏听偏信。

疾控部门是典型的学术专家组织。我国疾控部门长期被按照事业单位对待，一方面，由于其不属于行政部门，因此出现了疫情防控期间，疾控部门和卫生行政部门层级过多，效率不高，甚至出现外行指挥内行的现象。另一方面，疾控部门薪酬标准与医疗机构和高等院校存在较大差距，导致疾控部门优秀的专家人才流失，机构组织能力下降。根据国家卫生健康委员会的数据，2018 年全国疾病预防控制中心人员数为 18.8 万人，比 2017 年的 19.1 万人减少 3000 人。而医院卫生人员人数从 697.7 万人涨到

737.5 万人。[12]应当将疾控部门中的疾病防控职能划归行政部门，将其专家人才纳入公务员体系，并给予高于公务员标准的薪酬待遇。

（二）学术争鸣原则

怀疑的世界真理多，盲信的社会谬误多。翻开人类科学发展史会发现，任何自然科学新理论、新学说的诞生都伴随着不同学术观点的质疑与争鸣。在人类探寻科学真理的过程中，学术质疑和争鸣发挥了重要作用。例如，人类从最初推定烟草花叶病毒为滤过性病原体，到直接观察到这种滤过性病原体为一种亚微观颗粒，整整花费了 41 年。而回顾这些科学家的论文或报告会发现都存在着这样或那样的错误，没有一位科学家说的全对。显然，一味地迷信科学和盲从科学家并不能使我们更加接近真理，也无助于我们解决当下所面临的诸多难题。只有充分发扬学术民主，建立平等对话的机制，才有可能使每一位科学家的真知灼见都不至于被埋没，同时确保任何权威的认知盲点都不至于成为阻碍科学发展的绊脚石。真理越辩越明，在科学共同体内部，批评错误观点和理论的方法不是压制这种观点和理论的传播，而是提出一个更有竞争力的观点和理论。[13]在传染病疫情防控的专业问题面前也是同样的，学术争鸣原则强调的就是在学术界内部应当提倡质疑和争鸣，并为不同学术观点提供充分表达和相互质疑互动的机制。特别是面对人类未认知的新型传染病，我们所面对的问题就在于对于其风险评估所需之因果关系的知识不足，学术界也往往会存在各种针锋相对的学术观点。行政决策者获取学术界关于疫情防控的不同观点就显得更加重要。行政决策者因此对于重大行政决策必须设立充分有效的听证制度，给予学术界持不同观点的学者陈述学术意见的权利。[14]从当今世界各国涉及科学技术的行政决策或立法程序来看，听证程序可以称为立法和行政程序法的核心制度，其原因在于它保障了学术界发表不同意见的权利，充分体现了参与原则。可见，在风险行政领域，学者、社会公众在行政程序中的参与不仅是一种"告知后同意"式的个人权利保障，更有进一步提供信息的功能。

四、禁止过度原则

法学界通说认为，医疗法律关系一般情况下属于民事法律关系，在一些法定传染病和法定精神病的防控中属于行政法律关系。在新型传染病疫情防控中，一旦这种新型传染病属于甲类或者乙类参照甲类传染病防控的病种，则医疗法律关系就属于一种强制医疗关系，即国家基于医疗的特殊性和对国民生命和身体健康的维护，在法律上赋予医疗机构和医务人员以强制医疗权力，明确患者履行受诊义务为主要内容的特殊医疗法律关系。[15]在疫情防控过程中，法律应当紧急授权政府、疾控机构和医疗机构充足的紧急权力。但有些行为的实施，可能会与私权利发生冲突，这就要求公权力遵守禁止过度原则，否则就可能给公众个体造成二度伤害。

所谓禁止过度原则（也称比例原则），是许多国家行政法上的一项重要基本原则，即除了行政权力的行使有法律依据这一前提外，行政主体还必须选择对社会个体侵害最小的方式进行。禁止过度原则的思想最早可追溯至英国《大宪章》的规定，人们不得因为轻罪而受重罚。迈耶认为，警察权力必须遵守比例原则，如果违反了比例原则就是滥用职权的违法行为，这就如同"不可用大炮打小鸟"的比喻一样。[16]在传染病疫情防控过程中遵守禁止过度原则，第一，处理好妥当性问题，即针对疫情的防控手段是否可以达到防控目的。如果在疫情防控过程中所设定的限制和干预措施完全不能达到传染病防控之根本性目的，无法实现保障公众不被感染的价值取向，则属手段不妥当。例如，一些疫情相对不是很严重的地区，不惜重金出动特种设备进行城区全覆盖式的消毒；一些地方本着宁多勿少的思想，要求给出入小区人员身体上喷洒化学消毒剂，结果出现了中毒现象。第二，要做到最小限制。在传染病疫情防控中，最容易出问题的往往不是传染病患者、病原携带者或疑似患者及他们的密切接触者，而是这几类人之外的其他公众。对公众采取上述防控措施实质上是在平衡个人权益和社会权益的过程。合理的法律体系设计和具体举措规划都应使个体权益受到的限制和干预尽量处于最低水平，这样对公众的侵犯最小，社会成本也最低。此次新冠肺炎疫情期间有些政府的防控举措显然就违反了这一原则，例如，山东滨州滨城区政府发布的《关于进一步做好新型冠状病毒感染的肺炎疫情防控工作有关要求的通知》规定："全区每户家庭每两天可指派1名家庭成员出门采购生活物资。"[17]广西梧州藤县发布的《藤县新型冠状病毒感染的肺炎疫情防控工作领导小组指挥部令（第2号）》也规定："全县各村（社区）每户家庭每两天可指派1名家庭成员出门采购生活物资。"[18]

如果可以规定外出到超市等公共场所必须佩戴口罩,那么就没有必要强制规定每个家庭外出的频次。政府做出行政决策之前不仅要认真评估行为的效果、损益,更应当在发布时向公众详细说明做出该决定的法律依据与合理理由。第三,要注意强制手段是补充性的,即强制手段应当作为最后之补充,更应当首先选择自主实施。《中华人民共和国传染病防治法》授权政府部门、疾控机构和医疗机构不得任意行使自由裁量权和强制权,其有义务在社会公益与个人利益之间做出一种明智的平衡,并尽量避免采取对相对人产生实质性负担或不可挽回影响的行为。强制手段不仅应该慎用,更应当作为最后之选择,作为备用机制登场。

疫情紧急,面对这个"看不见的敌人",出于谨慎、出于对辖区内公众生命健康安全负责之考量,采取严厉的防控措施,是无可厚非的。但无论采取何种措施,都必须时刻牢记"依法"这一底线。"治理"是在"全面依法治国"背景下展开的话语,离开了"法治"这一准绳,"治理"将失去根基;没有"依法"作为保障,无论如何争辩"为了百姓"都可能陷入"过度"的困境。[19]

五、直报豁免原则

在 8 名医务人员在微信群中发出传染病警示后的两三天内,武汉警方正式约谈了上述医务人员。轻微的打电话提醒,但也有人被传唤至派出所进行书面训诫。2020 年 1 月 1 日,武汉警方在其官方微博发布《8 名散布谣言者被依法查处》的通告。2020 年 1 月 27 日,武汉市市长接受央视专访时坦陈前期信息披露不及时。武汉警方的训诫行为遂受到网民普遍质疑。2020 年 1 月 29 日警方回应称,8 人确实传播了不实信息,但"情节特别轻微",故仅仅"进行了教育、批评,均未给予警告、罚款、拘留的处罚"。

首先,在不披露患者隐私的前提下,医务人员是可以在个人微信群中发布工作中的个别病例的。纵观《中华人民共和国保守国家秘密法》和《中华人民共和国政府信息公开条例》,传染病信息不仅不属于国家秘密,相反还应由政府主动公开。而根据《中华人民共和国传染病防治法》《突发公共卫生事件应急条例》,以及《突发公共卫生事件与传染病疫情监测信息报告管理办法》《卫生部法定传染病疫情和突发公共卫生事件信息发布方案》《传染病信息报告管理规范》，"疫情报告制度"和"疫情公布制度"的实施主体均为政府相关部门。因此，我国现行传染病和突发公共卫生事件应急法律制度中并没有规定了解疫情的工作人员不能够向他人表达警示性言论。可资佐证的是，全国人民代表大会常务委员会在对《中华人民共和国突发事件应对法》草案进行二次审议时，就删除了其中惩罚媒体"违规擅自发布"突发事件信息的禁令，只规定不得编造或传播虚假信息。[20]

其次，武汉警方认定其为"谣言"，并依据《中华人民共和国治安管理处罚法》规定的"散布谣言"的行为认定值得商榷。所谓"谣言"，常常是为了产生轰动效应而主观炮制出来的假新闻。谣言有四个重要的文化特质：未经查证性、耸人听闻性、快速传播性和特定目的性。谣言的早期定义往往把"未经查证"作为重要特征。[21]而上述医务人员发布的信息都是基于其自身工作经历，且无制造社会恐慌的主观故意。加之，由于此次新冠肺炎病毒是人类从未认知的新亚型冠状病毒，所以医务人员在微信群中发布信息出现偏差也是可以理解的，而不能用目前我们的认知水平判断当时发布信息是否属实。从医疗临床实务的角度，医务人员向同行披露自己在临床上遇到的病例，发现潜在职业暴露风险时，彼此提醒，是非常常见的现象，应属行业惯例。法律一方面应当尊重习惯，同时也不能强人所难。如果法律非要介入医疗习惯，并对发布信息的医务人员予以责备，不仅仅有悖行业习惯，更会倒逼医务人员集体缄默，纵容职业暴露风险肆虐。

再次，社会责任和社会担当恰恰是医生专业精神（medical professionalism）的要求。1999 年美国内科理事会认为 medical professionalism 包括如下几方面：利他、义务、优秀、职责等。西方医学专业精神的研究主要开始于 20 世纪 90 年代之后至今的 30 年的时间里，并且也在实践中进行倡导。2002 年由美国内科学基金、美国医师学院基金和欧洲内科医学联盟共同发起的《新世纪的医师职业精神——医师宣言》（*Medical Professionalism In the New Millennium: A Physicians' Charter*）更是把医生专业精种具体概括为 3 项基本原则和 10 条职业责任，而第 10 条责任就是"对职责负有责任"。[22]中国医师协会颁布的《中国医师道德准则》也规定："对社会负有解释科学知识的专业责任，医师应成为公众健康的倡导者、健康知识的传播者和公众健康危险的警示者。"这里特别强调了医师应当成为"公众健康危险的警示者"。

最后，从武汉警方认定 8 名医务人员散布"谣言"事件中，可以看出行政力量往往是妨碍传染病疫情报告、通报和发布的重要干扰。《突发公共卫生事件应急条例》在行政逐级报告的传统做法之外，规定了越级报告制度，例如，县级卫生健康部门在向县级人民政府和市级卫生健康部门报告的同时，必须越级向国家卫生健康委员会报告。但是，这种报告流程仍然还是在行政体系内部的报告，而且报告人都是机构而非个人。虽然法律规定地方政府有同时报告的责任，但是由于行政隶属关系，地方上级政府的干扰往往会影响报告义务人履行其法定义务。即使个人作为疫情报告人，《中华人民共和国传染病防治法》也没有明确向谁报告。不妨日后修法规定，在行政报告体系之外，在机构逐级上报制度之外，给予医务人员一条法律保障的信息直报通路。医务人员可以直接向国家卫生健康委员会或中国疾病预防控制中心报告，以避免因为瞒报、延报而造成不可挽回的巨大影响。

所谓直报豁免原则，就是对于了解突发公共卫生事件情况的执业者，不仅可以向当地政府部门或疾控中心报告，还可以直接向国家卫生健康委员会或中国疾病预防控制中心报告。并且法律免除其执业者在上报信息过程中过失行为的法律责任。除了传染病疫情之外，群体性不明原因疾病、重大食物和职业中毒等涉及公众健康的一些群体性事件，最早能获得实际情况的是一线工作的医务人员。明确直报豁免原则一方面可以保护医务人员，另一方面可以使其成为公众健康的哨兵，发挥公众健康的警戒作用。

六、结语

成文法的诞生虽标志着人类法律技术的进步与成熟，在一定意义上也反映出其局限性。自 20 世纪以来，法律原则问题就成为法理学的热点。但是，回顾《中华人民共和国传染病防治法》，其并没有很好地归纳出传染病疫情防控的法律原则，而新型传染病疫情防控往往又具有未知性、紧迫性和复杂性的特点，所以有限理性设计的传染病防治法律是很难预见到所有可能发生的法律问题的。这就要求在成文法中确立并完善法律原则，以期遵循法律原则之价值选择，在疫情防控中做出正确的判断和决策。

参 考 文 献

[1] 史蒂芬·约翰逊. 死亡地图：伦敦瘟疫如何重塑今天的城市和世界. 熊亭玉译. 北京：电子工业出版社，2017：8.

[2] 马怀德. 法治背景下的社会预警机制和应急管理体系研究. 北京：法律出版社，2010：61.

[3] Tsang K W，Ho P L，Ooi G C，et al. A cluster of cases of severe acute respiratory syndrome in Hong Kong. New England Journal of Medicine，2003，348：1977-1985.

[4] 林宇梅. 伍连德科学防疫思想及其实践. 民国档案，2004（4）：121-123.

[5] 伍连德. 拟改组全国医学教育意见书（1914 年 1 月）//中国第二历史档案馆馆藏档案，六七九/21296.

[6] Phillips' Report. The BSE inquiry：the report. http://www.bsein-quiry.gov.uk/report/[2020-02-22].

[7] 曹康泰. 突发公共卫生事件应急条例释义. 北京：中国法制出版社，2003：4.

[8] Rawls J. Political Liberalism. New York：Columbia University Press，1999.

[9] National Syndromic Surveillance Program. https://www.cdc.gov/nssp/documents/ NSSP-fact-sheet-508.pdf[2020-02-22].

[10] 高增德. 关于社会科学与学术期刊的一些片断思考.江西社会科学，2004（2）：193-198.

[11] 贺麟. 文化与人生. 北京：商务印书馆，1988：47.

[12] 李金磊. 战疫同时，中国已在谋划这 5 件大事. http://ent.chinanews.com/gn/ 2020/02-16/9093649.shtml[2020-02-17].

[13] 周程. 看不见的病毒最初是如何被人类发现的？科学家花了整整 41 年. https://m.thepaper.cn/newsDetail_forward_6077196[2020-02-22].

[14] 应松年. 行政法学新论. 北京：中国方正出版社，1998：521.

[15] 王岳. 医事法. 3 版. 北京：人民卫生出版社，2019：19.

[16] 奥托·迈耶. 德国行政法. 刘飞译. 北京：商务印书馆，2002：27.

[17] 佚名. 滨城区紧急通知：每户每两天可指派 1 名家庭成员出门采购生活物资等措施公布. https://baijiahao.baidu.com/s?id=1657507095043395331&wfr=spider&for=pc[2021-04-09].

[18] 梧州最前线. 藤县 2 号令！每户家庭每两天可指派 1 名家庭成员出门采购物资！https://www.sohu.com/a/370957557_678643[2021-04-09].

[19] 宋维志. 重大疫情下地方政府治理行为的适度与过度.“公共管理共同体”微信公众号，2020-02-09.

［20］兰荣杰. 对专业人士应谨慎动用警权. http://opinion.caixin.com/2020-02-07/1015124 96.html［2020-02-22］.

［21］夏学銮. 网络时代的谣言变局. 人民论坛，2009（23）：36-37.

［22］李政，王晨，杨宏英. 浅析美国医师职业精神的教育与评价体系. 西北医学教育， 2016，24（1）：48-50.

论"守望相助"作为公共卫生伦理的核心价值之一

——基于传染病伦理问题的思考

丛亚丽*

公共卫生领域中典型的几个领域,包括传染病预防、健康促进、降低风险、以流行病调查等方式进行的公共卫生研究,以及促进卫生公平减少健康决定因素中的不平等,都是伦理学密切关注的问题。由于公共卫生领域范围太广,难以有一个合适的伦理学方法适用于所有领域。[1]近年来,核心价值的探讨成为一个主流方式,其他如公共卫生伦理法典的研究也在进行中。本文并不探讨所有的核心价值,而是着重探讨与传染病防控相关的solidarity。[2]

一、从生物学和社会学视角理解传染病

玛格瑞特·拜廷(Margaret P. Battin)等在其《患者既是受害者又是载体——伦理学和传染病》(*The Patient as Victim and Vector：Ethics and Infectious Disease*,简称PVV)一书中对传染病的特点、患者的角色以及公共卫生伦理的形成背景等都有深刻的阐述。PVV的视角强调传染病患者的双重身份:既是受害者,也是病毒或细菌的载体。既需要从个体的视角,了解细菌或病毒在患者个体身上的生存模式;也需要从人群的视角,理解个体是

* 丛亚丽,北京大学医学人文学院医学伦理学教授,博士研究生导师。本文主要观点发表于《中国医学伦理学》2020年第3期。

社群的一员，从个体层面了解载体是如何在人群间传播的。

传染病具有起病快、有时死亡率高、多数情况下原因不明、疫情结束机制不明，以及很多其他不确定性等特点，使得传染病防控倍加困难。传染病传播还有其更加独特的社会性特点，此特点与生物学相关，例如因发病快而不能及时了解其生物学本质，更容易引起恐慌，人们生活中的一些非理性方面便以各种方式呈现出来。有些传染病也与地理、气候、环境以及生活卫生状况等密切相关[3]，继而在传染病防控中需要把社会习俗、人们的交往方式以及一个国家的治理手段和文化传统等结合起来考虑。另外，一个人携带了病毒或细菌，但是否会传染给他人，有时不是由当事人决定的。即便防护措施很严格，有时也可能会传染给他人；有时携带病毒或细菌载体的人也许只是打个喷嚏，老人或抵抗力差的人群就可能会被传染，但有的人可能就不受影响。很多情况难以预测，若只是指责传染病患者（source patient），在有些情况下难以体现道德合理性[3]，其复杂性可想而知。

疫情防控经常需要对人群行为进行干预。而如何干预一个个体的行为，也与科学界对载体的认识和个体的认知能力有关。即在分子水平上越清楚地认识疾病，对个体的行为总体的干预和影响越精准，引起的相关的社会问题也越少，包括减少歧视（很多歧视的发生是因为不理解而造成的）、对人的行为的最小干预等。

二、Solidarity——公共卫生伦理的核心价值之一

生命伦理学在20世纪50—60年代逐渐形成，当时的社会背景既包括权利运动、个人自主意识的提升，也包括涉及生命起始和结束的生命干预技术在临床的全面应用，引发人们对生死问题的进一步反思。那时还没有提出公共卫生伦理的概念。公共卫生伦理体系的形成起始于20世纪80年代，从艾滋病问题的出现逐渐扩展至其他公共卫生领域。当时整个社会都乐观地认为传染病已逐渐消退，或者说已经被人类控制了，因此与传染病相关的伦理探讨在当时非常薄弱，如果出现公共卫生领域的伦理问题时会自然去援引当时已经形成的生命伦理学理念。例如与隐私保密相关的问题都按照 "例外论" 处理，其主导思路仍然是个人权利和自主（生命伦理学）等

理念。从PVV模型分析，生命伦理学更多从受害者视角看待传染病患者，而公共卫生领域，更加在意的是他是作为一个疾病的传播者的角色。

18、19世纪传染病防控中隔离的做法并没有引起关于个人自主权利的一些争论，这是因为个人权利和自主性等理念是在20世纪中叶之后才逐渐强化的。英国在1837年已经对工业化进程中的社会与卫生条件日益关注，创建了计划免疫局。查德威克（Chadwick，19世纪后半叶英国卫生运动的政府领导者之一）在《英国劳动人口卫生条件调查报告》中，明确了卫生运动蓝图中主要的公共行为框架，其成果之一是于1848年建立了国家卫生总局。他对公共卫生的兴趣来源于边沁（Jeremy Bentham）的功利主义运动[4]。传染病防控是一个国家卫生政治治理中主要关注的，以确保总体上的最大的善，可见，功利主义与公共卫生之间有着天然的联系。密尔的伤害原则（即在不伤害他人的范围内，个人拥有充分的自由），为寻求公共卫生伦理的理论资源提供了很好的思路，但它更适合一般的社会生活，容易将对传染病发生期间的社会生活的理解简单化。社群主义认为，理解人类社会生活的正确方式是把人放到社会、文化和历史的背景中去考察[5]，这对于理解传染病患者作为生物体的个人和作为社会一员的传播载体，更加全面。因此，对于传染病防控伦理应多从社群主义中去挖掘。

如果只是基于传染病患者个人的视角，可能会局限于"解决问题"的思路；而基于公共卫生伦理的思路，则应考虑到影响疾病的传播和健康的社会因素，以及不同的因素的交互作用。如果我是健康的，而你患病了，恰当的思维方式不是我同情你，而是我们之间是联系在一起的。一个更加完善的公共卫生伦理，应把生命伦理学理念和公共卫生两方面的考虑兼顾到，而不是以一个理念取代另一个。结合传染病考虑，人文和社会视角能有各自的贡献。其中之一，便是从社区层面考虑。solidarity正是与此相关的价值理念，它强调人们之间的团结互助，看到你的情况与我的情况密不可分，社区内的人们的生活是互相影响、互相决定的。而生命伦理学中并没有solidarity的必要和空间。

solidarity，一般译为"团结互助"。其理念主要源于天主教的传统，欧盟和英国均青睐于此理念。英国的纳菲尔德生物伦理学会（Nuffield Council on Bioethics）于2005年出台了"团结互助：生物伦理学新概念反思"（"Solidarity：Reflections on an Emerging Concept in Bioethics"）报告。

联合国教育、科学及文化组织于 2005 年通过的《世界生物伦理与人权宣言》三次强调 solidarity，提到在国家、个人、家庭和社群、组织之间的团结互助，尤其强调对因疾病导致的弱势人群、残障人群的关怀，但没有对概念进行界定。[6]

对于 solidarity 的界定，Bruce 和 Angus 曾撰文进行深入的阐释。solidarity 的根本理念是 standing up beside，直译为"站在其身边"。它是一个姿态，传递的是与对方站在一起，支持对方，至少是从道义上的支持。它履行的是公共的职责，以看得见的方式，共同面对风险和可能的伤害后果。其前提是社会是一个合作的整体。此概念含有三个维度，分别是 standing up for、standing up with 和 standing up as。

standing up for，是出于对他人（更多是强调对陌生人）的支持和帮助的目的和宗旨。因为行为和人际交往会对健康状况产生影响，这样做也是基于对普适的道德规范和理念的尊重和遵守。

standing up with，为了避免一些本可以减少的风险，大家共同一致地行动而增强能力，促进平等，从而使受害者或个人的情况有所改善。从 standing up for 向 standing up with 的转向，是表达并发出一个信号，即一个人融入另一方实际生活中，这种团结互助更加强调人际关系，尤其是陌生人之间的正向关系的发展和建立。

standing up as，有设身处地的含义，但也强调关系双方的不同身份，一个是提供支持的一方，一个是接受支持的一方。双方的不一致需要被接纳，也需要尊重差异，同时仍然能做到支持和认可。

另外，团结互助不等同于"利他"，而是强调个人的利益与他人的利益是关联在一起的。或者说，通过帮助他人获得利益，同时也能实现自己的利益。"站在其身边"，要求牺牲一些东西，但作为回报，也会获得一定的东西。[2,7]

Margaret 也同样强调，团结互助不是同情，而是要与他人站在一起，站在他们的立场上去承受一些成本，这是为了群体层面更大的收益（特别重要的是，自己的利益也包括在内）。[1]这也是公共卫生伦理中的"公共善"的本质含义。欧盟曾出台相关文件，提出 solidarity 这个概念有两个核心要点：一是帮助弱势人群，二是减少不平等。[8]在一定程度上可以说，solidarity 的概念已有公正的含义，这对于小到一个小区、大到一个国家的治理，都是一以贯之的。

三、守望相助，众志成城——中国语境下的团结互助

solidarity 是个关系概念。个人首先是一个生物体，但更重要的是人是文化中的人。人不是简单的生物体，没有人创造的文化，也就没有人自己。离开相互依赖和交叠的各种社群，无论是人类的存在还是个人的自由都不可能维持很久。社群主义强调普遍的善和公共的利益，认为个人的自由选择能力以及建立在此基础上的各种个人权利都离不开个人所在的社群。[4]这对于中国文化来说，不难理解，甚至更加容易找到契合点。

费孝通在《非典的社会学反思》一文中总结道：抗击"非典"要求我们换个角度来看待原来的传统，重新建立人与人、家庭与家庭"守望相助"的社会风尚。发展经济不能忘记社会事业，鼓励竞争也不能忘记互相合作。抗击"非典"过程中出现了许多这方面的事例，反映出现代社会对合作和互助的需要。其实这些不仅是应对突发事件的需要，也是日常生活的需要。[9]受此启发，本文提出"守望相助"更加能体现 solidarity 的丰富内涵。"众志成城"是我国民众在应对非典、新冠肺炎时常用的词汇，它是说，大家同心协力，就像城墙一样牢固。比喻大家团结一致就能克服困难，取得成功。如果说众志成城更容易理解为大家团结一致、共同对外的话，那么，"守望相助"含有更多的内部的互相支持的内涵，与 solidarity 概念中的三个层次更加贴切和一致。

"守"，坚守，守护在侧。"望"有关注、投向对方的含义，予以精神上的支持，即不只是站在家人的身旁，还会把目光投注延伸到邻里、村庄内外。无论是清晰看得见，还是模糊看不清，都会投入关注。互助，有相互的含义在里。不是一方无私利他地付出，而是互相帮助，共同承担风险，有回报，共同享受收益。

因此，建议在中国语境下，用"守望相助"来解读公共卫生伦理中的核心价值——solidarity。

四、新冠肺炎疫情期间我国社区层面需要关注的伦理问题及其反思

回乡、回家，是中国人的一个情结。它代表着温暖、归属，甚至生活

目标。社群有小有大，小到家庭，大到国家。当我们回家，回到某个村庄或进入某个小区，那种安全感和归属感是很惬意的。这时我们很容易理解社群，理解自己是社群中的一员。但当范围扩大到其他社群，比如我们所不熟悉的楼群、村庄、城市、省份，我们是否仍然能做到众志成城、守望相助？看到报道的消息中有从湖北回来的老乡，有些村庄不让其进入，也不允许其回家自行隔离。对于没有症状的，无论是病毒携带者/处于潜伏期，还是健康的个体，是否能有更加合理的方式允许其在家隔离？虽然这说明的是我们百姓对于科学层面的问题不理解而导致恐惧，做出的非理性决定，但并没有体现出守望相助。如果从受害者与传播者双重角色（PVV）模型来看，此种做法只是体现了第一个层面的看法，即不把对方当作病毒的宿主，是把可能携带载体的个体当作问题来解决掉，并没有看到他可能也是受害者，是需要帮助的人。帮助他，也体现了整体能力的提升，一起对抗病毒，最终使我们作为一个整体，共同营造健康的生活条件。毕竟，公共卫生的核心和本质是：公共卫生是我们作为一个社会集体的行动，以确保人民的健康生活为目的。

一般来说，社群内部（intra group）是相对容易做到守望相助的，社群之间（inter group）便可能做不到众志成城了。如果扩大范围，从全球卫生的层面看，在欧盟这个非常强调和崇尚团结互助价值理念的共同体中，这个挑战也是存在的，即欧盟团结互助理念多终结到一个国家的层面。[8]但在我国文化中基于关系的亲疏远近而决策的传统仍然普遍存在的情况下，这个挑战，尤其巨大。

我国城市的社区建设，始于1952年开始的国家政权建设，1954年通过《城市街道办事处组织条例》统一了行政职能。我国这种具有明显科层制特征的社区街道，至今仍然普遍存在。随着"单位人"的变化、下岗职工的增加、住房模式等社会因素的变化，20世纪90年代一些城市采取了"两级政府，三级管理"的新模式，以调动社会力量参与社区建设。[10]更多的人走出了家庭这个社区，融入更大的社区。为了更好地应对未来的传染病防控，我国在社区内外互助理念的建设上，还有很长的路要走。现阶段，人们不只是通过面对面的方式交往，而更多地通过数字化的形式交往，其中的挑战需要进行深入的研讨。本次新冠肺炎疫情，也为我国社区模式在传染病防控中的探讨提供了机遇，提出了挑战。尤其提醒我们需要注意到我国社会中在社区和谐和全民互助方面存在的需要改变和社会变革的方面，欧盟有些传统需要我们进行深入挖掘、借鉴。

　　本文强调"守望相助"作为公共卫生伦理的核心价值之一，并不是说其他核心价值不重要，更不是说此核心价值能解决所有问题。其他的如科学证据、责任、自由、最小约束等理念，以及不同部门之间的协助，尤其是临床与疾控部门之间的协调，更加重要。

参 考 文 献

［1］Callahan D，Jennings B. Ethics and public health：forging a strong relationship. American Journal of Public Health，2002，92（2）：169-176.

［2］Jennings B，Dawson A. Solidarity in the moral imagination of bioethics. The Hastings Center Report，2015，45（5）：31-38.

［3］Battin M P，Francis L P，Jacobson J A，et al. The Patient as Victim and Vector：Ethics and Infectious Disease. New York：Oxford University Press，2009.

［4］Turnock B J. 公共卫生基础. 胡永华译. 北京：北京大学医学出版社，2009.

［5］俞可平. 社群主义. 3版. 北京：东方出版社，2015.

［6］Prainsack B，Buyx A. Solidarity：reflections on an emerging concept in bioethics. Nuffield Council on Bioethics（NCoB），2000.

［7］Dawson A，Jennings B. The place of solidarity in public health ethics. Public Health Reviews，2012，34（1）：65-79.

［8］European Commission. Solidarity in Europe：alive and active. https://ec.europa.eu/research/social-sciences/pdf/policy_reviews/solidarity_in_europe.pdf［2020-02-06］.

［9］费孝通. 非典的社会学反思. 群言，2003（7）：20-21.

［10］费孝通. 中国现代化城市对社区建设的再思考//上海市社会科学界联合会，上海市民政局，上海市社区发展研究会，等. 社会转型与社区发展：社区建设研讨会论文集. 上海，2001：12-20.

抗疫中的利他行为与价值内驱

王一方　张瑞宏[*]

一、抗击新冠肺炎疫情中的利他境遇

作为医学职业精神的核心内容，医务活动中的利他行为备受社会关注，它既是理论命题，也是实践命题；既是职业生活的本色，又常常在各种世俗思潮的纠缠下发生认知漂移。[1]人常说，苦难是人生的导师，利他信念的坚定性与利他人格的光彩常常在各种灾难与危机救援中得以最大限度地彰显。当全球遭受历史上最诡谲的新冠病毒的突袭时，医务界的利他情怀与利他行为再一次成为医学伦理研究的热点。与2003年的严重急性呼吸综合征（SARS）流行不同，新冠肺炎（COVID-19）虽然毒力、致死率不及SARS，但疫情扩散之快，感染人数之多，重症变化规律之无常都有过之而无不及，使中国经历了一场"过山车"式的疫情，跌宕起伏。但是，我们具备特有的体制优势，举全国之力奋力抗疫，在很短的时间内集结4万余名医护人员火速驰援湖北疫区，并辅以搬家式的设备、物资大调动，率先控制了局部疫情，阻止了向全国扩散的势头。无疑，疫情牵动着全社会每一个人的心，波及每一个社会细胞，大到国家层面的组织动员，小到个体层面的应对，都凸显出人道的力量、人性的光辉。回首抗疫精神，其核心价值是利他主义。它既是职业精神（初心）的惯性驱动，也是新形势下利他价值的全新诠释。

诚然，当代中国医务界的利他初心源自80多年前抗日战争期间援华医

---

* 王一方，北京大学医学人文学院医学哲学教授；张瑞宏，昆明医科大学医学人文教育与研究中心医学伦理学教授。本文发表于《中国医学伦理学》2021年第1期。

疗队的奉献与牺牲，那是一份关于白求恩大夫的不可磨灭的记忆。毛泽东在《纪念白求恩》一文中特别提及他身上有一种"毫不利己、专门利人"的秉性，这成就了他后来的高尚与纯粹。更可贵的是，白求恩由此而获得了生命中最大的快乐与成就感，他在中国做了平生数量最多、类型最丰富的手术，在最简陋的环境中做了难度最大的手术。1939年11月12日，白求恩在弥留之际给聂荣臻司令员写了一封信，诉说了他援华抗战的心境："……也许我会和你永别了！请你给蒂姆·巴克写一封信……告诉他们，我在这里十分快乐，我唯一的希望，就是能多做贡献。""……最近两年，是我生平最愉快最有意义的时日。"[2]人们不禁好奇，白求恩的利他行为怎么会有快乐？这份快乐的源头何在？价值支撑何在？这份利他快乐又如何持久？时至今日，这样的伦理拷问依然有意义。

同样，援鄂抗疫战士的媒体报道与日记（自叙）都诉说了利他快乐的惬意，有许多"虽累犹乐、虽苦犹甜"的故事，尤其是青年医生们的心灵独白：虽苦犹乐，甘之如饴。抗击疫情需要我们迎难而上，这是青春之幸事，是青年之担当，也是人生之大快活。

盘点抗疫中的利他时刻，首先就是志愿出征，逆流而上，顶风而行，因此，这些志愿者被称颂为"最美逆行者"，其实，对于临床医护志愿者而言，这还不是艰困时刻，真正的艰困时刻是"无亲人陪护"的救助格局，患者被隔离，病情在进展，而危症床前无亲人，处于失亲、思亲不得的状态，医护人员必须在繁重的技术救助之外，扮演亲人般的料理、陪伴、抚慰、安顿角色，这种职业角色的泛化必然带来劳作强度的倍增，还带来责任伦理的延展、关怀伦理的拓界。

大凡经历过这样的"无亲人陪护"救助格局，都能体会到践行全人医学模式之艰难，才能意识到护士岗位、危症照顾工作的重要。此情此景，医护人员跳脱出单纯的技术救治境遇，进入一个全新的"无陪护"复合干预轨道。重症加强护理病房（ICU）里，一次翻身/换床都需要付出平时5—6倍的劳作。此时，仅有药物是不够的，仅有呼吸机也是不够的，治疗之外的共情，护理之外的料理，支持之外的关怀，救治之外的拯救、救度与救赎，无所不包，身心社灵，面面俱到。此时此刻，医护肩头承载着责任伦理与关怀伦理的双重担当。

与COVID-19病毒交手，"冒死救人"绝不只是一句阵前誓言，而是实实在在的利他险境，暴露在病毒污染之下，医护人员随时可能成为患者，病势最凶险的2月，一个月内武汉就有3000余位医护人员感染新冠病毒，多人殉职，他们中有院长，有教授专家，也有中青年骨干，还有护理人员。平日里，医患的角色是两分的，一个是医疗服务者，一个是医疗服务的接受者。但新冠肺炎疫情使得医患角色融合了，医护人员变得既是观察者又是体验者，既是服务的提供者又是享用者，既是医疗规律的认知者又是穿越疾病蒙难的亲历者，获得情感、意志、道德的升华，从而获得双重体验、双重理解。医患共感体验的道德意义在于唤起医护人员内心深处的道德崇高与利他意识，从而达到对他者-自我一体痛苦的领悟、理解、实践，最终完成利他主义的道德内化与伦理升华。

二、医者利他行为的内驱机制

戴维·斯隆·威尔逊（David Sloan Wilson）在他的《利他之心：善意的演化和力量》一书中对利他主义有这样的界定："利他主义是一种无私地为他人谋求福利的行为，这种行为通常需要付出时间与精力，有时甚至要承担一定的风险"，在人们的感受中，日常（平常）境遇的利他并不显山露水，但非常（危难）境遇中的利他则熠熠生辉，让人刮目相看，就分明是一种英雄主义壮举。其实，两者之间存在着价值观上的勾连，没有日常境遇中的利他行为教养，也就不会有非常时刻的利他精神爆发。从利他意识萌生到利他情怀的养成，再到利他人格的锻造都需要阅历的熏陶。威尔逊还将利他分解为利他行为、利他感受与利他思维，勾勒出人类利他精神发育的逻辑递进关系[3]。首先是利他快感的咀嚼，其次是利他快乐的发现，再次是利他幸福（利他主义的幸福观）的形成，最后是利他人格的铸造。在这里，快感在感官（本能）层面；快乐在心理层面，是一种积极的心态；幸福（体验）在精神层面，关涉到利他主义的价值观；利他人格（情怀）则表现为某种职业惯性与行为偏好。四个层面相互影响，互为促进。

这背后潜藏着难以回避的"达尔文难题"，即"一切生物都有高速率增加的倾向，因此不可避免地就出现了生存斗争"，所谓"物竞天择，适者生存""强食弱肉，优胜劣汰"，利他行为与个体利益最大化发生不可调和的矛盾，利己与利他的博弈无所不在，最终的结局是利己成为优先选择，逐渐演化成为一种本能。不过，达尔文自己提供了一种解决方案，那就是"群体选择"思维，后来逐步进化为"群体选择"理论，这一理论解释了群体结构何以支持更高层次的自然选择，群体的进化需要将群体嵌入形式多样的关系结构中，也就是说，利他行为只有放在群体利益（社群、民族、国家）的评判与考核中，才是合理的、值得倡导的。根据马克思的经典论述，即人是一切社会关系的总和，人必须在这样的社会关系之网中通过互惠机制来获得自身利益的最大化，于是，利他行为分化为三个层次：一是亲缘性利他（亲缘关系，约定回报），二是互惠性利他（有道德的利己，又包含直接互惠、间接互惠，如口碑、名誉回报），三是纯粹利他（无血缘关系，无期许回报）。在这次抗疫救援中，医患之间，亲缘性利他机会不多，更多的是互惠性利他与纯粹利他[4]。

利他作为一种内生偏好，许多文献都指出过。利他源自共情体验的咀嚼与升华，由此获得一份自我满足感（自爱）、分享感，继而产生一种拯救感，提升其社会适应度（亲社会人格）[5]，即不忍心别人受苦的恻隐之心、同理之心，一旦遭遇共情腐蚀（麻木），则会导致利他退缩。

在利他行为中，一定伴随着自我体验的咀嚼、评估，它是境遇伦理学的重要关注点，也是利己与利他行为抉择、人格塑造的扳机，此时此刻，一定存在着双向诱惑、双向解读、双向辩护的空间，即究竟是快感，还是忧伤；是快乐，还是痛苦；是幸福，还是不幸。利他者荣耀，荣耀让人快乐。

无疑，利他的职业精神需要多元价值支撑，国家荣誉、社会褒扬是重要的支撑，此次，对抗疫英雄的隆重表彰仪式凸显了这一激励效应，但外在化的利他激励总是短暂的、有限的，必须寻求内源性的激励，不断开掘利他快感、利他快乐、利他幸福的生成机制。内外合力，久久为功，才能培育良善的社会风尚。我们的确需要加大政府、民间、社会褒扬激励机制（物质奖励，荣誉认同，尊重、尊严体系构建）全社会培育，形成"关怀-感恩"机制。你对我有恩情，我将必然有回报，即传统文化中的知恩图报基因。但是，心流效应的咀嚼也必不可少，要让更多的年轻医者通过志愿救援享受奉献、享受成长、学会担当。同时，要重视医者职业神圣感、庄严感、荣耀感的发现，将抗疫中的利他、奉献行为内化为职业精神的核心价值。

三、利他快乐的呈现：心流效应

著名心理学家奇克森特米哈伊（Csikszentmihályi，或译"契克森米哈赖"）凭借对幸福、创造力的研究和畅销书《心流》（*Flow*）而闻名。其中心流（flow）效应的提出，揭示了利他时刻从快感到快乐的心理密码，也解释了职业技能养成与职业幸福的内在关系，彰显出人生追求中从满意到惬意，从愉快到愉悦，从渴望成功到享受过程的快乐原理。

医护心流效应的若干征象包括：其一，目标旨向明确且单一（十分纯粹，只有救人）；其二，项目具有挑战性（人不好救）；其三，高度自信，对结果有完美期许（我一定能救活患者）；其四，完成项目需要高难度的身体技术（技艺超凡）；其五，全身心地投入，注意力高度集中（全无杂念）；其六，过程中有驾驭感（控制欲得到充分满足）；其七，干预行为有即时反馈（病情随医疗干预而逆转，失干预而恶化）；其八，境遇神圣，被带入一种忘我（无私）境界，时间凝固，偶得最优体验。这一进程如同徒手攀岩者的心流感受：痛并快乐着。他们越往上爬，就越感觉到愈加完美的自我控制，产生一种痛快的感觉，不断逼迫身体发挥所有的潜能，以达极致，直到全身隐隐作痛；然后会满怀敬畏地回望自己攀过的岩壁，回味自己的艰辛与超越，一种强烈的征服感油然而生，一股暖流在心中奔涌，一种狂喜在荡漾，妙不可言。既然这一绝壁可以征服，其他挑战也将不在话下。此时此刻，利他的快感通常不是作为目标而浮现在人们的追求面前，而只不过表现为目标既达的某种附带现象[6]。

神经生物学的长足发展，逐步揭开了利他行为的神经网络机制，有研究表明：利他行为的产生与强化需要共情网络、情绪调节网络，以及奖赏网络的共同参与。首先，苦难叙事增强利他者对他人不幸的共情反应，从而提升共情动机，激发利他行为。其次，苦难叙事促进利他者情绪的有效调控，过度分享他人的消极情绪会导致个人痛苦，从而阻碍利他行为的产生。因此，情绪调节（消化痛苦，转化消极情绪）在利他行为的产生过程中显得十分重要。最后，苦难叙事激发利他者的亲社会动机。面对他人的痛苦遭遇，苦难叙事可以激活脑内的奖赏网络，有助于提高利他者帮助他人脱离痛苦，获得内心温暖和满足的期待，激发其亲社会动机，继而产生利他行为[7]。

此外，心流效应下的身心境遇研究还帮助人们厘清一些偏见，如专注于某一事业，倾心投入某一项活动，一定很苦很累。其实不然，专注的人因为关闭了其他信息通道，摒弃了杂念，反而更轻松，更有机会获得过程乐趣，这个过程就是"自得其乐"。或者认为从事挑战性的工作通常压力很大，可能会导致精神崩溃。恰恰相反，不具挑战的重复性工作常常会使人产生厌倦感，迷失人生的意义（闲得发慌）。不断挑战，才能超越自我，获得新生的感受。

四、利他人格与情怀的锻造

在亲缘性利他、互惠性利他与纯粹利他（无血缘、无回报）的三种境界中，前两者的利他者都会赢得互惠，互惠让人快乐。在这个过程中，利他者享受服务乐趣，提升服务技能；相反，失去服务机会则有无聊感、空虚感、价值匮乏感。同时使人感受到利人与利己的统一，利他将成为一种有道德的利己。培育利他互惠机制、关怀与感恩的互动机制，有利于和谐医患关系的缔结（受尊重，有口碑）。但纯粹利他者超然于互惠（回报）之上，因此，也最令人仰慕。利他者纯粹，纯粹就是回报，但持良善（纯粹）之心，不求即时回报，内心平衡，继而心安-理得。此时，利他者蓦然感悟人生的意义，正是这一份职业生命的意义让人快乐，当然，在医疗救助中，利他者见证痛苦与死亡（如同佛教教义中的"见苦知福，救苦增福"），超越痛苦，豁达生死的觉悟让人获得终极的快乐。

这份终极快乐也被称为精神愉悦、精神拔节，即精神性的升华，它更多地与个人的内在追求和信仰有关，是对人生终极意义的答案、超越体验的追寻。它是一种信念召唤，是一个信仰和态度体系，洞悉人与自然、人与社会的关系，赋予生活以新的目的和意义。它也是个体对于内在和外在整合感、联通感（神圣、卓越、巅峰）的体验，品味爱与意志的伟力。它还是一种内在的力量（内驱力），是自我超越的潜在能力，通过这份能力，个体可以参与到比自身存在更有意义的事业之中。结合我们的抗疫群英们的精神发育，可以细分为以下五种感受。①神圣感：他们坚信生命神圣、医学神圣、医者神圣。②敬畏感：他们不仅敬畏生命，也敬畏疾病，敬畏生死。③悲悯感：一缕悲伤，引出悲切、悲壮、悲怆多种情愫，悯是悯惜、怜悯、恻隐。④使命感：在他们心头，使命召唤，使命必达，使命荣光。⑤平衡感：理想与现实，个体与社会，利他与利己，体验与升华。

情感现象学家马克斯·舍勒（Max Scheler）在《人在宇宙中的地位》一书中探究了人的一生所能企及的生命位序与精神位格，由此来揭示生命价值的腾跃高度，即如何从小快乐到大快活，从互惠性利他到纯粹利他，继而从执业快感、快乐到职业幸福。舍勒的人生金字塔分为四个层级：第一层级是感官价值（欲望、类植物性、动物性快感）；第二层级是功利算计（是非、得失，如商业理智、财务自由）；第三层级是崇高感的体验（高下、荣辱、清浊，如心智性、精神性享乐）；第四层级，即最高层级是神圣感的沉浸、笼罩（福流、灵性快乐）。许多人终其一生只迈上第二层级，偶尔感受到第三层级，只有很少的人能够迈上第四层级，成就人生的巅峰体验。很显然，舍勒给我们的引领是拒绝物化、异化，更关注人的本质、人的宇宙位置、人的价值所在[8]。医者的纯粹利他行为恰恰是精神位格脱颖而出的价值阶梯。我们的抗疫英雄群体就是这样一批能够跃上人性巅峰的人们。

参 考 文 献

[1] Steinberg D. Altruism in medicine：its definition，nature，and dilemmas. Cambridge Quarterly of Healthcare Ethics，2010，19（2）：249-257.

[2] 马国庆. 白求恩援华抗战的674个日夜. 北京：人民文学出版社，2015：299.

[3] 戴维·斯隆·威尔逊. 利他之心：善意的演化与力量. 齐鹏译. 北京：机械工业出版社，2017：8，11，86.

[4] 江文富，贾栗. 利他还是利己：生命文化视角下的选择. 北京：高等教育出版社，2014：1-5，32-33.

[5] 陈军. 共情神经科学：探索亲社会行为、利他主义和道德的生物学基础. 学习与探索，2019（7）：139-147.

[6] 米哈里·契克森米哈赖. 心流. 张定绮译. 北京：中信出版社，2017：2-5.

[7] 西蒙·巴伦·科恩. 恶的科学：论共情与残酷行为的起源. 高天雨译. 桂林：广西师范大学出版社，2018：27-44，123-128.

[8] 马克斯·舍勒. 人在宇宙中的地位. 李伯杰译. 贵阳：贵州人民出版社，1989：1-19，23-24.

新冠肺炎逝者尸检法律规定的伦理法律思考

刘瑞爽*

依据我国法律规定，为了查清传染病逝者的死因、了解不明传染病，在必要时应强制进行病理解剖，即尸检，这也是国际惯例。自从新冠肺炎疫情暴发以来，在武汉，很多患者可能死于新冠肺炎或合并新冠肺炎但最终死于自身基础疾病。及时进行尸检、调查死因对了解新冠病毒具有重要的意义和显著必要性。

2020年2月15日晚上9点，法医刘良接到了金银潭医院院长的电话。终于，有一例新冠肺炎患者的遗体可供解剖。刘良是华中科技大学同济医学院法医系教授，早在1月22日他就公开发文，强调对新冠肺炎患者进行病理解剖的必要性："死亡病例上千，尚无一例病理解剖。病理学是疾病诊断的金标准，早一天做至少可以多救几个人吧。"[1]。从2020年2月中旬开始，在国家法律政策的允许下，我国开始陆续进行新冠肺炎患者的遗体解剖工作。2月28日，世界首例新冠肺炎逝者遗体解剖报告公布[2]，尸检工作是在逝者去世半个多月后进行的，尸体检验报告一经公布，即为指导临床治疗提供了有效帮助。但是，通过相关报道，依据我国现行法律规定，笔者发现人们普遍对新冠肺炎疫情下的尸检存在着重大的认识误区，不符合现行法律规定，例如《中华人民共和国传染病防治法》第四十六条以及《传染病病人或疑似传染病病人尸体解剖查验规定》的规定，错把新冠肺炎疫情下尸检的义务性、强制性当成了自愿性。

---

* 刘瑞爽，北京大学医学人文学院卫生法学副教授。

一、新冠肺炎逝者尸检意义重大

毋庸置疑，必要情况下的尸检意义重大。尸检是指主要使用手术技术、显微镜、实验室分析和病历对尸体进行外部和内部检查，这是了解死亡确切原因和病理情况的最终质量评估工具[3]。美国公共广播服务（Public Broadcasting Service，PBS）在其网站首页对有效的尸检的益处予以了列举。

（1）挽救生命：在突发公共卫生事件（例如炭疽恐怖袭击或其他致死性感染疾病）以及公共卫生危害事件（例如婴儿床有缺陷会对婴儿生命造成威胁）中，尸检可以增进我们对疾病以及死因的了解，并提供重要的医学知识，用于挽救生命。

（2）发现遗传疾病：尸检可以帮助家庭成员了解亲属是否死于未诊断或误诊的疾病或可能是遗传性疾病。肯塔基大学医学院的 Gregory J. Davis 博士说，在美国进行的尸检中有40%揭示了以前医师们不知道的疾病状态，这在很大程度上是因为尸检采用的是无法在生活中使用的技术。

（3）提供法律证据：除了与杀人案件有关的尸检，尸检还可以通过其他方式为法律诉讼提供证据。例如，如果尸检确定死亡是由工作或环境危害所致，则可能导致对家庭的赔偿。如果尸检表明存在医疗过错的证据，则可能是提起诉讼的理由。

（4）减轻未知的压力：尸检也可能是家庭和亲人在死后寻求放心或安心的重要方式。

新冠病毒肺炎是人类未知的病毒感染性疾病，对新冠肺炎逝者及时进行病理解剖，意义尤为重大，包括但不限于：有助于人类早日对这种未知病毒及其导致人体的病理变化的探索、发现和认知，从而尽早找出临床应对措施，挽救生命；有助于疫情防控，即对其认识越充分，对疫情的防控就越有针对性；有利于公共卫生利益；甚至涉及国家安全以及全人类的命运。因此，对新冠肺炎感染逝者及时尸检是必要的。

二、本次疫情中的新冠肺炎逝者尸检可能错过了最佳时机

据报道，法医专家表示："由于一直缺乏系统尸体解剖提供的完整病理学资料，研究人员对疾病的发病机制、器官损害等影响无法确切判断。"

"很着急，早一天知道病变对临床治疗非常有价值。"显然从新闻报道看法医专家对尸检的重要性与开展尸检的急迫性认识是明确的。终于，在克服前述种种"困难"后，对部分逝者的尸体进行了解剖检验，自 2020 年 2 月 16 日凌晨完成第一例新冠肺炎逝者遗体解剖之后，刘良团队至今已经获得了 9 例逝者的病理样本。[4]但即便是第一例尸检，也已经超出了法定的时限，并不及时，有理由质疑：尸检的时机是否为最佳？这样的尸检结果还"准不准"？

尸检的时机何为最佳？时限至关重要，这首先是一个科学问题，本应交给科学界来判断。尸体解剖最好在死亡后 24 小时内、器官退化之前进行，最好是在防腐之前进行，防腐会干扰毒理学和血液培养。但是，根据分解的程度，对分解甚至发掘出的尸体进行尸检仍可以提供重要的新信息。验尸通常需要 2—4 个小时才能完成。初步结果可以在 24 小时内发布，但完整的尸检结果可能需要长达 6 周的准备时间[3]。我国《医疗事故处理条例》第十八条规定："患者死亡，医患双方当事人不能确定死因或者对死因有异议的，应当在患者死亡后 48 小时内进行尸检；具备尸体冻存条件的，可以延长至 7 日……拒绝或者拖延尸检，超过规定时间，影响对死因判定的，由拒绝或者拖延的一方承担责任。"《医疗纠纷预防和处理条例》第二十六条的规定与《医疗事故处理条例》第十八条一致。也就是说，两部行政法规均确定了尸检的时限为 48 小时，具备尸体冻存条件的最长时限是 7 天。超出时限，对尸检结果会造成不利影响。虽然这两部法规主要是为了解决医疗纠纷中查清死因的问题，但其科学原理适用于其他方面的尸检，例如刑事侦查需要、传染病防治需要等。

新冠肺炎疫情中的第一例尸检发生在患者死亡半个多月以后，还不一定就是第一位因新冠病毒感染死亡的患者，其他尸体是否因家属拒绝而未做尸检，不得而知，其尸检时间显然已经超出两部行政法规规定的时限，可能错过了最佳时机，理论上尸检报告可能会因此受到不利影响，而导致其准确性下降，这对其他新冠肺炎患者及时调整救治措施、对疫情防控显然是不利的，正如法谚"迟来的正义非正义"，这一定是哪里出了问题。笔者认为，主要问题之一是因相关责任主体对新冠肺炎疫情下的尸检的义务性、强制性认识不清而导致。

三、新冠肺炎逝者强制尸检的法律依据与伦理法律思考

从是否涉及公共卫生利益角度，可将尸检分为一般情况和公共卫生需要两种类型。前者为自愿尸检，需要征得逝者近亲属的知情同意；而后者，例如新冠病毒感染逝者的尸检，在法律授权机构认为必要时，可以强制尸检。

（一）一般情况的尸检

1. 一般情况下，尸检需要征得尸体所有权人（一般是逝者近亲属）知情同意，即"自愿"尸检

尸体是自然人死亡后身体的变化物，是具有人格利益、包含社会伦理道德因素、具有特定价值的特殊物，逝者近亲属作为尸体的所有权人，对尸体享有所有权[3]。所体现的利益（尸体法益）既包括人格利益，也包括人对物的支配权利。具体的尸体法益包括但不限于：①逝者生前基于其人身权所产生的利益，如逝者的自主决定利益、隐私利益、名誉利益等。②逝者近亲属的人身权益，如逝者近亲属对逝者的缅怀、哀悼、祭奠等心理情感以及对逝者尸体进行火化、安葬、祭祀以及其他妥善处理尸体的活动。③逝者近亲属对尸体的所有权，包括处分的权利。④社会的善良风俗和公共利益等。一个具有善良风俗的民族和社会，一定是一个尊重遗体的民族和社会。反之，一个不尊重遗体的民族和社会，一定是一个不尊重人的社会。而尊重，最主要的表现是对死者生前愿望和死者家属自愿的尊重，因此，自愿捐献或自愿尸检是临床上的一般尸检原则。

这里所谈到的自愿，主要包括两种情况：一是人有权利通过协议或者遗嘱，处分自己死后的尸体。例如，很多人生前公开声明，或以生前预嘱的形式，将自己的尸体或者器官捐献给科研、医疗、教学单位，这是其生前行使自主决定权，进而体现其人格尊严的自主行为。简而言之，是否尸检首先遵循逝者生前的愿望，即逝者生前的自愿。二是在不违背逝者生前意愿、法律强制性规定以及公序良俗的前提下，逝者近亲属基于尸体所有权，享有对尸体的处分权，即逝者近亲属的自愿。

2. 一般情况的尸检中医患双方的义务

1）医方负有尸检提示义务

在需要查清死因时（有时是因为医疗纠纷，有时是为了科学研究），一

般认为医疗机构有义务对尸检查清死因的必要性以及拒绝尸检所可能发生的不利后果等向逝者家属予以充分告知，即医方负有尸检提示义务，即患者就医后死亡不能确定死因的，医疗机构应当及时告知逝者近亲属进行尸检，并告知不进行尸检的法律风险。

2）逝者近亲属有配合尸检的义务

尸检应当经逝者近亲属同意并签字。在医方履行提示尸检义务后，逝者近亲属有配合尸检的义务。具体而言，在发生死因争议时，通过尸检告知书书面征求逝者近亲属是否愿意尸检的意见，由逝者近亲属签字确认。逝者近亲属拒绝的，应签字拒绝，这种情形下，医方应及时提醒逝者近亲属封存病历，将尸检告知书与病历一并封存。逝者近亲属既不表示同意也不表示拒绝的，应及时规定证据以用于事后证明。

3）逝者家属主动申请

如果逝者近亲属对医院确认患者的死亡原因存在质疑，也有权主动提出尸检申请，自行申请委托司法鉴定中心对患者进行尸检，通过第三方具备相应资质的司法鉴定机构或其他尸检机构查明患者的死亡原因，医疗机构应予以配合。

问题是：本次疫情中尸检也必须取得逝者近亲属同意才可以进行吗？

（二）新冠肺炎逝者的强制尸检

我国法律在特定情形下规定必要时可以强制尸检，例如，《中华人民共和国刑事诉讼法》第一百三十一条规定："对于死因不明的尸体，公安机关有权决定解剖，并且通知死者家属到场。"这时并不考虑逝者生前"愿望"及家属"自愿"与否，公安机关只要履行通知义务，而非征得逝者家属的同意。《中华人民共和国传染病防治法》遵循的原则亦是如此。

1. 在必要时对新冠肺炎逝者可以强制尸检

法律保护公民的个人权利，但个人权利不是绝对的。当公共利益优先于个人权益时，在遵循最大保护、最小必要和比例原则等条件下，对个人权利予以适当的限制，这有充分的伦理、法理和法律依据，符合国际惯例。例如，美国法律规定，对于可能对公共卫生造成威胁的，国家有权强制尸检。

我国法律也规定，必要时对传染病逝者可以强制尸检。例如，《中华人民共和国传染病防治法》第四十六条规定："为了查找传染病病因，医疗机构在必要时可以按照国务院卫生行政部门的规定，对传染病病人尸体或者疑似传染病病人尸体进行解剖查验，并应当告知死者家属。"这是中国目前对特定传染病死亡患者尸体处理及尸体查验的最高效力的法律规定，体现了强制尸检制度。

为了及时查明传染病病因，提高传染病诊疗水平，有效控制传染病流行，防止疫情扩散，根据《中华人民共和国传染病防治法》第四十六条，2005年4月30日，卫生部发布第43号令《传染病病人或疑似传染病病人尸体解剖查验规定》，这是对《中华人民共和国传染病防治法》第四十六条的细化，进一步落实强制尸检制度，适用于对病因不明的传染病患者或者疑似传染病患者尸体的解剖查验工作。依据该部令，省级以上卫生行政部门、设区的市级以上卫生行政部门，从事甲类传染病和采取甲类传染病预防、控制措施的其他传染病患者或者疑似传染病患者尸体解剖查验的机构（部令中简称查验机构）、医疗机构、疾病预防控制机构等为责任主体，各主体有其较为明确的职责。

法律赋予了有关医疗机构权力和职责。为了查清死因、了解未知传染病，对在医疗机构死亡的传染病患者或疑似传染病患者，经所在地设区的市级卫生行政部门批准，医疗机构有权，也有义务在必要时对传染病逝者进行尸体解剖查验，并告知逝者近亲属，做好记录。

法律赋予了有关疾病预防控制机构权力和职责。疾病预防控制机构接到有关部门通知，对在医疗机构外死亡、具有传染病特征的患者尸体应当采取消毒隔离措施；需要查找传染病病因的，经所在地设区的市级卫生行政部门批准，进行尸体解剖查验，并告知逝者家属，做好记录。解剖查验应当遵循就近原则，按照当地卫生行政部门规定使用专用车辆运送至查验机构。除解剖查验工作需要外，任何单位和个人不得对需要解剖查验的尸体进行搬运、清洗、更衣、掩埋、火化等处理。

以上规定均体现了强制尸检制度。依据该部令，有关卫生行政部门、医疗机构、疾控机构、查验机构既是法律授权机构，也是相关责任主体。

2020年1月20日，国家卫生健康委员会发布公告，将新冠病毒感染的肺炎，即新冠肺炎列为法定乙类传染病（按甲类处理），依据《中华人民共和国传染病防治法》第四十六条、《传染病病人或疑似传染病病人尸体解剖查验规定》之规定，必要时对新冠肺炎逝者强制尸检，既是法律赋予医疗机构、疾控机构（医院外死亡的传染病患者）、相关卫生行政部门的权力，也是相关责任主体（包括但不限于相关卫生行政部门、疾控机构、医疗机构）的法定职责。

2. 法律授权机构的尸检通知义务与新冠肺炎逝者家属的尸检配合义务

不同于一般情况下的自愿尸检，这时相关法律授权机构（例如疾控机构、医疗机构）进行尸检是法律授权的尸检。不同于一般情况下的尸检提示义务，这时相关法律授权机构应履行的是尸检通知义务。

（1）一种情况是能够通知到逝者家属的情形。这时，有关责任机构需要向家属充分告知的内容包括但不限于：尸检的必要性和对于疫情防控、挽救其他患者生命等事项的意义。尸检是为了公共卫生利益，且有明确的法律依据，既是通知，也是告知，但应注意在人文关怀的氛围下履行告知和通知的义务，保障家属的知情权利，注意疏导家属的情绪，必要时对家属予以专业的心理、社会支持。但是，这种情形下，法律不再要求必须征得家属的同意，也不再考虑逝者生前对遗体处置的愿望为何，即自愿不是尸检的前提条件，这是法律赋予相关机构的强制尸检权力，也是其法定职责，不得怠于履行。对于逝者家属方面，不同于一般情况下的自愿或自主决定，当事人的"自愿"已经不是尸检的前提条件，逝者家属应当予以配合，即新冠肺炎逝者家属应履行尸检配合义务。

总之，必要时对某些传染病逝者的"强制尸检"，是公共利益、挽救其他患者生命的需要。当然，值得重申的是，有些学者对"强制"的理解不准确，误以为强制就是"不解释"，这是对强制的误读。强制尸检亦应限制在满足公共利益需要的范围内进行，亦应做好告知、解释等工作，亦应遵循目的限制、最大保护、最小必要和成比例等原则，最大限度地维护逝者的尊严与家属的权利，照顾到家属的情感需求，采取充满人文关怀的规范化步骤措施，将"强制性"尸检所带来的家属情感不适及悲伤降到最低程度。

（2）另一种情况是：如果穷尽合理手段找不到逝者家属怎么办？笔者认为，鉴于尸检的时限、公共卫生利益需要等要求，有关责任主体应在向有关部门报请的同时，及时进行尸检，不应因"找不到"家属就延误尸检时机。

通过相关报道可以得知，相关医疗机构（以及卫生行政部门）并没有按照《中华人民共和国传染病防治法》第四十六条、《传染病病人或疑似传染病病人尸体解剖查验规定》等规定进行强制尸检，超出了《医疗事故处理条例》《医疗纠纷预防和处理条例》所规定的尸检时限，最主要的原因之一可能是误解了法律，误以为在新冠肺炎疫情这种按甲类处理的乙类传染病形势下，也与一般情况下的尸检一样需要把获得家属的同意（即自愿捐献）作为查验（尸检）的前提条件。换言之，有关人员误将法定的强制尸检当作了自愿尸检。对法律的不了解或者误读，导致有关部门没能履行《中华人民共和国传染病防治法》的法定职责，严格讲，甚至有关部门有渎职的可能。那么，接下来的问题是：如果不履行强制尸检的法定职责，有关责任主体应当承担什么法律责任呢？

四、应完善新冠肺炎逝者强制尸检追责制度

新冠肺炎逝者的尸检，涉及的不仅仅是逝者的死因和病理情况，还关乎其他正在进行探索性治疗的重症患者的生命挽救，涉及人们对这一不明传染病的进一步认知，涉及公共卫生利益甚至是国家安全问题。如果因为人为的因素（例如涉嫌渎职者）导致尸检的延误，降低了防疫效率，扩大了防疫损失，有关责任主体理应承担相应的责任。从报道的情况看，有关责任主体是什么原因没有能够及时尸检，是否涉嫌违反强制尸检的法律规定，需要有关行政部门进一步调查、认定。

有违法即应有惩罚，这是基本的立法逻辑和法理要求，否则法律所规定的义务、职责将沦为空谈。《中华人民共和国传染病防治法》及其配套的部门规章规定了相关卫生行政部门、医疗机构、疾控机构强制尸检（查验）的权力和职责。怠于履行前述职责，理应承担相应的法律责任。

但遗憾的是，对于未按规定及时尸检，《中华人民共和国传染病防治法》的追责制度并不精准明确，这可能导致法律的执行力得不到保障。

在《中华人民共和国传染病防治法》中，有的法条在法律责任方面只是做了原则性的泛泛规定。例如，第六十八条规定，发现传染病疫情时，未依据职责及时采取本法规定的措施的，疾病预防控制机构应承担法律责任；再如，第六十六条规定，违反本法的其他失职、渎职行为，县级以上人民政府卫生行政部门应承担法律责任。无论是出于对法律的误读，还是

其他因素所导致，本次疫情中，事实上没有做到及时尸检的，均可推断属于《中华人民共和国传染病防治法》所规定的"发现传染病疫情时，未依据职责及时采取本法规定的措施""违反本法的其他失职、渎职行为"，追究相关责任主体的相应的法律责任似乎并不牵强，但谈不上精准、明确。

值得强调的是，针对《中华人民共和国传染病防治法》第四十六条规定的强制尸检的主要责任主体之一——医疗机构，没有任何违反法律、未履行强制尸检职责的追责条款。

依法行政是依法治国的必然要求，依法行政要求法律规定应精准、明确。但前述追责条款表述含糊甚至缺失追责条款，导致执法部门的执法困难。即便执法部门认为相关医疗机构、疾控机构、相关卫生行政部门、查验机构违反了法律和规章，未及时强制尸检，延误了尸检的最佳时机，可能导致临床上治疗方案不能及时予以完善，进而可能导致其他患者的生命健康权遭受有形或无形的损失，可能导致疫情防控的延误，但也难以依据《中华人民共和国传染病防治法》进行精准追责，这不符合"有违法即应有惩罚"的立法逻辑。

刑事责任方面更是存在重大缺陷。在《中华人民共和国传染病防治法》法律责任一章中，几乎所有法条都有"构成犯罪的，依法追究刑事责任"之表述。但是，刑法要遵循"罪刑法定原则"，即"法无明文规定不为罪、法无明文规定不处罚"，禁止类推。因此，对强制尸检的法律责任规定不精准、不明确甚至阙如，故即便有明显违反《中华人民共和国传染病防治法》关于强制尸检规定的行为，也难以追究相关责任人的刑事责任。

综上所述，鉴于疫情防控中及时尸检的重大意义，为了公共利益，进一步完善、巩固强制尸检制度具有显著必要性。本次疫情，也暴露了有关责任主体对强制尸检制度的认识误区，相关法律培训亟待进行。为了法律的可执行性，更要对违反强制尸检相关法律法规、规章制度的法律责任进一步立法明确。"有违法即应有惩罚"，这是依法防疫乃至依法治国的基本要求。

参 考 文 献

[1] 严岩. 还原首例新冠肺炎逝者尸检前后. https://baijiahao.baidu.com/s?id=16600086680 32875571&wfr=spider&for=pc[2021-04-09].

［2］澎湃新闻. 首例新冠肺炎尸检报告发布. https://www.thepaper.cn/newsDetail_forward_6272931［2021-04-09］.

［3］PBS（Public Broadcasting Service）. Why get an autopsy？https://www.pbs.org/wgbh/pages/frontline/post-mortem/things-to-know/autopsy-101.html［2021-04-09］.

［4］中国经济网. 法医：新冠肺炎逝者尸检病理结果将很快揭晓. https://baijiahao.baidu.com/s?id=1659511810818371711&wfr=spider&for=pc［2021-04-09］.

疫情防控期间一线医护人员
如何保障心理健康

官锐园　周　婷　苏　英　孙立群*

在2020年新冠肺炎疫情防控期间，参与救治新冠肺炎患者的一线医护人员无疑承受着巨大的心理压力。他们不仅承担着艰辛的急重症患者的救治任务，还要面对新冠肺炎患者离世造成的哀伤以及高感染风险带来的强烈焦虑和恐惧。调研显示，有相当比例的武汉疫区一线医护人员存在焦虑、抑郁、躯体化等心理症状。此后，随着疫情的逐渐消退，大多数人开始回归正常的生活，但是一线医护人员却可能会因疫情期间的高压力工作而遗留一些心理症状。因此，针对抗疫一线医护人员的心理压力特征而开展心理防护工作是非常必要的。针对疫情暴发的不同阶段，本文将进行三方面的讨论，即疫情高峰期间一线医护人员的心理健康状况，如何缓解一线医护人员的心理症状，以及疫情后期医护人员的心理防护与建设。期望通过这些讨论，能够帮助医护人员了解自己，也能够促进社会对于医护人员的理解和关注，以维护医护人员的心理健康，塑造良好的医疗人文环境。

一、新冠肺炎疫情高峰期间一线医护人员的心理健康状况

在2020年2月，研究者运用心理健康自评问卷（SRQ）实施的调研显示[1]，在武汉疫区一线工作的医护人员有近1/3存在着一定的心理健康风险，具体表现为有较高的焦虑水平和较多的躯体化症状。其中，在疫区工

---

* 官锐园，北京大学医学人文学院教授；周婷，北京大学医学人文学院副研究员；苏英，北京大学医学人文学院讲师；孙立群，南京医科大学第二附属医院主任医师。

作时间较长的医护人员心理痛苦程度更高。当时在临床一线的医护人员有的已经连续高强度工作长达六周，随着防疫工作时间的延长，一些医护人员开始出现焦虑、头痛、头晕等症状。此外，值得关注的是，在这次抗疫工作中，护士的心理应激现象较明显、心理健康风险更大，这可能与她们需要频繁密切接触患者的工作性质有关。因此，在条件允许的情况下，最好增加护士的配比，以保证一线护士有充足的调休周期。

相比外援的医护人员，武汉本地医护人员的心理健康状况要格外关注。由于本地医护人员的家在疫区，身边的亲友感染的概率更高，而且相比于援助医护人员，他们工作的时间更长，心理症状相对就更严重。此外，部分医护人员也感染了新冠病毒成为患者，给身边的同事带来了更多的恐惧和焦虑情绪。在援助医护人员的队伍中，大部分援助人员的心理健康水平相对较好，不过也有人员存在一定程度的心理症状，而且护士面临的压力也是相对高于医生。综合来看，医护人员抗疫期间常见的心理反应有焦虑、躯体化、抑郁和急性应激障碍等。

1. 焦虑

由于新冠病毒呈现传染性强、致死率较高等特点，抗疫一线的医护人员面临的最大压力是被感染的风险，因此担心被感染的焦虑，成为抗疫一线的医护人员最主要的心理症状。抗疫一线的医护人员是经常接触新冠病毒的高危人群，他们自然会产生这样的一种担心，即担心自己被感染。另外，他们还会担心自己把病毒带回家里，传染给家人。除此之外，还有一些人会担心自己的一些操作失误，导致同事感染。

焦虑是一种对不确定性的体验，尤其是在自身健康和生命受到威胁的情况下，很多人会出现焦虑的体验，如感觉非常不安、担忧、很容易受到惊吓等。这些焦虑情绪在一定程度上对医护人员是有保护作用的，因为适度的焦虑有助于提升个体的警觉性，并且激活医护人员自身防护的意识，而且有助于在短时间内集中注意力来处理大量的医疗工作。不过，如果焦虑水平过高就会出现相反的作用，如无法集中注意力、个人很痛苦以至于无法很好地做好自我防护。这种情况经常会发生在一些重大灾难性事件的急救人员身上，如地震伤员救治人员[2]、严重急性呼吸综合征（SARS）疫情期间的一线医护工作人员等[3]，而新冠肺炎疫情一线医护人员遭遇的应激程度也与其他重大公共卫生事件中的医护人员类似。一般来说，直接接触患者的医护人员普遍会感到较高的焦虑感，由于护士在医疗工作中与患者接触的机会最多，因此，护士通常也表现出很强烈的焦虑症状。

2. 躯体化

由于身心互动的作用，人们在心理高度紧张的时候容易在躯体上出现一些表现，通常会把心理因素导致的躯体症状称为躯体化。在抗疫期间，医护人员本身由于工作时间长、任务重，会出现一些疲劳、睡眠问题，再加上心理压力的影响，就会出现躯体反应加重的现象，如出现头痛、食欲差、消化不良、胃痛等症状。在这种时候，医护人员需要去识别，自己是真的出现了躯体问题，还是一种心理反应。如果主要是心理压力的影响，就需要通过加强身体的营养补给、及时休息和心理的减压放松等综合方式来进行调节。

3. 抑郁

由于新冠肺炎患者病情变化快，在面对抢救无效而去世的患者时，或者在需要救助的患者过多而人手有限的情况下，医护人员常会产生无力感和无望感，进而产生抑郁的情绪，如情绪低落、对任何事情都没有兴趣、觉得自己没有价值甚至觉得活着也没有意义。此次新冠肺炎疫情暴发期间国外也发生过一线护士自杀的事件，由此可见，在这种高压力、救助患者无望以及自身面临死亡威胁的时候，很多人会出现抑郁的表现。这种抑郁情绪会极大地降低医护人员的生活质量，严重的会威胁到医护人员的生命安全，所以应当引起重视。

4. 急性应激障碍

急性应激障碍是指个体暴露于某创伤后2天到4周内所表现出的应激症状，主要表现为高警觉、再体验和回避等[4]。如医护人员在工作过程中，会比日常更敏感、对可能的传染源更警觉，以及经常会出现诸如"一线工作以来的一些画面常会在我脑海里闪现"等现象，还有可能出现"想起这次经历，会让我有身体上的反应"，以及"我比之前更急躁易怒"等现象。这些现象都是个体在重大压力源之下出现的短暂性的应对反应。每个人都或多或少会出现这些反应，因此，当出现这些情况的时候，可以不必急于处理，一般人能够经过自身的调试而逐渐趋于适应，但对于有些人来说，如果一个月后仍然有严重的类似体验，则有可能转化为创伤后应激障碍（PTSD）[5]的风险，这种情况下，就需要进行适当的心理调整。

综上来说，新冠肺炎疫情暴发期间，如果医护人员连续工作时间已经超过一个月，就要关注自己的整体心身状况，如果出现一些比较明显的症状[6]，如总是出现容易疲劳、情绪低落或者睡眠质量、食欲都明显下降的情况，就应适当减少值班时间，或者寻求适当的心理援助服务。减轻医护人员的心理症状，不仅需要个体自己的努力，还需要社会、医院等各个层面开展相应的支持工作。

二、如何缓解一线医护人员的心理症状

影响医护人员心理症状的因素有很多，包括外在因素和内在因素。外在因素主要有疫情的严重程度、患者的配合程度、医院的规范化管理水平、朋友和家人的支持力度等；内在因素主要有个人的认知风格、应对方式、职业使命感等。因此，首先，从外部环境来说，可以从以下几个方面来缓解医护人员的心理压力。

（1）通过高效有序的医疗管理工作对医护人员提供有效的心理防护。在关于减缓心理压力的影响因素调研中，多数一线医护人员认为，医院的支持、有序的诊疗规范是缓解医护人员紧张情绪的重要因素，因此，医院管理者应当加强诊疗流程的管理，明确诊疗规范，保障有序的工作环境。医护人员在严格安全流程内进行工作时，能够极大地增强安全感和可控感，并由此而减轻焦虑。

（2）加强培训、提升沟通技能对医护人员也具有心理防护作用。研究显示，患者的积极配合能有效缓解医护人员的焦虑情绪。对于医护人员来说，患者的积极配合，意味着救治方案能够很好地实施，意味着医护人员的感染概率会下降，也意味着患者康复的概率更高，因此，让患者积极配合医疗工作，也是医护人员需要掌握的能力。一方面，需要采取宣传等形式加强患者教育，让患者能够理解自己的行为对医护人员情绪的影响，以增强患者的配合度；另一方面，医护人员也需要具备对患者进行心理安抚的意识和技能。调研显示，援助人员在进入疫区前接受的多是专业防护技能培训，接受过心理培训的人不多。因此，在重大疫情援助过程中，应当对医护人员进行简要的心理教育和培训，增强医护人员在患者危急情况下

对特殊心理反应的觉察能力、安抚患者和自我情绪放松等心理技能，以便医护人员在危急情境下能够与患者有效互动，提升工作效率。

（3）个人的社会支持系统在医护人员的心理防护中也能够发挥重大作用。不少一线医护人员反映，与家人联系或者收到朋友的问候等方式都有助于缓解紧张情绪。因此，应该在可能的情况下，为医护人员与家人、朋友的联系提供更多的便利，通过开拓更多的沟通渠道，使医护人员在艰苦工作之余能够享受到亲情和友情的照护，及时进行情绪和情感的疏解。

（4）加强社会支持网络，帮助医护人员更好地应对工作压力。一线医护人员在自我调适的时候使用较多的是网络自助资源。超过一半的一线医护人员希望得到一些有助于放松安眠的手机应用帮助或心理相关知识推送。这些自助形式的优点是可以让医护人员利用自己的休息时间灵活使用。此外，也有少部分医护人员使用过网络心理咨询或热线服务。目前国内已有多家机构开通心理热线，面向抗疫一线医护人员开展心理咨询服务，这些社会服务形式对于那些出现较高心理需求的医护人员可能是重要的支持系统。

其次，从内部环境来说，可以从个体的情绪调节角度来降低医护人员的压力感。

（1）增强医护人员的事件应对能力。在疫情中，暴露于病毒的风险越大，医护人员的情绪就会越紧张，因此，加强自身的防护、降低暴露风险，能够非常有效地降低焦虑感。一线医护人员可以通过按规范流程穿戴防护服、及时洗手、随时减少或避免各种感染途径等方式来加强自我保护。此外，疫情知识掌握不足也会造成恐慌感，因此，虽然是医护人员，但是也要意识到自己对新冠病毒的特点和感染路径的知识是有限的，需要主动积极地学习相关知识。调研显示，那些能够主动应对疫情事件的医护人员，心理症状相对较少；而那些没有采取主动应对的医护人员，出现的心理症状相对较多。与此同时，很多医护人员也缺乏应激相关的心理学知识，难以区分正常的心理反应和异常的心理症状，这种情况下，也可以通过查阅专业的心理学公众号，或者阅读心理学书籍等方式了解相关的心理学知识。疫情期间很多网络推送的心理学知识可以让医护人员利用业余空闲时间阅读。通常，医护人员在获取心理知识的同时也是进行自我调节的过程。

（2）帮助医护人员掌握情绪应对的方法。当医护人员出现较长时间的焦虑、抑郁等情绪问题时，可以通过一些认知调整的方式来缓解自己的情绪。一般来说，那些认为自己存在较高感染风险、对感染后果有很多顾虑和担心的医护人员常常会出现较多的心理症状。这时候，可以多关注一下自己的担心、恐惧或者抑郁情绪与哪些消极想法有关，并且客观审视自己的这些想法是否理性。通常引发人们消极情绪的想法会有"高估风险和灾难化"的特征，也就是过高地评估某些事情发生的风险，如"病毒会无孔不入""只要感染了就必死无疑"等；或者把所有的变化当作灾难，如"如果我感染了病毒，这辈子就完了""这个患者没救过来，我的职业生涯就毁了"。这些过于夸大风险、凡事都往坏处想的消极想法会加重医护人员的心理负担，导致较多的心理症状。因此，作为医护人员要反思一下，自己是否经常有这样的消极想法，随后也可以进行相应的认知重建，如理性地分析病毒感染途径、确认风险的真实性，并且告诉自己，"事情没有朝着自己期望的方向发展也不一定就是灾难"。通常在改变了这些想法之后，消极情绪就能得到较好的缓解。也有的医护人员会通过与家人和朋友聊天的形式缓解自己的情绪，或者通过冥想呼吸练习等方式放松自己，还有少数医护人员会通过哭喊等形式来释放情绪。总的来说，只要适合自己的情绪表达风格，有助于缓解自己的情绪而又不会造成自我伤害或人际伤害的行为，都是可以尝试的。

（3）引导医护人员探寻意义应对的调节策略。对于一线医护人员来说，在工作期间不可避免地会见证患者抢救失败、失去生命的现实，甚至还会经历失去同事和家人之痛，这些经历不仅会让医护人员产生专业上的挫败感和情感上的哀伤感，还可能会对其生命观和价值观产生较大的冲击。有的医护人员可能会看轻自己的职业价值，也有的医护人员会找不到生命的意义，甚至会质疑自己曾经认同的价值体系和生活目标，而这些问题如果得不到解决，个体将会承受很多精神上的痛苦。这就需要医护人员具有重新审视和反思生命的意识的能力。作为医护人员，可以通过阅读与死亡相关的哲学书籍、哀伤辅导等心理学书籍来获得一些启示，也可以与亲密的人交流看法，或者通过自己思考和书写等方式，来重新调整和构建自己的生命意义和价值判断标准。

三、疫情好转期医护人员的心理防护与建设

随着新冠肺炎疫情基本平复，国内已恢复正常的工作和生活，不过，疫情仍然发挥着后续的效应，同时我们又要随时警惕疫情复燃的可能性。在这种情况下，对于医护人员来说，仍然需要在工作方面、职业倦怠预防和情绪健康方面，加强疫情后期的心理防护和建设。[7]

1. 工作方面加强防护

在疫情后期，医护人员的主要工作是恢复正常的医疗秩序，同时也要防范可能出现的疑似病例。目前各医院都加强了感染防护，即使不是接诊新冠肺炎患者的科室也在工作层面上增加了防控环节，因此可以对医护人员的紧张心理有保护作用。不过对于仍在接诊新冠肺炎患者的医护人员来说，心理压力仍可能较大，如担心自己受到感染或者因为自己的工作而增加了家人的感染风险。这种情况下，做好个人安全防护仍然是首位的，有研究显示，平时注意洗手、戴口罩、及时消毒等各种防护工作有利于降低医护人员的焦虑感。此外，如果仍然有较高水平的焦虑，也可以通过阅读一些心理学公众号或者按照一些手机应用软件的指导来改善自己的焦虑情绪和睡眠质量。对于一些亲眼见到患者离世、对患者及家属的处境非常同情而感受到脆弱性的医护人员，还有可能会出现替代性心理创伤或者创伤后应激障碍，如果在结束疫区工作一两个月以后仍然有高警觉、易激惹、情感麻木或者经常有闯入性画面出现在脑海里的情况，则可能需要寻求专业心理咨询机构的帮助。

疫情好转期，仍然有一些人是新冠肺炎无症状感染者，并且依然面临较大的心理压力。对于新冠肺炎患者来说，主要是担心病情的加重，也有对患者身份的担忧，有的患者独自住院不敢告诉家人，怕家人知道后担心，也怕邻居会排斥自己，因此可能会出现较严重的孤独感和失控感。医护人员也要了解患者的心理状况，及时地给予安抚和支持，以帮助患者顺利地进行医疗康复。

2. 预防职业倦怠的出现

随着抗疫时间的延长，工作压力的持续存在，医护人员也可能会出现职业倦怠。具体表现为：在工作方面，可能会出现工作质量或效率降低、无故旷工增加、饮酒或酗酒、抱怨、小问题也无法处理、转换或放弃工

作、缺乏创造性、迟缓、害怕工作、易发生意外事故；在躯体方面，可能会出现慢性疲劳、抵抗力降低、感冒和病毒感染、偏头疼、溃疡、失眠、噩梦、嗜睡、面部肌肉抽搐、肌肉紧张、酒精、烟草或药物依赖、摄入咖啡因增加、暴饮暴食、体重突然增加或降低、以前存在的疾病突然暴发；在人际方面，可能会出现没有安全感、贬低他人、对朋友的评价过度敏感、避开密切接触、与同事隔绝或者过分依赖同事、愤怒或不信任的增加。

职业倦怠情况下，作为医护人员自身要对此有足够的、充分的认识，并采取实际的措施，如可以多关注工作的积极方面，承认个人能力的有限性，参与休闲活动，丰富个人生活等。具体来说，可以进行放松训练，保持工作与生活的界限，不把工作凌驾于生活之上；原谅自己和他人的失误或者不足；与同事和朋友沟通，与积极乐观的人接触；多增加一些自我关爱的活动，如坚持锻炼、丰富饮食、增加日照时间、增加小睡和洗热水澡等自我照护方式。

3. 保持情绪健康

由于疫情期间诸多压力的持续效应，很多医护人员在疫情平复期还会出现焦虑、抑郁的现象，或者出现情绪的过度反应、易怒或缺乏精力等情况，甚至出现饮食和睡眠的变化。

如果这些情绪问题只在短时间内存在，情绪强度也不是很高，则不需要特殊处理。如果这些情绪问题持续两周以上，个人一直感受到困扰和痛苦，就需要考虑尽可能地进行一些积极的调整，如更多地联系家人和朋友，争取更多的社会支持；也可以通过日记等方式进行自我表达；或者参与更多的社会活动，以减少社会隔离；同时也要能接受自己的脆弱性，不要否认自己的情绪。如果能跟自己信任的人尽可能地表达自己的情绪或者想法，就有更多的机会来缓解自己的消极情绪。

对于有些医护人员来说，在疫情期间经历或者见证了亲友甚至陌生人的死亡，这些经历对自己的生命观会有较大的冲击，有的人对自己人生重要事件的优先次序进行了重新调整，有的人开始思考生命的意义，也有的人由于受到创伤而对未来的人生价值产生了怀疑，这些问题并不容易解决和回答。这需要每个人用自己的方式去追寻生命的价值和意义，如果在较长时间内仍然觉得自己处于悲观、痛苦、感觉人生无意义或迷茫等状态，也可以寻求专业心理咨询机构的帮助。

　　总的来说，在这次疫情期间，社会中的每个人都经受了不同层面的压力和冲击。疫情后期，人们对新冠病毒的防护意识和防护方法都比较熟悉了，但是疫情带来的情绪冲击和对生命观的扰动等方面还将有较长时间的影响。因此，还需要做好长期应对困难的思想准备。对于作为逆行者的医护人员来说，如果整个社会能以尊重、合作的方式来共同支持医疗工作，就能增强他们的心理抗压能力，进而共同营造一个具有安全感和人文情怀的医疗环境。

参 考 文 献

[1] Chen S，Zhao G，Li L，et al. Psychometric properties of the Chinese version of the self-reporting questionnaire 20（SRQ-20）in community settings. International Journal of Social Psychiatry，2009，55（6）：538-547.

[2] 李云歌，段明君，王臻，等. 地震伤员外科救治医护人员的压力水平和特质应对方式. 中国心理卫生杂志，2010，24（2）：93-96.

[3] 尹平，潘小平，赵子文，等. SARS病区医护人员的心理健康及心理干预影响的研究. 健康心理学杂志，2004，12（4）：257-259.

[4] 周婷，官锐园，浦浙宁，等. 新冠肺炎抗疫一线医护人员的急性应激反应及相关因素：有调节的中介模型分析. 中国临床心理学杂志，2020，28（4）：751-754.

[5] Bryant R A，Creamer M，O'Donnell M，et al. The capacity of acute stress disorder to predict posttraumatic psychiatric disorders. Journal of Psychiatry Research，2012，46（2）：168-173.

[6] Bryant R A，Harvey A G，Dang S T，et al. Assessing acute stress disorder：psychometric properties of a structured clinical interview. Psychological Assessment，1998（10）：215-220.

[7] 官锐园. 疫情后期如何开展心理建设. 社会科学报，2020-04-09（4）.

从防疫健康码看技术创新的平衡之道

武 青 单煜夏[*]

自新冠肺炎疫情暴发以来，中国通过武汉果断"封城"、全国性的居家隔离等上下协同的人员管控手段有效地减弱了病毒的传播。但是社会必要的生产生活仍然需要进行，"出行"是相关劳动者进行生产和居民进行正常消费的必要前提。疫情时期，一个病毒携带者的出行可能会造成严重的病毒传播和扩散。这就需要在保证必要出行的同时将有可能的病毒携带者隔离在公共空间之外，防疫健康码的推广使用从整体上实现了这一目标，实现了人员管控与人口流动之间的一种适应性平衡。

一、疫情下的两难境地

人员管控是特殊时期的必要手段。在传染病暴发、战争、重大案件侦办等特殊时期或情境下，人员管控乃至强制性管制都是为避免事态进一步恶化而采取的必要措施。1666年英国埃姆村因黑死病封锁、2008年北川震后特别管制等，人员流动都受到一定程度的控制，当时的情境下这种控制是必要的。此次新冠肺炎疫情下国内的人员管控既有行政层面的硬性规定，也有普通大众的自觉支持和遵守，都是为了遏制疫情不得不采取的手段。

传染病的流行需要同时具备传染源、传播途径和易感人群三个环节，对人员流动进行管控，就是切断传染源的有效措施。针对人口流动，吴晓旭等一批学者曾明确指出，国际化、普遍化的旅行以及农村向城市的人口迁移所造成的人口流动是传染病大规模传播的根本原因[1]，而春节后恰好

---

* 武青，北京大学博士后；单煜夏，东北大学博士在读。

就是众多劳动者返岗,尤其是涌入大城市的高峰时段。基于人民生命健康至上的原则,2020年1月23日武汉封城,出行禁令、交通管制、停工停产,抑或是居家隔离等措施也逐渐施行。钟南山院士在接受采访时表示,如果封城措施再往后推迟五天,3月份全国的发病峰值可能有17万。李建军也在最新研究中证实,如果一个省份的人口流动每提高一个标准差,新冠肺炎确诊人数会增加12.8%个标准差。[2]石光通过分析人口流动大数据指出,封城前已流出的600万人是疫情传播的主要渠道。[3]这些实证结果可以说明,大到封城,小到居家隔离,这些人员管控措施对于控制疫情发展起到了重要作用,从保证人民生命安全角度讲是十分必要的。

但是,人口流动是社会与经济发展的必要条件。列宁在《俄国资本主义的发展》一书中通过不同地区工业产值与人口流动数据的对比,清楚地展示出,没有工人的大批次流动,就不可能有工业中心的建立。[4]毫无疑问,人口流动为人口流入地带来了劳动力和消费市场。以北京为例,2001—2010年是北京流动人口增长最快的十年,对北京经济增长的平均贡献率达到22.05%,改革开放以来,北京市人口流动对其经济增长的贡献率具有趋同特征。[5]人口流动不仅是地区经济发展的必要条件,也是众多劳动者获得收入的前提。正如刘易斯的两部门剩余劳动理论模型中所描述的那样,我国城市中众多的工作机会与较高的收入吸引了众多农村劳动力进入城市,形成了大量的外来务工人流,同样,大城市也吸引了众多高学历人才工作安家。众多产业中,劳动密集型产业和第三产业的发展也都需要人口流动作为前提。在全民居家隔离的状态下,人口流动受限,复工复产推迟,营业场所一度关闭,客观上确实严重阻碍了经济的发展。根据国家统计局2020年4月17日发布的消息,按可比价格计算,2020年第一季度国内生产总值同比下降6.8%,第一产业增加值下降3.2%,第二产业增加值下降9.6%,第三产业增加值下降5.2%。除了经济影响外,居民的正常日常生活也需要得到保障,必要的外出采购、医院就医等需求都需要得到满足;能源、供水、物流等行业必须正常运转。这一切都说明出行同样是必要的。

此即疫情中的两难之处:人口流动会导致疫情防控失败,人口不流动会导致经济快速衰退。管控必要,但是管控力度、灵活度必须根据疫情形势准确把握,允许必要的生产生活出行。除了湖北疫区外,其他地区普遍面临"流动治理"的两难,即在疫情防控的同时平衡正常的人口流动和复工复产。[6]防疫健康码从技术创新的角度，在这样的两难境地中取得了良好的平衡。

二、防疫健康码对于两难困境的破解

2020年2月11日杭州市在全国首先推出健康码，市民和入杭人员通过支付宝平台实名申报个人信息，相应获得绿、红、黄码，不同颜色对应不同程度的出行自由和隔离措施，各个场所可凭码通行。随后健康码在各地逐渐推行，居民可通过微信、支付宝平台申领个人防疫健康码。3月2日，全国一体化政务服务平台防疫健康码在支付宝上线，说明健康码已在全国铺开。除健康码外，工业和信息化部中国信息通信研究院与国内几大电信业务运营商联合推出了疫情防控行程卡，手机用户可查询14天内到访国家和国内城市（驻留超过4小时即形成行程），不管是政府面对总体疫情防控工作，或者是个人证明自身行程，都可以方便准确地从行程卡获得数据。

健康码利用大数据技术，对个人申报信息和后台数据进行比较，可使广大居民快速证明自身的健康状况，单位、社区、交通枢纽、运营场所等通过健康码可进行快速甄别，相对于个人操作层面的复杂的申请审批，这无疑推进了复工复产效率。健康码代替了实体健康证明，办理过程快捷方便，省去了来回跑材料的过程；在使用过程中，出示即可，通过颜色区分，识别更快；办理审核通过主动申报和大数据对比的方式，快速出码，为基层干部和社区工作人员大大减负；健康码也能够跨区域识别，避免了因行政区划证明不互认而导致的延误和损失。

通过追溯健康码的产生过程可以发现，健康码最早出现于杭州市疫情最严重的余杭区，名为"余杭绿码"。随着健康码的上线，余杭区成为杭州市复工最快的区。如何在控制疫情传播的同时，便利居民日常出行和企业复工复产，这是原先智慧城市系统中没有的业务场景。如何在人员流动而不是"封城"的前提下，实现不同来源地"一城一策"的精准治理，这些需求是对技术创新最直接的拉动。[7]这是余杭区政府当时所思考的问题。这说明健康码的创新，本身就出现在一个矛盾凸显的阶段，而健康码的出现无疑有效地解决了这个矛盾。解决矛盾是创新的任务，这种解决方法体现出一种平衡的智慧，即矛盾两方的要求都兼顾。健康码准确、快速、无接触、推广方便，利用大数据技术实现了创新，使人员管控和人口流动之间的矛盾得到了调和，使社会管理更加智慧化，最终在疫情下的两难境地中找到了一种平衡之道。

三、平衡：创新的哲学意蕴

技术创新是一种平衡之道，创新的平衡本质在许多理论中都有所体现。

创新的平衡本质体现在马克思主义哲学的矛盾论之中。矛盾是事物自身包含的对立统一关系，既相互排斥又相互依存。人员管控与人口流动是一对矛盾，该矛盾是在疫情暴发的情况下共同出现的。矛盾是事物发展的源泉和动力，正是在这样的矛盾，即两难境地中，催生出了各式各样的技术创新成果。创新意味着新事物的产生，而新事物产生于旧事物，其本身就是对旧有矛盾的解决结果。恩格斯曾经指出："平衡和运动是分不开的"，"一切平衡都只是相对的和暂时的"[8]，这说明了平衡是动态的，是发展中的一种状态。苏联理论家布哈林曾提出过"平衡论"，他从马克思主义哲学的立场出发，在承认运动是绝对的基础之上，将自然界、社会界存在的各种适应、相对静止状态称为平衡，他指出"世界上存在着各种作用不同的互相反对的力。它们只是在某些例外的场合才在某一时刻互相平衡。这时就出现'静止'状态"。[9]布哈林在论及社会与自然之间的平衡关系时提到，"社会和自然界相互关系的精确的物质标志，是该社会的社会劳动工具的体系，即技术装备。在这种技术装备中反映出社会的物质生产力和社会劳动生产率"[9]，虽然并未论及技术创新，但布哈林明确表示技术是人类与自然平衡关系的反映。

创新的平衡本质体现出明显的辩证法意味。古希腊哲学中的辩证法思想能够体现创造的平衡本质。赫拉克利特最早提出了朴素的辩证法思想，认为对立面的转化是事物生灭变化的原因。柏拉图在《会饮篇》中讲述众人谈论爱，其中把"理性的爱"看作是一种和谐，认为技艺就是这样一种理性的爱，技术能够将不和谐变为和谐，并以音乐为例，阐明音乐技艺就是使相互冲突的高低音变得和谐。"把和谐说成出自仍在冲突之中的元素也是荒谬的，但他的意思也许是说，音乐的技艺就是通过解决高音和低音之间的不和谐来创造和谐。"由此引申出，万物的创造与发展都依赖于冲突元素的和谐有序的组合，"使它们和谐有序地组合，其结果就是人类、动物、植物的健康和繁殖，使它们全部都能兴旺"。[10]这样的观点从宏观上进行了创造平衡性的解读。

在环境哲学中，一些持非人类中心主义观点的日本学者认为，人类在与自然相处的过程中所表现出的创造力，是在与环境的活力蓄养所达成某种平衡的前提下实现的。在与自然相处、改造自然的过程中，人类需要创造力，同时，人类所表现出的创造力是通过环境的改造和接纳出现的，两者必须在某种平衡中。"对创造力有显著激发、引导、制约作用的人的情感系统，就受到环境、风景和生活体验的强烈影响。"[11]根据该观点，人类的创造力曾被自然环境"代劳"，因此创造力是人类与自然平衡下的产物。

在中国古代哲学中，有个别关于技术的表达，在这些技术中体现出了各个生产要素的平衡，在这样的平衡下，技术可以达到新的境界。庄子在《养生主》中描述了《庖丁解牛》的故事，其中展现的高超的技术已经成为一种艺术，由技入道，技术也要让最基本、最自然的道呈现出来，在庄子看来，这样的技术也是一种最佳的技术，这种对自然发乎于心的表达，应该在一种不偏不倚的平衡状态下呈现。著名的中国古代科学技术著作《天工开物》也体现出顺应自然、尊重天地的哲学观点，表达出技术的产生来自各种自然元素的平衡的技术观。"水火相济而生成万物"，在制陶、制糖、造纸等工艺中，水量的多少与火候的把握直接决定了产品的成败与特性，一项优质的技术必须要掌握好这些自然元素的平衡。

其他学科在论及创新创造时也表达出平衡的观点。现代生物学家爱德华·威尔逊对"什么阻碍了创造"进行跨学科分析时提出两点原因：人类极端中心主义、重科学而轻人文。不论是极端中心主义还是学科发展不平衡，都直接体现出一种非平衡状态。人类极端中心主义下，人文的局限性使人类具有一种"极端不平衡性"[12]，作为以视觉和听觉获取主要信息的人类，大部分的信息描述都属于视觉和听觉范围，人类审视世界的视角往往也是偏离的、片面的，这阻碍了创新的出现。学科之间发展的不平衡性，则同样会影响创新创造，人文学科可以为现实提供更多的想象，尤其能够推动艺术的发展。

四、创新：平衡的现实体现

如果对健康码所体现出的平衡之道加以分析，就可以发现技术创新的实践活动中存在大量的平衡法则，这可以从技术创新实践和技术创新模式两个角度分析。

技术创新实践中的平衡之道体现在外部平衡和内部平衡两个方面。

外部平衡是指，通过技术创新，将技术外部亟待解决的问题、困难、矛盾、窘境进行缓解或化解，使外部环境达到新的平衡状态。防疫健康码巧妙化解人员管控与流动之间的矛盾，这种矛盾本是技术之外的，健康码化解了这种并非技术本身的外部矛盾，是一种外部平衡的体现。

内部平衡则是指，通过调和技术要素、改造技术方法等手段对技术本身进行创新，创新过程中需要对技术内部的矛盾进行调和，使其达到新的平衡状态。在技术创新过程中，外部平衡与内部平衡通常是共同获得的。一种全新技术发明，通常更多表现为一种外部平衡、一项技术改进，更多表现为一种内部平衡。

寻求外部平衡通常是技术创新的使命，创新成功可产生巨大的现实效益。回顾技术史就会发现，技术发明和创新大都是为了满足生产生活需要，当生存发展需求的压力变大，技术创造就要出现，以此来平衡生命发展的天平。生存遭受威胁的最常见情况就是大规模传染病和战争。当传染病暴发时，随之而来的就是医药技术的创新。特效药的研发、医学实验的开展、疫苗的研制、医疗资源的生产，这些与医药技术相关的活动会最大程度得到企业的资金支持、政府的政策扶持和人民群众心理上的支持，其他行业的技术也会向抗疫倾斜。在此次疫情中，大数据、云计算等其他领域的技术也在进行创新，防疫健康码就是这样的新事物。战争则更能推动技术创新。在战争中，求胜的欲望与敌人实力形成矛盾，不可调和，升级自身技术才能胜利，进而结束战争达到一种新的平衡态。第二次世界大战中就产生了一系列技术创新，"一系列的'大技术'、'高技术'，如原子弹制造、服务于火炮跟踪系统的电子计算机、喷气式战斗机、火箭技术就是在第二次世界大战中诞生的……古代以来，战争需要就刺激技术的发展，然而，历史上从来没有像第二次世界大战及战后这样，许多国家花费如此巨大的人力、物力、财力来发展军事技术"。[13]德国学者马伦霍尔茨也在其《创造力》一书中提到："创造力与战争一起出现。"[14]

寻求内部平衡通常是技术发展的必然要求。不管是技术的阶段性发展还是连续性发展，都是技术内部在打破现有的不适应性，寻求新的平衡的过程。这种内部平衡几乎体现在所有的技术创新中。1608年荷兰眼镜商汉斯把透镜叠在一起观察教堂的尖顶时，发现尖顶上的风向标被放大了，于是便开始制造望远镜并提交了专利申请。伽利略听说后便开始自己动手制造望远镜并用来观测星空。汉斯的发明和改进并未受到较大的外部压力，伽利略则更是出于个人的研究动机来进行技术创造，这都是技术内部平衡的体现。在创造过程中需要对透镜进行细致的对焦，不断调整以达到最佳的观测效果，透镜作为望远镜的技术组成要素被调整，从而达到一种内部的最佳适配状态。在瓦特改良的蒸汽机出现之前，纽科门蒸汽机只有25%的蒸汽被用来做功，这样的效能在瓦特看来还是太低了。瓦特通过齿轮联动装置，使直线运动的活塞变成了轮轴式的旋转运动，通过这样技术内部的创新，蒸汽机效能提升了两倍以上，提高机器的效能无疑是将机器的成本与产出比拉至一个更小的、更合理的新的平衡态。

无论是追求外部平衡的技术创新，还是追求内部平衡的技术创新，都是微观层面下针对技术或现实中困境的解决。如果将视野扩大，从宏观上对技术创新模式进行考察，会发现成熟稳定的创新模式也是在寻求平衡。这一点在各种不同的技术创新模式中都有所体现。总体来看，学界对于技术创新模式主要可以分为三类：连环-回路模式、创新系统模式、创新生态模式。

在连环-回路模式中，平衡策略体现在从研究到市场的各个环节的相互作用之中。在创新的连环-回路模式中，存在潜在市场—发明设计—试验—再设计生产—销售这样一个链条，整个链条又置于知识研究的框架之下，链条上相邻的两个环节之间相互作用，每个环节又都和知识研究相互作用。这样的关系明确表示出企业各要素彼此之间的相互作用，要想使环节之间流通顺畅，必须保证相互之间矛盾因素的解决，环节之间的平衡由此体现。企业作为技术创新的主体，并不意味着企业始终是技术创新的支持者，只有在能够带来明显或潜在利润的前提下，技术创新才有可能，对此，熊彼特在《经济发展理论》中论述"创新"概念时就提到：经济上的最佳和技术上的完善二者不一定要背道而驰，然而却常常是背道而驰的，这不仅是由于愚昧和懒惰，而且是由于在技术上低劣的方法可能仍然最适合于给定的经济条件。[15]这说明，企业整体在平衡状态下，对于技术创新的欲望较低，只有不平衡出现才会寻求技术创新。

在创新系统模式中，平衡策略体现在技术创新过程中不同参与者和机构的相互作用中。在创新系统模式中，技术创新不再是企业的孤立行为，与之相随的还有社会与国家层面的创新支持，国家创新体系的重要性被发现。在国家创新系统中，产学研政各方共同努力，形成了一个宏观上共同、微观上又相对独立的创新系统，最终目标是推动企业创新。由此可见，系统模式中的各方之间存在规模更大的相互作用，技术创新是各方相互作用下的复杂产物。不同行动者之间的良好合作无疑是平衡性的体现。埃兹科维茨与雷德斯多夫等人用生物学进行类比，提出了"三螺旋"（triple helix）模型，展示出创新背后需要政府、学术界、产业界之间协同进化[16]，失去平衡进化将无以为继。

在创新生态模式中，平衡策略体现在各要素的动态演化中。创新生态模式的观点出现于21世纪初的美国，与创新系统模式比较相似，其主要差别在于创新生态模式更加强调动态性、栖息性与生长性。[17]在创新生态模式中，生物学的特色更加明显，生态系统的良好运作需要物种与生态环境间保持良性互动关系，只有在平衡状态下才能共同繁荣。李正风曾明确指出，创新生态系统的目的就是建立一个兼顾不同主体利益诉求、实现不同主体优势互补的不断进化的创新体系。[18]没有主体间的平衡状态，主体间的利益诉求也是无法兼顾的。

回顾余杭绿码的产生过程可以发现，作为全国第一个健康码，其产生过程也不仅仅是靠科技公司一人之力完成的。区政府一方快速讨论决策，为技术创新省去了繁复的行政审批过程；余杭区形成了良好的中小企业发展环境，中小企业保持着较好的合作；浙江省大数据发展管理局则为健康码的升级提供了行政上的便利。[7]余杭区的行政部门与大中小企业之间在平时所形成的良好生态为健康码的出现提供了前提条件。

五、小结

防疫健康码在此次新冠肺炎疫情防控中发挥了重要的作用，健康码的技术创新来自对人员管控和人口流动两难境地的解决，体现了技术创新的一种平衡之道。

这样的平衡之道在技术创新的实践中多有体现，可以分为外部平衡和内部平衡。通过追求外部平衡，技术创新可以解决人的生存、生产困境，使外部环境达到新的平衡状态；通过追求内部平衡，技术创新可以解决技术内部落后、衰退困境，使技术本身得以改进，达到新的平衡状态。

除了技术创新实践以外，技术创新的平衡之道也体现在多种技术创新模式中，不论是企业内部各流程的反馈和升级，还是企业、高校、研究所、政府、技术转移中介等多方的利益共获，乃至于整个社会与国家的创新生态的完善，都需要流畅的机制以确保系统的平衡性。

虽然在哲学理论中直接体现技术创新平衡性的观点并不丰富，但是仍然有迹可循，如果将技术创新的视角进一步放大，则可以在辩证法以及生命哲学中找到更加丰富的理论支持。

参 考 文 献

[1] 吴晓旭，田怀玉，周森，等. 全球变化对人类传染病发生与传播的影响. 中国科学：地球科学，2013（11）：1743.

[2] 李建军，何山. 人口流动、信息传播效率与疫情防控：基于新型冠状肺炎（COVID-19）的证据. 中央财经大学学报，2020（4）：118.

[3] 石光. 春节人口流动对新冠肺炎疫情的影响：基于互联网大数据的视角. 产业经济评论，2020（3）：24.

[4] 列宁. 列宁全集：第三卷. 中共中央马克思恩格斯列宁斯大林著作编译局编译. 北京：人民出版社，2017：514-520.

[5] 王福世. 北京市流动人口与经济增长研究. 合作经济与科技，2020（8）：45.

[6] 习近平. 在中央政治局常委会会议研究应对新型冠状病毒肺炎疫情工作时的讲话. 求是，2020（4）.

[7] 史晨，马亮. 协同治理、技术创新与智慧防疫：基于"健康码"的案例研究. 党政研究，2020（4）：9-12.

[8] 马克思，恩格斯. 马克思恩格斯文集：第九卷. 中共中央马克思恩格斯列宁斯大林著作编译局编译. 北京：人民出版社，2009：533.

[9] 尼·布哈林. 历史唯物主义理论. 李光谟，等译. 北京：人民出版社，1983：76，127.

［10］柏拉图. 柏拉图全集：第二卷. 王晓朝译. 北京：人民出版社，2003：223-225.

［11］侯茂鑫，王前. 现代日本环境思想的机体哲学解读及其启示. 科学技术哲学研究，2019，36（2）：109.

［12］爱德华·威尔逊. 创造的本源. 魏薇译. 杭州：浙江人民出版社，2018：53-73.

［13］远德玉，陈昌曙. 论技术. 沈阳：辽宁科学技术出版社，1986：40.

［14］Mahrenholz S. Kreativität Eine Philosophische Analyse. Berlin：Akademie Verlag GmbH，2011：1.

［15］约瑟夫·熊彼特. 经济发展理论. 何畏，易家祥，等译. 北京：商务印书馆，2017：19.

［16］Leydesdorff E H. The triple helix of university-industry-government relations：a laboratory for knowledge based economic development. EASST Review，1995（1）：14-19.

［17］曾国屏，苟尤钊，刘磊. 从"创新系统"到"创新生态系统". 科学学研究，2013（1）：8-9.

［18］李正风. 知识、创新与国家创新体系. 山东科技大学学报（社会科学版），2011，13（1）：22.

多语言风险沟通：我国新冠肺炎疫情中的实践反思及政策建议

李 俊 朱 珊 陈 庆 沈 琳 王 瑾 乔玉玲*

一、引入

在传染性疾病的控制过程中，风险沟通至关重要。世界卫生组织强调，风险沟通是世界卫生组织成员国作为《国际卫生条例》签署国必须遵守的义务[1]。风险沟通也是全球和各国预防流行病中的一个重要工作。当一种疾病成为全球大流行病时，对于那些处于多语种、多样文化、不同社会制度中的利益相关者（或称"社群"）而言，风险沟通就变得更加复杂而重要。

美国国家科学院（National Academy of Sciences）将风险沟通定义为个人、团体和机构之间信息和意见交流的互动过程。沟通内容涉及对风险信息或风险管理的法律和制度安排的关切、意见或反应等宽泛的、关于风险本身属性的各类信息，不只是局限于严格意义上的、狭义的风险信息[2]。世界卫生组织认为：风险沟通是风险评估人员、风险管理人员和其他相关方之间就风险交换信息和意见的互动过程[3,4]。2005年，世界卫生组织发布《世界卫生组织疾病暴发传播指南》，提出了风险沟通的最佳实践，包括建立信任、及时发布公告、保持透明度、告知但不激怒公众以及提前规划等[4]；2015年6月，世界卫生组织《突发公共卫生事件中风险沟通的指南》起草

* 李俊，北京大学医学人文学院讲师；朱珊，中国石油大学（华东）外国语学院副教授；陈庆，广东外语外贸大学高级翻译学院医学语言服务研究中心讲师；沈琳，广东外语外贸大学高级翻译学院本科生；王瑾，广东外语外贸大学高级翻译学院硕士研究生；乔玉玲，北京大学医学人文学院副教授。

小组召开会议，确定指南的范围，商定了 12 个优先考虑的框架性问题，内容涉及信任和社区参与、将紧急风险沟通纳入卫生体系和应急制度以及紧急风险沟通实践[1]；2018 年正式发布《在突发公共卫生事件中沟通风险：世界卫生组织针对突发事件风险沟通政策和规范的使用指南》（后简称《在突发公共卫生事件中沟通风险》）[5]，提出了两方面建议①和三方面最佳实践②。本文将风险沟通定义为：个人、团体和机构之间就涉及风险信息本身及风险管理过程中的信息交流过程。

既往学界关于应急事件中的风险沟通（emergency risk communication，ERC）研究大多以一国或一个地区为研究范围[6-8]，对传染病及自然灾害应急响应中的风险沟通具体措施进行总结③，但几乎不涉及多语种沟通问题，诸如对禽流感、埃博拉、中东呼吸综合征、严重急性呼吸综合征等的研究基本如此。为制定关于应急风险沟通的指南[1]，世界卫生组织委托 Jha 等人就相关研究开展系统性综述[9]，但参与综述工作的专家 Jha 等人指出，即便有了指南，学界仍然需要开展案例研究以检验相关政策建议。在面对新冠肺炎等全球流行病中，既往的单地区、单语种风险沟通研究提出的理论及最佳实践面临极大的挑战。本文通过搜集 2020 年 1 月 20 日中国公布新冠肺炎人际传播至 4 月 1 日为期 72 天的数据，对中国在此次疫情中多语言风险沟通实践（后简称"语言事件"）进行了实证分析，并提出相应政策建议。

二、方法

我们搜集了自中国医学专家钟南山宣布新冠肺炎发生人际传播以来

---

① 第一，建立信任和联系受影响人群［建立信任、沟通不确定性、联系共同体（community）参与］；第二，将突发事件风险沟通纳入卫生和应急系统（明确治理和领导、建立信息系统和协调机制、能力建设、经费筹措）。

② 第一，制定战略沟通计划（具体指制定战略计划主要涉及评估和评价干预活动，以便在突发公共卫生事件发生之前、期间和之后提升公众意识并影响行为）；第二，开发监测和评估工具；第三，充分并合理使用社交媒体传播风险相关信息，并避免使用技术性语言。

③ 例如，台湾地区的具体措施包括：第一，电视台固定时间滚动播放疫情相关信息；第二，疾控专业人员协助的免费热线提供的多语种服务（热线也被用来做公众焦虑和恐慌监测）；第三，开放健康保险及传染病监测数据库给公众，用于决策、风险沟通和疫情防控；第四，定期召开媒体见面会，公布疫情，由受过培训的发言人公布疫情进展等情况；第五，监测舆情和辟谣；第六，使用新媒体，针对目标人群，发布相关信息。

（2020年1月20日）到4月1日（共72天）中国境内各类媒体上发生的多语言风险沟通事件，并对其总体特征和不同阶段特征以及相关规律进行了分析和总结。

信息搜集渠道包括微信、微博、抖音等社交媒体、机构官网、传统主流媒体官方网站等国内各类常见线上媒体。语言事件的判定标准举例：翻译出版《新冠肺炎手册》算作一个事件，召开国内外医学专家疫情防控经验分享会议作为一个事件。数据分析（主要是编码过程）由多名研究者在取得一致标准后分头开展，最后交叉对比并汇总。此外，还访谈了知情人士、查阅了相关文献资料和灰色文献。

三、结果

（一）总体情况

总共搜集到62个语言事件，事件特征见表1。从语言事件类型来看，主要语言事件为口译事件（25个，占全部事件的40.32%）；参与机构类型多样，参与部门主要分为中央政府部门、地方政府部门、院校、企业及国际组织；政府部门在组织多语言活动中起主要作用。对数据进行内容分析发现，参与多语言沟通事件的企业中，大部分为社交媒体平台和出版社，主要活动是发布双语防疫信息或宣传防疫知识。整体来看，多语言沟通的主题和形式多样化，包括：病例报告、学术论文、防治指南、口罩等供应品的说明书、防疫措施、疾病防治经验、医疗保障安排、社会经济情况、时事评论等。

表1　多语言风险沟通事件特征　　　　　　　（单位：%）

特征	数量	比例
语言事件类型①		
笔译	20	32.36
口译	25	40.32
综合	17	27.42

---

① 因四舍五入，占比总和可能不等于100%，全书不一一注明。

续表

特征	数量	比例
参与机构类型		
国际组织	4	7.69
企业	15	28.85
院校	3	5.77
地方政府	14	26.92
中央政府	16	30.77
媒介或平台		
机构官方网站/微信公众号	7	11.86
第三方平台	39	66.1
线下传统媒体	13	22.03
语言种类（降序排列）		
英语	46	39.66
日语	11	9.48
韩语	11	9.48
德语	10	8.62
法语	8	6.9
俄语	8	6.9
西班牙语	7	6.03
阿拉伯语	5	4.31
波斯语	5	4.31
中国少数民族语言	3	2.59
泰语	2	1.72
交流事件		
防疫双边交流	3	23.08
多边考察	3	23.08
连线通话	4	30.77
建立信息共享平台	3	23.08

　　进一步细分可见（表2），笔译事件中，纯文本为主要处理对象，共18件，占比90%；口译事件中以远程口译为主，共16件，占比64%；综合事件中对多媒体及纯文本的处理大致比例相当，分别是8件和9件，占比分别为47.06%和52.94%。

表 2 各类语言事件数量及比例 （单位：%）

类型	数量	比例
笔译		
纯文本	18	90.00
多媒体	2	10.00
口译		
线下	9	36.00
远程	16	64.00
综合		
纯文本	9	52.94
多媒体	8	47.06

如表 3 所示，从交流目的和语种数量来看，防疫双边交流涉及语种最多（10，47.62%），其次是多边考察（8，38.10%）、连线通话（2，9.52%），建立信息共享平台使用语种最少（1 种，英语）。从不同交流实现方式（口译、笔译、综合）来看，62 个事件中，口译活动平均涉及语种最少（2 种）、笔译其次（3 种）、综合性的最多（3.5 种）。

表 3 不同交流目的的活动及实现方式涉及的语种数量

类型	涉及语种
交流活动目的	
防疫双边交流	10
多边考察	8
连线通话	2
建立信息共享平台	1
交流实现方式	
口译	2
笔译	3
综合	3.5

（二）分阶段分析结果

我们参考中央政府及医疗卫生专家的意见[10]，按照疫情发展过程中的三个标志性事件，将国内的疫情划分为四个阶段。三个标志性分界点事件是：①新冠肺炎纳入乙类传染病，采取甲类管理（2020 年 1 月 20 日）；②国务院印发《关于切实加强疫情科学防控有序做好企业复工复产工作的通知》

（2月8日）；③境外输入新增确诊病例数首次超过国内本土新增病例数（3月14日）。四个阶段划分如下：第一阶段，即2019年12月上旬至2020年1月中旬（疫情发酵阶段）；第二阶段，即2020年1月下旬至2020年2月中旬（扩散传播阶段）；第三阶段，即2020年2月下旬至2020年3月中旬（疫情好转阶段）；第四阶段，即2020年3月中旬至4月上旬（疫情基本平复阶段）。

如图1所示，语言事件高峰时间段出现于第一阶段（20个事件，占总数的32.26%），但需要指出的是，在这一阶段，存在人际传播的事实性被公布后相隔20天才开始出现语言事件，说明我国在多语言风险沟通意识上还不够高、行动速度滞后。第二阶段语言事件比第一阶段少，可能是由于没有太多新的信息需要传播。第三阶段语言事件较少，原因可能是因为相关机构和人员主要将精力投入了国内抗疫。第四阶段出现大量语言事件（18个，29.03%），可能是由于这一阶段国内疫情逐步平复，主要任务是局部地区严防输入性病例，因此腾出了精力和时间用于多语言风险沟通。

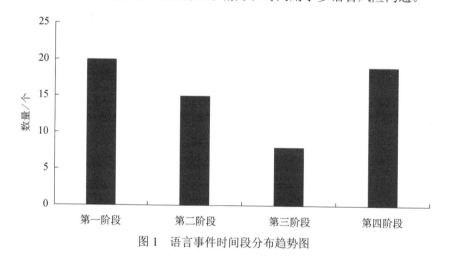

图1　语言事件时间段分布趋势图

从图2可见，语言事件高峰（单日内发生4个语言事件，单日事件占总体事件比例6.45%）出现在2020年1月30日及3月16日，单日内发生3个语言事件的，有3天（1月26日、1月31日及3月27日）。

四个阶段各类语言事件的发展趋势如下（图3）：笔译事件的高峰出现于第三阶段（7个，占笔译语言事件总数的35.00%）；口译语言事件高峰出现在第四阶段（10个，占口译语言事件总数的40.00%）；综合性语言事件的高峰时间段是第一阶段（10个，占综合性语言事件总数的58.82%）。需要注意的是，我们的数据反映的主要是已经完成的事件，解读时需要谨慎考虑一些语言事件实际上可能在其被报道的时间之前就已经开始。

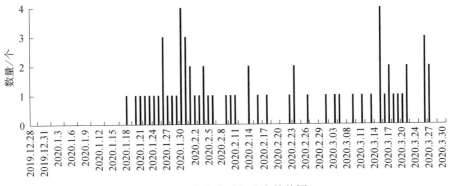

图2　语言事件时间分布趋势图

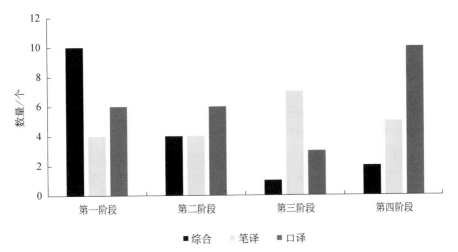

图3　不同类型语言事件各阶段分布趋势图

各阶段不同类型的机构参与度如下（图4）：企业的语言事件高峰时间段出现于第二阶段（1月下旬至2月中旬），发起6个语言事件，占总企业语言事件的37.5%；国际组织的语言事件高峰时间段出现于第一阶段（12月上旬至1月中旬），发起3个语言事件，占总国际组织语言事件的60%；中央政府部门的语言事件高峰时间段出现于第一阶段（12月上旬至1月中旬），发起9个语言事件，占总中央政府部门语言事件的56.25%；地方政府部门的语言事件高峰时间段出现于第四阶段（3月中旬至4月上旬），发起6

个语言事件，占总地方政府部门语言事件的33.33%；院校的语言事件高峰时间段出现于第三阶段（2月下旬至3月中旬），发起3个语言事件，占总院校语言事件的42.86%。中央政府、地方政府更多地参与了疫情早期（第一阶段）语言事件；企业和地方政府在第二阶段后开始成为主力军。

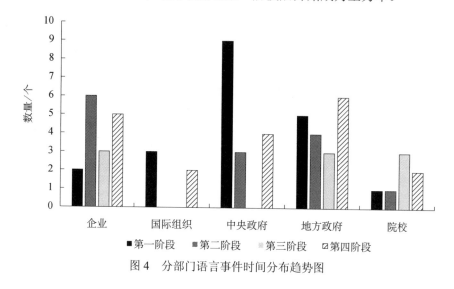

图4　分部门语言事件时间分布趋势图

四、分析、讨论与建议

本文研究了自中国公布新冠病毒存在人际传播以来，中国的多语言风险沟通实践事件的总体及分阶段特征及规律。研究发现以下几个特点：①沟通模式多样化，包括口译、笔译、论文撰写与润色修改、多媒体翻译等；②媒体和平台多样化，包括官方网站、社交媒体平台、传统纸质印刷品等；③信息发送主体多元化，中央政府部门在其中发挥领导作用，国际组织、地方政府部门、企业及院校积极参与；④涉及语种繁多，包括英、日、韩、德、法、俄、西、阿、波斯、泰语等外语和中国各少数民族语言，其中英语是主要语言；⑤沟通主题围绕"疫情控制"展开，具体内容多样化。

对照世界卫生组织《在突发公共卫生事件中沟通风险》及其支撑文献，我们对此次疫情的多语种风险沟通实践进行了回顾和反思。

（一）领导和治理

世界卫生组织强调集中化的领导和治理，认为在全球和国家应急预案和响应领导小组中，应重视应急风险沟通；参与应急风险沟通的专业人员需要得到法律法规和政策支持，包括发布信息的权限等；可开展相关培训，提高应急准备和响应的领导人员对应急风险沟通的必要性的理解。

在我国，卫生应急工作由国家卫生健康委员会卫生应急办公室负责，其职责包括："承担卫生应急和紧急医学救援工作，组织编制专项预案，承担预案演练的组织实施和指导监督工作。指导卫生应急体系和能力建设。发布突发公共卫生事件应急处置信息。"① 而卫生健康委员会国际合作司的部分职责——对外宣传、援外工作，似乎也与风险传播有关。具体工作包括："组织指导卫生健康工作领域的国际交流与合作、对外宣传、援外工作，开展与港澳台地区的交流与合作，承担机关和直属单位外事管理工作。"② 在本次防疫工作中，国家卫生健康委员会打破原有部门设置，按照"具体功能"成立小组，如后勤组、前线组等。全球风险沟通由对外合作组负责，由疾病控制局（业务把控）和国际合作司（风险把控）负责，组员则由监测、免疫等多个科室人员组成。

该举措的优点是信息来源统一，官方发布的信息汇集了专家、学者和政策决策者的集体智慧，不会出现众口不一的情况，有利于公众获取准确的信息，配合防控。缺点是不够及时，由于达成统一意见比较耗时，部分信息发布滞后，时间差为谣言提供了传播的空间；另外，在信息的构建方式上，比较"不够接地气"（信息的"口吻"比较正式，数据较多，事实较多，叙事较少[11]，不能提供较多的背景信息，不容易被公众理解和接受）。

此外，从多语言传播角度看（详见前部分结果具体内容），据笔者所察，中央政府、地方政府对集中统一的多语言沟通策略及规划部署缺乏重视。在一定程度上造成中央和地方不同机构和部门重复开展多语言风险沟通工作，而个别小语种、部分专业性较强的文本、话语，却缺乏合适人才。

（二）信息系统建设和协调

世界卫生组织强调建立信息沟通网络、特别行动小组或委员会，并鼓励跨专业、跨机构、跨地区调动资源，协调现有网络、行动小组和委员

---

① 卫生应急办公室（突发公共卫生事件应急指挥中心）主要职责. http://www.nhc.gov.cn/yjb/pzyzz/lmtt.shtml［2021-04-01］.

② 国际合作司（港澳台办公室）主要职责. http://www.nhc.gov.cn/gjhzs/pzyzz/lists.shtml［2021-04-01］.

会；建议建立信息系统（包括工具和平台），建立运作良好的专门信息系统以满足使用者需求；建立推动本地利益相关者参与风险传播的机制，确保不同社会部门之间信息交流通畅。

此次疫情中，我国成立了国务院新冠肺炎联防联控机制，并定期（几乎是每天）召开新闻发布会，且每一场都提供英汉同声传译。该机制在信息系统建设和协调及信息传播方面，做出了大量有益工作。

此外，国家卫生健康委员会人才交流服务中心在国家卫生健康委员会国际合作司的指导下，于2020年3月31日开发完成"新冠肺炎疫情防控网上知识中心"[①]，其内容包括：技术指南与培训[②]、视频[③]、新闻（外链国务院、外交部、卫生健康委员会、中国日报网站英文版）、科学研究和出版物（链接中华医学期刊网新型冠状病毒肺炎科研成果学术交流平台[④]）、健康教育信息（链接中国日报网站英文版）等板块内容。中国科学院[⑤]、中国外文出版发行事业局、当代中国与世界研究院、中国翻译研究院也建立了类似平台[⑥]。

学界也自发开展了语言与翻译信息整合工作，如北京语言大学教师韩林涛召集志愿者建立了多语种新冠肺炎双语对应语料库[⑦]，覆盖汉、英、韩、法、西、俄、意、德、泰语等共9种语言。

从大流行疾病防控的视角来看，由于涉及本次疫情的多语言风险沟通工作涉及多语言、多文化、多国家，信息系统的建设和协调工作还有不足之处。第一，权威信息文字发布语种单一。例如，联防联控机制新闻发布

① The Knowledge Center for China's Experiences in response to COVID-19. https://covid19.alliancebrh.com[2021-04-01].

② 2020年3月12日首次发布，目前最后一个指南发布于4月20日，内容为英文版，网站显示，信息来源是国家卫生健康委员会，遗憾的是，部分指南中，没有序言、作者、译者、发布日期等必要信息，似乎降低了其可信度。此外，部分指南英文质量有待提高。

③ 视频内容包括新闻发布会、中国疾病预防控制中心技术指南解读（中文，配英文字幕）、中国国际电视台部分疫情相关节目。

④ http://medjournals.cn/COVID-19/index.do;jsessionid=1613E5CCE7FC34EEE0B5B6BF7F9A41B6，文献标题和摘要提供英文版，其余部分为中文版。

⑤ 如"2019新型冠状病毒信息库""新型冠状病毒肺炎科研文献共享平台"提供中英文双语版，英文版网址分别为：https://bigd.big.ac.cn/ncov?lang=en; http://ncov.cas.cn/。

⑥ 中国外文出版发行事业局、当代中国与世界研究院、中国翻译研究院搭建的"中国关键词多语对外传播平台"发布了《中国关键词：抗击新冠疫情篇》电子书，https://flbook.com.cn/c/ok53WAggS0#page/1。

⑦ http://bicovid.org/.

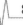

会同声传译没有其他语种，文字记录稿也只有中文版，不提供外语译文。第二，对语言服务工作重视不足，缺乏沟通。因为种种原因，在疫情初期，新闻发布会的英汉同声传译译员无法提前获得任何参考材料，在疫情发展到一定阶段后，才能提前拿到每天的疫情更新数字和发言嘉宾名单。但由于发言嘉宾通常都是照稿宣读，英汉同声传译译员只能尽力而为。[①] 又如，多语种语料库依赖志愿者搜集语料，无权威专家协助审核；"新冠肺炎疫情防控网上知识中心"的英文资料语言水平参差不齐。这些问题在一定程度上，都影响了信息的国际传播效果。

（三）人力资源

世界卫生组织建议设置和保持应急风险沟通人员编制，以做好紧急事件预案和应对；人员培训过程中应关注机构间的协调，应将媒体相关部门纳入培训体系。

目前看来，我国尚无建制化的多语言风险沟通人力资源。未来应该如何建设多语言风险沟通人才储备？或许可以参考军队做法，"用一个，备一个"，至少培养大约两倍于需求量的人才。当然，人才储备所需的成本，需要经济学测算，考虑成本效益，同时也需要政治承诺。

此外，鉴于目前阿拉伯语、波斯语等非通用外语翻译人才数量有限，小语种医学翻译人才更是凤毛麟角，可委托翻译培训专门机构，针对这些语种人才开展基本的翻译技能培训，并由通用语种译员引导学习。或者将这些人才派入医院、实验室等工作场景，由医学专业人士指导，阅读相关资料文献，了解实际工作情况和操作流程，做好翻译过程中的知识储备和实际工作模拟演练。

（四）信任

世界卫生组织认为，建立信任的重要步骤之一是"社群参与"。对权威机构的信任涉及多方面影响因素，在制定沟通战略时应该充分考虑。此外，在既往的多语言风险沟通实践研究中还发现，民众会比较不同源头的信息，并根据其可信度解决信息不一致问题[11]。虽然信息发布的速度和可及性可以部分缓解信任缺乏的问题，但平时对信息权威和民众信任度关注

---

① 以上信息由北京外国语大学高级翻译学院教师林薇提供，她参与了现场口译工作。

不足，特殊风险事件下即使采取非常措施，也仍然可能产生信任危机。建立信任需要与其他机构和媒体的配合协调，做到快捷、一致的信息传播和干预，要开诚布公地表明不确定性，做到公开透明、不掩盖负面数据，避免"朝令夕改"及不同机构信息冲突；要从多个平台发布信息；邀请并保持公众参与和对话；将公共卫生官员、科学家等公众信任度较高的群体作为发言人。

在全球大流行的背景下，上文所述的"社群"实际所指的是全球公众。在面向全球公众的应急风险沟通中，要考虑不同社群的语言习惯以及媒体使用特征。在此次疫情的多语言沟通过程中，信任危机频出，我们党和国家发布的信息在海外接受程度和受信任程度没有达到预期水平。在信息获取的快捷性上，部分官方网站也有待提高，如部分网站报道，某科研机构建立新冠肺炎数据分享平台，却未提供该平台的超链接；而超链接在西方主流媒体新闻报道中非常常见，几乎已经是常规做法。

对我们的启示是：①尽量统一信息发布渠道，多方渠道的信息传递过程中"保真"同样重要。②信息信任机制常态化，日常就应该培养国外受众可信赖的卫生应急信息来源和渠道。③应确保全球不同语种受众可以快速、方便地获取信息，增进其信任度。根据我们搜集的数据来看，目前，我国多语种应急风险沟通的主要渠道是国内常用媒体，包括传统媒体和新媒体（微博、微信），未来可加大官方和民间运用国际化的社交媒体展开信息传播的力度。④在全球大流行的条件下，"公众"涉及各国公民，沟通过程更加复杂，需要具备多语言、多文化沟通技巧和能力。在新闻发布会的场合，除提供现场口译外，双语发言人、多语发言人或许是应该考虑的一种途径。此次疫情中，钟南山、王辰、张文宏等科学家展示了较强的跨语言、跨文化沟通能力，全球民众信任度较高，应充分利用医疗卫生和外交人才队伍中的此类人才。

（五）有效的战略性沟通规划

世界卫生组织认为应急风险沟通规划必须是参与性、持续性过程，要做到因地制宜、因时制宜，要关注受影响群体的反馈，重点不仅仅是响应，预案也同样重要。此外，在实施沟通规划过程中，还要注意通过各参与机构之间的合作，让规划发挥最佳作用。卫生机构、应急系统和其他公共服务部门需要协作并建立风险沟通网络，为突发事件做好准备。风险沟通规划必须考虑公众中的不同阶层、不同文化和不同的生活方式，并制定具有针对性的灾难教育和应急规划；应采用多种渠道和手段来传达灾难信息；潜在的受影响的社群应当纳入规划；规划应包括建立相关机制，以监测和评估信息有效性，并在必要时加以调整。

此次疫情中，国务院联防联控机制发挥了良好的对内沟通作用，但只是提供英文同声传译。世界卫生组织自2020年4月24日后，开始提供6种世界卫生组织工作语言及3种其他语言的新闻发布会同声传译，协助实现快捷的多语言风险沟通①。外交部发言人赵立坚和华春莹拥有自己的国际社交媒体账号（比如Twitter），定期针对疫情态势和国外舆论意见，发布信息，做出回应。这些实践体现了我国多语言风险沟通的有益尝试，是既往规划的产物，还是临时的应急机制，尚有待考究，并且在未来还可继续完善提高。

给我们带来的思考和启示包括：①如何实现他国公民参与或被纳入应急风险沟通规划？②规划如何适应其他国家、语言和文化？③应如何规划与他国公民互动？是否可以鼓励医生和医学科学家在国际自媒体上建立账号，以便更好地与国外公众交流？④风险沟通过程中需要考虑社会组织和文化差异问题，在全球健康的视野下，风险传播从初期就要做到多语种传播，尽量覆盖不同语言、文化人群和相应国家。⑤需要健康传播专家介入，评估传播的有效性。

（六）信息发布：风格、来源、文化敏感性、可执行性

世界卫生组织认为，要考虑沟通信息的风格、来源、文化敏感性、可执行性；应避免使用概率及技术术语解释风险；信息应多源头，即来自不同的信息源头，并在疫情暴发的早期公布（信息缺乏会让谣言占据上风）；信息必须植根于文化背景，并对预期受众进行预测试，以适应不同文化；信息应有助于公众采取（例如保护健康的）具体行动。

研究团队在本次疫情防控中，参与了大量多语言风险沟通活动，包括世界卫生组织病例报告、湖北科学技术出版社出版的《新冠肺炎防治手

---

① Coronavirus disease（CDVID-19）pandemic. https://www.who.int/emergencies/diseases/novel-coronavirus-2019[2021-04-01].

册》、中国疾病预防控制中心精神卫生中心的《新冠肺炎应急心理干预指南》《世界卫生组织-中国：新冠肺炎联合考察报告》等的笔译和审校，以及东盟-中日韩（10+3）卫生部长新冠肺炎问题视频会议同声传译等。

本文作者中有四位参与了《新冠肺炎防治手册》汉译英工作，该手册目前已在中国以外的24个国家和地区以3种语言发行，并在亚马逊官网畅销排行榜排名第一达半月之久。在《新冠肺炎防治手册》翻译过程中，我们充分考虑了受众的英文水平，考虑读者预期和可读性，尽量使用了"日常用语"，避免过度使用术语，避免字对字、句对句的生硬翻译，且邀请母语专家进行审校，对原文中一些文化词和现象（如各国口罩文化和用语差异、一些国家没有物理意义的"社区"概念等）进行了普适性调整或者限定性说明。

这些翻译策略既基本符合世界卫生组织《在突发公共卫生事件中沟通风险》中对信息发布的要求，也可能是该书在各国广受欢迎的原因之一。在亚马逊官网上，就有读者留言表示，喜欢该书的原因就在于其中的信息具有极大的可操作性。由此可见，信息发布应该充分考虑科学家之间的专业性沟通和面向公众的科普性沟通的差异。此外，本次疫情中，我国不同机构和部门，都积极参与到沟通实践中（表1、图4），如何做到不同信息来源与集中化的信息管理之间的合理平衡，也是值得继续探讨的话题。

（七）筹资及其他

世界卫生组织认为，应急风险沟通需要有专项经费，并且应成为应急预案和应急行动预算的核心构成部分。据我们有限的信息，我国对于多语言风险沟通，似乎尚无专项经费安排。笔者了解的现状是，由各部门向参与工作者发放劳务费。未来应考虑设置专项经费，做好经费保障。

此外，此次疫情中的多语言风险沟通实践也给翻译和语言服务业界提供了一些值得探讨的课题：①医务工作者都在一线工作，谁来翻译？②外语背景的译者如何能在短期内做好翻译？③如何应对外语学科内部外国文学、语言学、翻译学、国别研究等不同领域人才的语言和翻译水平差异问题？④不管谁来提供翻译等语言服务，如何确保短时间、高质量完成？⑤人工智能和大数据等先进技术（如翻译辅助或翻译、写作平台）如何介入？能做什么？⑥多语种、小语种风险传播需求如何满足？

五、结论

本文回顾了此次新冠肺炎疫情中，中国多语言风险传播的实践，分析了其具体规律，并结合世界卫生组织的《在突发公共卫生事件中沟通风险》及其支撑文献，进行了反思总结。笔者认为，在多语言风险沟通上，全球各国和世界卫生组织应该制定统一的策略，做好战略性规划；应委托专门机构开展工作，做到成本效益最大化；应大力使用人工智能技术，提高效率；在多语言信息制作过程中，应将翻译与编译有机结合，并考虑文化多样性、制度多样性、国情特异性；最后，要充分利用世界上主要社交媒体。希望本文能为我国及世界各国未来紧急事件中的风险传播战略和政策制定、人力资源和技术准备等提供参考。

参 考 文 献

[1] World Health Organization. Risk communication systematic reviews decision tables. https://www.who.int/risk-communication/guidance/process/risk-communication-systematic-reviews-decision-tables. pdf[2020-03-21].

[2] Covello V T. Risk perception，risk communication，and EMF exposure：tools and techniques for communicating risk information//Matthes R，Bernhardt J H，Repacholi M H. Risk Preception，Risk Communication and its Application to EMF Exposure. Munich：International Commission on Non-Ionizing Radiation Protection，1998：179-214.

[3] World Health Organization. Food safety：risk communication. https://www.who.int/foodsafety/risk-analysis/riskcommunication/en/[2020-03-25].

[4] World Health Organization. WHO outbreak communication guidelines. https://apps.who.int/i/item/who-outbreak-communication-guidelines [2020-03-20].

[5] 世界卫生组织. 在突发公共卫生事件中沟通风险：世界卫生组织针对突发事件风险沟通政策和规范的使用指南. https://apps.who.int/iris/bitstream/handle/10665/259807/9789245550204-chi.pdf?ua=1[2020-03-21].

[6] Hsu Y C，Chen Y L，Wei H N，et al. Risk and outbreak communication：lessons. from Taiwan's experiences in the post-SARS era. Health Security，2017，15（2）：165-169.

[7] Vanderford M L，Nastoff T，Telfer J L，et al. Emergency communication challenges in response to Hurricane Katrina：lessons from the Centers for Disease Control and Prevention. Journal of Applied Communication Research，2007，35（1）：9-25.

[8] Yen M Y，Wu T S J，Chiu W H，et al. Taipei's use of a multi-channel mass risk communication program to rapidly reverse an epidemic of highly communicable disease. PLoS ONE，2009，4（11）：e7962.

[9] Jha A，Lin L，Short S M，et al. Integrating emergency risk communication（ERC） into the public health system response：systematic review of literature to aid formulation of the 2017 WHO guideline for ERC policy and practice. PLoS ONE，2018，13（10）：e0205555.

[10] World Health Organization. Report of the WHO-China joint mission on coronavirus disease 2019（COVID-19）. https://www.who.int/i/item/report-of-the-wlvo-china-joint-mission-on-coronavirus-disease-2019-(covid-19)[2020-03-21].

[11] Clayman M L，Manganello J A，Viswanath K，et al. Providing health messages to Hispanics/Latinos：understanding the importance of language，trust in health information sources，and media use. Journal of Health Communication，2010，15（3）：252-263.

英国抗击新冠疫情的观察和思考

谢广宽[*]

2019 年 12 月，当新冠肺炎疫情还在武汉暗中蔓延时，我抵达英国，憧憬着在剑桥安静平和的新生活，丝毫没有意识到一场席卷全球的疫情即将打乱世界各地的社会节奏，影响到每个人的生活。疫情暴发后的几个月中，我与其他人一样被卷入疫情应对中，目睹了英国抗疫的方方面面。现在将过去的一些经历和观察整理出来，并对比国内的一些措施进行评论。

一、社会募捐

我在剑桥第一个月的生活十分平静。工作日奔波于哲学系、科学史与科学哲学系、医学院等的院系课堂，周末自己读书，有空时就在校园逛逛各具特色的住宿学院（College，准确地说是"书院"），参观种类繁多、收藏丰富的博物馆。那段时间过得很充实，每天都能接触一些新鲜的东西。

不久，形势就发生了变化。2020 年 1 月 23 日国内传来武汉封城的消息。英国媒体上关于新冠肺炎疫情的报道越来越多，大多从旁观者的角度来谈，普通英国民众感觉疫情发生在遥远的中国，跟自己的生活没太大关系，剑桥的生活如往常一样平静，没有呈现任何恐慌的情绪。1 月 31 日英国出现了最早的本土感染者，但没有引起大众注意，还因为英国人最为关注的焦点事件"脱欧"在同一天到来。31 日晚 11 点，英国经过几年的争论最终正式脱欧。英国广播公司（BBC）当晚进行直播，支持脱欧的英国人欢呼雀跃，首相约翰逊在致辞中大谈脱欧的好处，有些人摆筵席庆祝脱欧

---

* 谢广宽，北京大学医学人文学院讲师、剑桥大学访问学者。

成功。反对脱欧的人也到饭店聚餐，还有人点上蜡烛纪念英国作为欧盟正式成员的最后几个小时。苏格兰人走上爱丁堡街头举行示威游行反对脱欧，要求欧盟给他们留下重返的机会。

相对脱欧这一历史性事件，在英华人更关注中国疫情的发展。我每天浏览海内外关于中国疫情发展的报道，与同在剑桥的华人朋友见面后不由自主地相互交流对疫情发展的看法。与家里打电话沟通越来越频繁，时刻了解国内的生活变化和防疫情况，叮嘱家人注意防护。

剑桥的华人组织对疫情高度警惕。剑桥北大校友会原本邀请校友在2020年1月24日除夕当天一起收看中央电视台春节联欢晚会的直播，并安排在春晚直播后共进晚餐，算是一起吃顿"年夜饭"。1月23日我突然收到通知，说校友会考虑到国内疫情严重，临时决定取消聚餐活动。随后剑桥华人社区、剑桥中国中心两个团体把每年一度的春节庆祝活动改为了主题募捐活动，目标是面向剑桥本地居民，力争在2月份募集5万英镑，其中一半经费用于为武汉等被隔离城市的医护人员购买防护服和口罩，另一半用来向牺牲的医护人员的家属提供抚恤。我报名参加的"剑桥中国文化节"也成为募捐活动的一部分。

这次活动由剑桥中国中心（以下简称"中心"）主办。中心是近年在剑桥成立的非营利性组织，旨在连接剑桥和当代中国，促进剑桥与中国的交流合作。2019年中心举办了首届剑桥中国文化节，广为当地民众欢迎。2020年计划在2月1日再次与剑桥大学著名的菲茨威廉博物馆合作，利用该博物馆及其附近的场地，举办"中国年"主题家庭日，邀请在剑桥的华人欢度春节，面向英国公众传播中国文化。我收到通知后便早早报名参加志愿活动，然而直到1月30日才收到关于活动的具体安排，安排我在活动中教英国参加者写毛笔字、体验中国书法。1月31日，中方组织人员得知英国本土出现感染者后，又临时决定取消书法、手工和讲故事三项室内活动，安排我做新冠肺炎的科普和募捐宣传工作。2月1日上午，我去博物馆与其他几位志愿者一起协助布置场地，方才了解博物馆并不希望取消书法等去年深受公众欢迎的体验项目。从他们的角度看，疫情还很遥远，华人过于谨小慎微。最后双方商定保留原来的书法和手工项目，只是将场地由室内转移到博物馆前的大草坪。

活动在中午拉开了帷幕，不少英国家庭带着小朋友来参加活动。参与组织的华人志愿者分成几拨，有人负责组织签到，给孩子们发放红灯笼；有人分发关于新冠肺炎疫情科普的传单，号召大家为武汉募捐；有人在博物馆里带孩子们做游戏、组织十二生肖寻宝；剑桥本地的几位资深华人志愿者，伴着欢快的锣鼓声，奉献了精彩的舞狮和太极拳表演；我和岳老师分为两处教英国人写中国书法。书法体验活动原定在室内举办，博物馆担心墨汁洒出来会污染地毯，难以清洗，为此组织方从中国购买了毛笔、水盘和几十张水写纸。有的水写纸上印着汉字基本笔画和例子，体验者可以拿毛笔蘸上清水后直接在上面描红；另有一些水写纸只印了空白方格，供有一定汉字书写基础的人展示技能。

剑桥二月份的第一天与王羲之兰亭雅集时一样天朗气清，只是英国料峭春风的力度远超江南山阴的和畅惠风。活动即将开始时，一阵风吹飞了放在桌子上的水写纸，吹翻了顶上搭的凉棚。博物馆的工作人员赶紧加固凉棚，并找来胶带将水写纸直接粘在桌面上。我和岳老师借用胶带将"武汉加油"四个大字一并粘在了空余的桌面上。活动开始后，许多小朋友在家长的陪伴下，来到书桌前跃跃欲试。刚开始我尝试用英语介绍中国书法的历史发展、不同字体的演变，发现他们对这些知识性的内容并不是特别感兴趣。于是直接示范书写，并请小朋友在水写纸上描红。当有家长问水写纸上汉字的含义时，旁边曾在中文学校学习过的孩子抢着念出"一二三四"等简单汉字。当有人问"武汉""加油"等大字的含义时，我就顺势向他们讲了一下武汉疫情的情况。我还为一些家庭写了"春节快乐"等拜年祝福语，与他们交流对中国传统文化的印象，询问他们为什么会对书法感兴趣。发现有性格内向的小朋友，站在旁边看着不敢尝试，我主动问他们的名字，并译为汉语用毛笔写下来，鼓励孩子照着临写。用中文写名字这项内容很受欢迎，当孩子们歪歪扭扭地写出自己的汉语名字时，全家都露出了骄傲的笑容。

在四个多小时的活动中，我观察到了一些有意思的现象。我发现英国公众越来越重视中国，希望自己和孩子多了解中国，也看到过关于武汉疫情的报道。但他们认识世界的方式与我们有很大差异，就像他们写汉字的方式与我们的差别一样大。我观察到很多英国人写汉字不注重笔顺。不少人拿毛笔当画笔用，从右往左、从下往上、从中间向两边写的各种书写顺序都有。最初发现这些问题后，我试图纠正这些动作，告诉他们"正确"

的笔顺，结果这种纠正并不受欢迎。无论孩子们用什么笔顺写（或者说"画"）出汉字时，家长都赞不绝口。这让我意识到了中英文化的差异，我们在中国从小被教育用右手执笔，按照从上到下、从左到右等国家规定的统一笔顺去写字，以至于很少见到左手写字的人，那些左利手（"左撇子"）也被逼得习惯用右手写字了，由此可见传统和规范对我们的深刻影响。这些固定的规范真的那么"正确"吗？如果我们看晋唐时期的一些行草书作品，就会发现当时的书法家并没有使用这些固定的笔顺（如《兰亭序》中的"至"字）。我在剑桥大学的课堂上经常见到用左手写字的同学，而且大家执笔的方式也不统一。由此可见，在英国，教育者更鼓励受教育者的个性发展。我们生长在中国，对中国的认知已经形成了固有的模式；英国人从域外看中国，看到的景象自然不同。当我跟他们交流武汉疫情时，他们只是好奇，基于西方的文化背景想象一些场景，并没有切身的体会。他们认为疫情似乎离英国很远，在英华人小题大做反应过度。而中国人经历过 2003 年的 SARS，对当时的情形记忆犹新。特别是对于曾经在武汉生活多年、现在还有不少朋友居住在那里的我来说，对武汉疫情的认知与他们的认识当然不同。我不能期望他们完全认同我们的观点，就像不能强制纠正他们写汉字的笔顺一样。

下午活动结束后，组织者召开了一个简短的总结会。菲茨威廉博物馆给志愿者颁发了精美的证书。他们认为这次活动非常成功，博物馆每年都举办"家庭日"活动，今年参加的人数是历年最多的，创下了新的历史纪录。剑桥中国中心的李主任在总结发言中说，虽然这次活动直接募捐到的金额并不很高，但通过这次活动传播了中国文化，正面宣传了武汉抗疫的壮举，会削弱英国公众可能产生的污名化舆论。她同时宣布，次日将在剑桥市中心的狮园（Lion Yard）商业中心继续募捐。活动结束后，我主动领了几份募捐倡议书，上课时张贴在剑桥大学教学楼海报栏上。

2 月中旬，随着中国国内的疫情更加严重，英国舆论对如何应对也产生了争议。剑桥中国中心的朋友邀请我参加他们 2 月 26 日与剑桥旅游局共同主办的"2020 年剑桥旅游可持续发展大会——中国专场"，在活动中作为志愿者继续为武汉募捐。收到这个信息后，我内心有些矛盾：一方面感觉作为中国人，有义务再次参加募捐活动；另一方面，事实表明新冠病毒传播能力很强，英国已经出现社区传播，但公众排斥公共场合戴口罩等防护措施，在这种情况下参加需要自身冒很大的风险。我把这些顾虑和盘托出之后，组织者坦率地说他们也为是否按计划举办大会纠结了很长时间，最后才下定决心继续举办。为了慎重起见，会议要求每名与会者都要填写一份调查问卷，询问过去14天是否到过中国、新加坡、伊朗等疫情重灾区，是否与来自这些地区的人接触过。同时会议当天，会场入口将安装自动测体温的装置。听他这样解释过后，我爽快地答应了。

2月26日一早，我去剑桥市中心希尔顿酒店参会。会场布置很隆重，剑桥旅游局局长Emma Thornton等出席并做了主旨演讲。大会的主要目的是推广剑桥地区的旅游资源和教育资源，促进与中国相关方面的合作。参会人员约120人，主要是剑桥郡各市政府旅游部门、行业协会、酒店、餐饮、零售机构的代表，以及中国相关旅游公司、教育机构的代表。英国广播公司、新华社等多家媒体也派记者参加报道。

会议的一个重要环节是讨论新冠病毒肺炎疫情暴发对旅游业的影响。当时讨论的焦点是中国疫情暴发后，来剑桥旅游的中国游客锐减，对剑桥的旅游、餐饮、住宿、零售等企业带来重创。与会者就如何应对这些冲击、这轮冲击将在何时结束发表了各自的见解。代表中方发言的一位旅游企业老总说，他2019年底来英国本来是短期商务考察，没想到国内疫情暴发滞留在剑桥一个多月没回去，阴差阳错从繁忙的商务活动中抽身出来，深入体验剑桥的生活，萌生了开发深度游学项目的想法。一位英国发言者，长期担任上海某国际学校高管，根据自己的经验预计清明节后中国会恢复正常，大家听了之后还感到他太悲观。谁都没想到半个多月后，英国政府颁布了封城令，剑桥各大酒店、商场按照政府要求关门了，这一冲击远比中国旅游者减少更严重。

我在会场的主要工作是与另一位女士为武汉募捐筹款。这次筹款是上一次募捐项目的延续，但准备工作比上次活动更为充分。除了上次发放的疫情科普宣传页和募捐倡议书外，还提前购买了一本奖券册，每张奖券两英镑。与会者可以在会前和茶歇间购买奖券，多少不拘，有买一张的，也有买10张的。在会议结束时由嘉宾抽奖，公布获奖号码。奖品由剑桥克莱顿等酒店和一些著名旅游景点提供，获奖者可以带一名家人去酒店免费就餐一次，或者去正常收费的旅游景点免费旅游一次。会议期间，我们共售出了一百多张奖券。有位来自伦敦的中文传媒记者，看到了我们的募捐活动，主动表示要报道剑桥这边的募捐活动，希望在更大的范围内推广。

经过一个月的努力，这项募捐活动一共筹集到了 2.4 万英镑。这是剑桥中国中心和剑桥华人社区等机构经过多次努力后筹集的总额，我只参与了其中两次活动，对海外华人与祖国同呼吸共命运的义举深感敬佩。根据湖北省红十字会的公告，截至 2020 年 3 月 2 日 24 时，该会接受用于新冠肺炎疫情防控的社会捐赠款物共计 128 893.03 万元。

3 月份，英国本土的疫情十分严重，整个社会动员起来后也掀起了一股捐赠的高潮。一些剧院和音乐厅关闭后，转而在网站上发布他们过去演出的录像，或者在没有听众的大厅里演出的同时通过网络向全球直播，通过这种特殊的义演为医护人员和关键工作者募捐。最感动人的还是一些个人发起的募捐。一位曾参加过第二次世界大战的退役上尉汤姆·摩尔（Tom Moore），在他百岁生日到来之前，决定通过走圈的方式为公立医疗系统募捐。他年事已高、体弱多病，只能借助拐杖和助步车在自家花园里艰难行走，但他立志用自己的方式为医院募集 1000 英镑。家人帮助他在捐赠网络平台上设立了一个名为"汤姆支持 NHS 百岁走"的捐赠项目，从 4 月 6 日起，他每天身穿正装，推着助行器，在自家 25 米宽的后院花园走路，计划每天走 10 个来回（每个来回 50 米），用 10 天走完 100 个来回。这位百岁老兵的义举在网络平台上很快被社会各阶层的人关注，人们踊跃捐款，到 4 月 30 日汤姆生日那天，共有来自全球 144 个国家的 151 万人为他的项目捐赠了 3278 万英镑，创造了英国个人筹款的最高纪录。汤姆也成为英国的英雄，激发了全国人抗疫和募捐的热情，女王为他送上了生日祝福，英国威廉王子、卫生大臣、医院代表和文艺界、体育界的明星都在媒体上向他致敬。这种募捐的方式与我们的募捐相比，更专业、更有创意，让我们学到了很多。

二、逃生

2 月底，剑桥为湖北募捐的工作基本结束，湖北的疫情也稳定下来了。当剑桥的华人正要松口气的时候，疫情已在英国快速蔓延，一场生存危机悄然而至。剑桥本地的生活开始动荡不安，如何逃生成为新的热门话题。

客观地说，英国政府对新冠病毒的传播还比较警惕。1 月份就开始追踪从武汉到达英国的旅客，同时推进相关的科学研究。但他们采取措施的力度是否足够让中国留学生群体深感怀疑。在1月底，英国报道了最早的感染病例。剑桥大学所有的教学活动照常进行，教室里基本上没有人戴口罩。少数中国学生戴口罩进入教室，会招来异样的目光。带孩子来英国求学的访问学者意识到学校聚集的风险，经常纠结明天是否要送孩子上学。有人发起请愿活动，呼吁政府关闭学校，但响应的英国人并不多。因为英国的爷爷奶奶不会给儿女带孩子，学校关门会影响医生、护士、警察等从业者的工作。于是，一些访问学者找各种借口代孩子请假；华人留学生也想办法减少上课时间。此时一场突发的教师罢工，部分缓解了他们的压力。

为了抗议退休金改革、教师待遇太低、男女教师待遇不平等等问题，英国大学和学院工会（UCU）发起了罢工，从2月20日开始，包括剑桥大学在内的74所英国高校，第一周罢工两个工作日，第二周停课三个工作日，第三周全部停止工作，罢工一直持续到了本学期结束。参加罢工的青年教师和博士研究生，不但本人拒绝上课，还聚集在教学区入口拉横幅喊口号，劝阻想上课的学生进教室。在这种背景下，很多学术讲座和研讨会同样被取消，只能偶尔去学院参加一些读书小组活动。于是一些中国留学生光明正大地不去上课了。没有课上的日子比较轻松，但也感到失去了很好的学习环境，在疫情下放大了留学群体的不安。大家创建各种微信群，交流疫情的信息，讨论是否要提前回国。

进入3月份，英国确诊病例越来越多。3月12日，英国政府宣布确诊病例增至590例，政府的应对政策从"遏制"阶段进入"延缓"阶段。次日，英国政府首席科学顾问帕特里克·瓦兰斯爆出了政策背后的"群体免疫"理论，估计需要60%左右的英国人口（约4000万人）感染以实现群体免疫。该理论提出后在国际上引起了广泛的争论。中国留学生听说后感到不可思议，生存第一与自由至上的理念冲突凸显了中国人与英国人对疫情看法差异巨大。中国留学生无力改变他们的看法，只是明白了英国政府靠不住，只能自寻生路。

随着疫情的发展，英国公众的看法也在改变。3月6日，我跟一位英国朋友聊天，问他作为一名资深全科医生对疫情有什么看法。他很支持政府的政策，认为目前没必要恐慌，只要勤洗手、咳嗽吐痰时注意就好。我特意留了他的联系方式，说万一出现了症状无法进医院，请他多帮忙指导治疗。过了十几天，有个朋友告诉我，这位全科医生出现了感染症状，全家隔离。而通知我这件事的朋友，一周后也出现了类似症状。在周边出现感染者后，英国民众开始行动，做各种准备。3月18日我去图书馆借书，图书馆已经配备了洗手液，图书管理员还主动和我交流去超市该多买什么物资。

物资抢购是民众态度改变最直接的反映。3月9日我去超市购买罐头、药品、消毒剂等防疫物资，发现超市的食物、卫生纸之类的货物还都有，只是酒精、洗手液等出现了短缺，当然口罩很早就买不到了。3月14日再去超市购物时，发现很多货架都空了，卫生纸、面粉等很多物资缺货。食用油等基本生活物资的货架上贴着提示语："购买前三思，要让更多的人有机会获得。"也不知有多少人真的理会这样的提示纸条。过去英国人逛超市都精挑细选，拿一件商品看了又看。这次见购物者看到需要的直接扔到购物车里，恐怕时间一长就会售罄。甚至有英国人认为中国留学生有备灾经验，跟在华人后面买同样的应急物资。收银台前一个个推着满满的购物车排队等着结账。

但还是有很多人买不到必需的生活用品。在群里转的文件中，有视频显示一些黑人等少数族裔聚集在"一元店"（Poundland）的橱窗前抡起大锤，砸烂橱窗哄抢物资。群里不少人都关心地问被哄抢的是不是剑桥Grafton的"一元店"。政府官员在新闻发布会上不断呼吁大家停止非理性抢购，保证医护人员、警察等群体下班后还有东西买。大型超市联合会也发布公告称英国物资充足，但为了保证大家都能买到，基本生活物资每种限购两件。

由于西方政客的煽动，种族歧视的问题也凸显出来。病毒被贴上中国标签，一个人出去戴口罩就可能招来麻烦。有媒体报道亚裔面孔的人被当面吐痰、当众辱骂甚至殴打的事件。2月份剑桥也发生了几起歧视华裔的案件，为此剑桥警察局特致信华人社区，强调警察支持华人，提醒发生类似事件后要及时报警。中国留学群体看到这种信息后更加谨慎，减少出门次数，女留学生出门购物时则尽量结伴而行。

大学罢课和放假后留学生的学习环境恶化，"群体免疫"理论和英国政策力度疲软让大家对英国政府失去了信心，物资抢购和物价飞涨大大增加了华人的生活成本，种族歧视削弱了华人在剑桥生活的安全感，几种因素交织，使得华人产生了严重的生存危机。3月18日，剑桥大学图书馆系统全部关闭。3月20日，系人事秘书通知全系职工即日起全部在家办公，办公室停止服务。3月25日英国王储查尔斯王子确诊，3月27日卫生大臣汉考克确诊，英国首相约翰逊同时中招，几天后被送入ICU抢救。这些事件更加促使留学生群体想尽各种办法逃生。

面对生存危机，留学生群体本能的反应就是尽快回国。毕竟国内的病情已经稳定了下来，而且政府强有力的管控措施让大家看到了信心。于是，在2月份就不少人提前订飞机票。3月份时机票已经一票难求了。由于疫情之下航班经常被取消，即使买到机票，也会担心自己能否成行。于是，有人同时买几张机票，确保能够顺利回国。有个剑桥大学的中国学生，买了8张机票最后都未能登机。2月份的时候从携程和航空公司的网站上还能买到直飞的机票，到3月份时，发现只有中转换乘的机票了，机票的价格比平时贵了几倍。买到票的幸运儿，还要准备N95口罩、护目镜、防护服等物资，全副武装拉着行李赶赴机场。幸运的人历经周折回到了国内，哪怕被隔离两周也感觉终于安心了。不走运的人，到机场发现自己的航班在最后一刻被取消了，处于进退不能的尴尬境地。

这段时间剑桥华人群体迅速建立了很多个微信群，除了原来的"华人社区群""访问学者群""留学生群"之外，新增加了"2020英国访学留守群""海外华人新冠肺炎疫情交流群""英美剑桥新冠交流群""英国华人新冠防疫交流群""剑桥留守互助群"等各种名目的抗疫微信群，转发各种疫情信息，讨论对策。群里成功订到了机票的人，开始转租房子、抛售物品，把之前买的自行车、电饭锅等物品和之前抢购的大米、方便面、药物、消毒液、口罩等无法带走的物品在群里低价甩货。有的人走之前来不及转让，把带不走的食物、厨具、棉被等生活用品直接抛弃在垃圾回收站。

买不到机票的人只能想别的办法去更安全的地方躲避。一些华人开始筹划搬家，寻找更好的躲避场所。比如从伦敦市中心搬到乡下，从几个人居住的合租房搬到单人公寓，甚至从英格兰逃到苏格兰。有个学生告诉我，他和其他几个朋友在苏格兰某小岛的村庄租了一栋房子，打算一起去避难。岛上只有一座桥连接两岸，相对比较封闭，村里居民很少，相信很安全。不足之处是岛上交通不便，没有大超市，需要从其他地方购买物资开车运过去，他们装了一车食物和消毒用品希望能支撑两个月。

春节期间，有几位朋友给我发微信拜年时，带着羡慕和揶揄的口气开玩笑说，我这次来剑桥访学是"成功的逃难"——成功逃离国内的疫情。

过了不到一个月，国内的朋友过来询问我在英国的情况，问我要不要寄口罩，催促我早点回国。当时我想，英国是现代公共卫生事业的发源地，诞生了种牛痘预防天花这样的伟大发明，在应对疫情等方面经验丰富，因此很有信心。当看到首席科学顾问提出"群体免疫"理论后，这种信心很快动摇了。加之英国医疗系统资源紧张，签证已经注明不能享受国家健康系统（NHS）的免费医疗。在这种情况下，我一方面加紧准备必要的物资，另一方面也开始探索回国的可能。

相对自费留学，公派访问学者首先遇到的是政策问题。按照国家留学基金管理委员会的要求，访问学者首先要经过派出单位的同意，然后向国家留学基金管理委员会提交申请，由国家留学基金管理委员会购买回程机票。按照北京市的防疫要求，如果返回北京，需要征得所在单位和社区的同意。当访问学者询问学校人事部门如何办理时，大多高校并不给出明确的说法，只是一再强调回国途中风险更高，机场等候和密闭飞行感染的概率很大，建议原地抗疫。很多小区也不乐意接收回国留学人员。我一位在欧洲留学的朋友返回北京后居家隔离，所住小区的业主在业主微信群里群起而攻之，指责这家人不负责任。

第二个要考虑的是隔离问题。3月16日之前，回国后需要居家隔离两周。很多家庭有高龄老人，如果回家隔离，会给老人带来风险。3月16日之后，北京要求境外回国人员都要集中隔离14天，隔离费用自理，两周差不多要1万多元，又是一笔很大的支出。

当然也有访问学者不理会这些政策，不惜重金直接买机票回国，毕竟命比钱重要！特别是有老人和孩子同来英国的，更是想尽办法尽早回国。我的一位邻居，花了数万元为自己和父母抢到了4月初回北京的机票，感到很幸运。但3月26日传来了伦敦城市机场关闭的信息，当晚中国民用航空局又宣布各个航空公司每个国家仅保留一条飞中国的航线，且每条航线每周运营班次不得超过一班。据报道，民用航空局出台"五个一"政策后，国际航班量下跌至往常的1.2%，大量航班取消，而且民用航空局出于疫情防控考虑，要求航班客座率不能超过75%，原来卖出的超过75%的那部分机票，无法保证乘客登机。像我邻居这样原本幸运买到票的人也回不去了，真是无处可逃！4月13日，国内亲友在媒体上看到驻英大使馆组织包机接留学生回国的消息，纷纷发微信让我早点订票。且不说公派留学人员不在搭乘范围之内，就是允许购票，其高昂的价格也令人望而却步：伦敦直飞国内航班经济舱机票价格三四万元，公务舱五六万元一张，抵达北京后新冠肺炎检测、隔离和食宿费用每人还需要再付一万元。这对于一般家庭来说是很大一笔开支。

回到国内的留学人员，除了要集中隔离，还面临很大的舆论压力。个别留学生不服从入境管理的视频被到处转发，引起了舆论围攻，类似"建设家乡你不行，千里投毒第一名"的口号在各个群里转发。想想我们这些人，在中国工作了许多年后被派到国外学习，刚忙完为国内募捐的活动就面临自身生存的危机，在国外面临"中国病毒"的种族歧视，回国还背负了"千里投毒"的舆论谴责，真是可悲可叹。

剑桥本地有个华人司机春节期间对我说，春节前有中国企业家联系他开大巴去机场接机。这位老总全家十几口包机飞英国，在伦敦全款购买了一栋豪宅准备在此躲避疫情。这位司机大哥当时目睹了老总一掷千金的豪爽，感叹说这么有钱的人面对瘟疫一样要逃难。一个月后伦敦成为英国疫情最严重的地方，不知道这位老总是否还在他新买的豪宅避难，也许早就再次包机带着全家折返国内了。

三、自救

2020年3月初，我搜集各种信息，评估英国疫情发展的形势，决心在剑桥坚持下来，观察英国社会在危机状态下的运行。同时整合资源，对于可能出现的各种情况做好方方面面的准备。

中华民族在漫长的历史中经历了太多的灾难，我们的文化基因中镶嵌着深深的忧患意识，求生的愿望非常强烈。刚进入3月，国内的朋友就提醒我要按照最坏的情况准备。我想最坏的情况可能是两个月不能出门，为了熬过这两个月，我借鉴朱元璋的"深挖洞、广积粮"策略，从信息、医疗、物资等方面做准备。

危机之下，信息渠道非常重要。除了各种微信群转发的信息和分析之外，3月份我每天看英国广播公司、金融时报（FT）、纽约时报（NY Times）等网站和国内的各种报道，了解疫情的发展，收集关于剑桥购物、医疗方面的信息。结果天天在电脑前浏览各种信息，各种负面信息铺天盖地而来，导致内心十分焦虑，无法安静下来做事情。索性在4月初断了几天网，在家天天写毛笔字，缓和内心的紧张。

考虑到新冠肺炎与流感初期症状相似，为了减少患流感而被误诊的可能性，我3月6日特地去药店注射了流感疫苗。之后与剑桥的医生朋友、北医校友联系，在他们的指点下，去药店购买了退烧药、酒精、维生素等药品。3月下旬又收到国内朋友寄来的口罩，加上之前储备的一些常用药品，感觉基本上够用了。

发生抢购时，我跟风囤了些食物。先是买了许多大米、麦片、干面条、植物油、食用盐等能长期存放的基本生活物资。有人提醒我，英国的水电都是私营的，危机时刻可能会断电而无法烹饪，我又去买了不少罐头、方便面、饼干等无须加工便能直接吃的食物，把厨房的抽屉塞得满满的。牛奶、鸡蛋、蔬菜等无法长期存放，只能定期去超市采购了。英国超市送货优先为老人送，一般的送货机会很难抢到。我也尝试参加某华人平台组织的团购，很快发现质次价高、服务态度极差，上当受骗后很快就放弃了。进入五六月份后，超市供应趋于稳定，很多囤积的东西并没有派上用场。

为了防止在家隔离期间无所事事，在图书馆关闭当天我去借了三十多本书，有专业论著，也有消遣的艺术类书籍。从国内带来的毛笔派上了用场，在心情不愉快时用写字排遣消极情绪。农历三月初三是传统的上巳节，1666年前的兰亭雅集就是王羲之在这个节日组织的聚会，呼朋唤友集体春游修禊，以祈求平安、祓除不祥。今年的三月初三，窗外春光明媚，但在英国没有雅集，我也不能出去春游，只好坐在客厅，沐浴着阳光临写《兰亭集序》，寄托消灾祈福的美好愿望。此前数次临习此帖，主要关注书圣精美多变的笔法和浑然天成的章法布局，很少探究其写作背景，对文章的内容缺乏深入理解。这次临写，恰逢英国感染人数和死亡人数突飞猛进的疫情暴发期，突然想到《兰亭集序》也是诞生在一个动荡不安的社会背景中。王羲之生活在乱世东晋，书写此序的时间为永和九年春，正值他的顶头上司殷浩北伐前夕。殷浩是王羲之的好友，为与政敌桓温争权而执意北伐。王羲之得知后写信竭力劝阻未能成功。结果殷浩大败而归，被免职废为庶人，王述接替他成为王羲之的上司。王羲之与王述原本不和，不愿接受王述的领导，过了一年就辞官归隐了。了解到这一背景，立刻明白了王羲之在天朗气清、惠风和畅的好天气，面对群贤毕至高朋满座的欢乐场景，饮酒赋诗之后，为什么会痛感"死生亦大"，悲叹生命之短暂、世事之无常。这种感叹在疫情之下引起了我的共鸣。病毒没有种族歧视，也不分阶级，英国王储、首相、卫生大臣、首席医疗官先后被感染，更何况我们这些普通百姓、海外游子呢！面临死亡的威胁，更感受到生命的珍贵。

焦虑、恐慌、孤独是疫情中常见的心理创伤，每个人都自觉不自觉地寻找疗愈的方法。有人天天打电话倾诉，有人在微信群里不断吐槽，有人刻苦钻研厨艺转移注意力，有人寻求更专业的心理救助。美国哥伦比亚大学全球中心邀请了七位心理咨询师，共同举办"中年时期的困惑与再出发"七日谈活动，在疫情之下共同探讨职场、家庭、生活中的困惑，我和几位朋友参加了这次活动，感觉它对身在异域的访问学者来说比较受用。

身在海外，总感觉缺乏组织的支持。剑桥留学生的官方组织就是剑桥中国学生学者联合会（CSSA），学联虽设有访学部，但主体是年轻的本科生和研究生，跟我们这些中年人打交道并不多。3月24日，中国大使馆通过学联通知留守在剑桥的留学人员，准备领取健康包，说健康包中有20个外科口罩、2个N95口罩和一些连花清瘟胶囊。但领取健康包的人必须向学联实名登记自己的院系、住址和各种联系方式。从英国人的角度看，这属于典型的过度收集个人信息的行为，侵犯个人隐私。中国人没有投诉自己的隐私被侵犯，反而感觉找到了组织。每个留学生按照住宿的地理位置被分作若干片，每片建立一个微信群，群主作为小组长定期让大家报体温。将近一个月过去了，我们也没领到健康包，但留在剑桥的留学生被组织了起来。学联发过两次口罩，每个人可以去领10个一次性口罩。我去了一次，看到两位穿戴严实、防护周密的本科同学，于是给他们拍照留念，对他们的志愿付出深表感谢！

微信群是英国华人互相帮助的重要渠道。4月初，有位带着孩子来英国的访问学者连续发烧了8天。找全科医生求救，医生说现在诊所不接有感染症状的患者；打电话叫救护车，急诊医生来了之后检查了一下，认为达不到昏迷或极度呼吸困难的收治标准，拒绝收治。最后只好通过微信群求救，几经周折寻找到华人医生远程诊断，又在群里找到了相应的药物，缓解了症状。

"手中有粮、心中不慌"，陆续完成了上述准备后，基本解决了生存的问题，开始留心观察英国是如何抗疫的，从而发现英国的抗疫也在一直强调个人自救，有意回避了政府包办的模式。

华人强调集体、高度依赖组织，即使在海外没有正式组织的情况下还通过学联这种机构组织起来。为了生存，中国人愿意放弃自己的部分隐私权和自由权，服从组织的安排。所以政府能够在春节期间控制全国人口的流动，让大家在家两个月不出门，以减少疾病的传播。这在英国是不可思议的事情。英国人更注重自由和权利，个人主义、自由主义、经验主义传统深厚。英国哲学家穆勒在其名著《论自由》中清晰地论证了社会自由的宝贵，指出只要一个人的行为不伤害他人的利益，社会就不应限制其自由；如果一件事，政府和个人都能去做，哪怕政府能做得更好些，也应该优先让个人去做，因为这样更能促进社会的整体和长远利益。[1] 因此英国社会非常警惕政府权力的滥用，反对包办一切的"大政府"，这就注定了它不可能跟着中国"抄作业"。精明的政治家，懂得做出必要的牺牲，然后调动社会成员的主动性，我观察英国首相约翰逊成功做到了这一点。

约翰逊与美国前总统特朗普一样特立独行，经常不按常理出牌，得以赢得大选，带领保守党成功脱离欧盟，解决了英国的一大难题。但他还有些不同，作为一位记者和作家，他曾为丘吉尔写过传记，有像丘吉尔那样力挽狂澜的政治抱负。夺得首相大位之后，他的主要精力可能都放在了脱欧上。脱欧之后才发现一场大祸将至，疫情已经在本土蔓延。在这种情况下，他展现出重视科学家在决策中的作用的一面，宣示依靠首席科学顾问和顶尖大学的研究团队，对疫情的发展进行科学判断，决定选择更加温和的应对策略，拒绝关闭学校和停止大型体育活动。我认为这一方面有经济方面的考虑，希望减少社会隔离带来的经济停滞；另一方面更可能是一种精打细算的政治策略。在个人主义传统根基深厚的英国，出台类似中国或意大利的严格隔离措施，势必会引起民众的强烈反弹。后来欧洲和美国部分疫情严重的地方都出现大规模的聚会反对社会隔离就是一个证据。

3月12日约翰逊宣布了非常消极的应对策略，提醒民众要做出很大牺牲，做好失去亲人的准备。次日又有意无意地让首席科学顾问抛出"群体免疫理论"，不到一天的时间舆论迅速出现反转。英国免疫学会发表公开信质疑其理论模型，500多名英国著名学者呼吁政府采取社区隔离等强有力的政策，28万公众联署要求英国政府向意大利学习。观察到民意变化后，约翰逊的态度出现了180度大转弯（或者说正式公布他真正想推行的政策），一步步提高社会控制的力度：3月16日关闭剧院，18日关闭学校，20日关闭酒吧、餐馆、体育馆等公共场所，23日起全国封城三周，2020年3月29日又宣布严格的控制措施将延长至6月。在提升社交控制措施的同时，他又推出了一系列经济纾困措施：政府提供3300亿英镑的贷款为企业解决资金困难，向受疫情影响无法工作的劳动者发工资，为老人免费发放食物。这种声东击西、软硬兼施的政治策略，让极端重视个人自由的英国民众接受了社会隔离的现实。

约翰逊也展现了鲜明的个人魅力。他哼着生日快乐歌向公众示范如何正确洗手，向英国3000多万家庭邮寄印有他签名的倡议信，经常出席新闻发布会，在家隔离的时候还每天在社交媒体发布自己录制的短视频，鼓励大家待在家里。直到确诊的前一天晚上，还与财相一起在唐宁街10号门口为NHS医护人员鼓掌加油，这些都赢得了民心。以至于在他被送到医院抢救后，大批民众在晚上8点为他鼓掌加油，原来拼命反对他的人，也公开祈祷他能顺利渡过难关。

英国是一个君主立宪制国家。初到英国之时，恰逢哈里王子夫妇宣布退出王室，引发了社会舆论对王室的非议，有报道对比世界各个王室每年的开支，抱怨英国王室多花了纳税人的钱。但在面临灾难时，英国女王展示了独特的魅力，成为民众的精神支柱。伊丽莎白二世是英国在位时间最长的君主，第二次世界大战中经历了伦敦大轰炸，参与了军队的支援服务。她登上王位后又经历了大英帝国殖民体系的瓦解等重大历史事件。作为93岁的高龄老人，她同样是易感染者，是社会的重点保护对象。伦敦疫情暴发后，她从伦敦的白金汉宫搬到城外的温莎城堡居住。3月19日，她从温莎发出信息，号召民众团结起来共同努力、抵抗疫情，要让"每一个个体发挥至关重要的作用"。4月5日，首相约翰逊病情危重，被迫送医院治疗。面对英国出现的领导力危机，女王对全国公众发表电视演讲，用沉着有力的声音，深情地回忆起1940年在第二次世界大战中她第一次发表演讲的情景，高度赞扬民众和医护人员的表现，鼓励民众面对危机要树立信心，坚信"美好的日子终将回来，我们将会与亲友重聚"。这一演说对重振英国士气起到了至关重要的作用，她的王者之风征服了英伦三岛不同民族不同阶层的人士。英国女王同时也是英国国教圣公会的法定首领。4月11

日在复活节前夕，女王一个月内第三次发声，她从复活节点蜡烛的传统说起，强调光明终将战胜黑暗，人类必定打败冠状病毒。这短短几分钟的演讲，再次为英国带来了温暖、希望和信心。

正如女王所说，英国抵抗疫情要让"每一个个体发挥至关重要的作用"。疫情中英国民众迸发出了惊人的热情和创造力。为了克服医院人手紧张、资源不足的问题，卫生大臣汉考克3月24日宣布面向公众招募25万志愿者，仅24小时就有超过40万人报名服务。很多退休的医护人员重返工作岗位，冒着生命危险参与患者救护工作。青少年中，有中小学生参与设计新的个人防护用品。老年人也不甘消极等待保护。

英国在抗疫过程中也暴露出了许多不足。曾让英国人倍感骄傲的国民健康系统，在保守党执政期间经费被不断削减，引入竞争机制后并没有显著提升工作效率，导致英国人均卫生资源显著不足。英国政府错失很多机会，未能做好应对疫情的充分准备，虽然做了很多研究，但口罩等个人防护用品、呼吸机等设备严重短缺，病毒测试能力迟迟得不到提高。在信息公开方面，早期统计数字公布延迟和统计准确度不高，也备受社会诟病。所谓的"封城"政策，也没有像法国意大利那样严格执行。透过窗户，我每天都能看到很多年轻人出来散步、遛狗。按照政府的规定，70岁以上的老人不应外出。但我熟悉的一位英国老先生告诉我，他和老伴每周去超市购物一两次。我问他英国政府封城政策太松还是太紧时，他说这个政策的问题不是太松或者太紧，而是实施太晚！正是这些失误，使得英国成为欧洲疫情最严重的国家之一。英国有句谚语说得好，God help those who help themselves！自助者天助之，无论在哪儿，自救都是王道。能在恶劣环境下生存下来的，都是幸运。

四、最后的一些反思

前面主要是我在2020年三四月份的一些观察和思考。5月28日，英国政府逐步解除了社交隔离政策；7月4日起，剑桥这边的餐馆、酒吧、理发店等开始恢复营业，整个社会基本恢复了正常运转。总结过去数月英国社会应对新冠肺炎疫情的过程，它更强调个人自由和隐私保护。

（一）个人自由与自律

如前所述，英国是一个"小政府、大社会"、个人主义传统根深蒂固的国家。人们对个体自由等基本权利的珍视甚至超过了对个体生命的保护，对政府信任度不高，十分警惕政府对个人权利的干涉。所以英国政府在疫情暴发初期无法采取有力的社交隔离措施，只有在疫情发展到一定阶段，人们对疫情的认知形成共识后才颁布了较为严格的社交隔离政策。而且这样的隔离政策是建立在个体自觉基础之上的。在整个社会隔离期间，依旧允许每天出去买菜和锻炼。我在剑桥很少看到警察巡逻，更没有社区的人在门口值班站岗，基本全靠个人自律。当然，剑桥是个小城，在伦敦等大城市或者著名海滩会有警察值守。在募捐过程中，个人和社会组织发挥了主导作用，政府和红十字会的作用并不突出。另外，人们对政府的期待也不高，面对疫情更突出自救和互助。我认识的两个英国家庭感染新冠肺炎之后，就自觉在家隔离，等待自愈，也不期待政府为他们做什么。相反，教会和一些非政府组织很快动员了起来，组织志愿者为隔离中的人们提供运送食物、心理疏导等帮助，甚至因为疫情而面临财务危机时也可以向这些组织求助。

（二）隐私保护

英国社会非常重视隐私保护，把个人的住址、电话号码、身份证件、银行卡信息等都作为个人隐私严格保护。政府公布感染者信息时绝不会透露感染者的个人身份和具体住址，也不能利用手机追踪个人生活轨迹。新闻媒体报道时也严格保护感染者身份（首相等公众人物除外）。这就导致很久以来政府无法建立有效的追踪系统。更无法像中国那样利用手机收集个人身份、生活轨迹和健康信息，实施健康码计划。中英两国都应做好管理效率与隐私保护之间的平衡。

参 考 文 献

[1] 约翰·穆勒. 论自由. 孟凡礼译. 桂林：广西师范大学出版社，2011.

康桥疫影，一个留学生的思绪点滴

梁佳媛[*]

上　篇

2020年3月10日，午后明媚的阳光斜射入餐馆的橱窗，浓郁的咖啡氤氲出闲适的气息，两三朋友围坐一起谈笑风生，不远处传来街头艺人悠扬的萨克斯风，这就是剑桥城中心的情景，人们都置身于一切如往常般的错觉中，难以对潜在的威胁有所警觉，若不是与日俱增的病例报道，若不是国内家人的关切敦促，若不是德国朋友的疫情告急，想必自己也很难从这种看似平静的氛围中清醒过来，更不可能会提前去准备些什么。未雨绸缪只是中国的古训，西方则有自己的生活态度：Come what may，heaven won't fall。

此刻，自己才有准备一些病毒防护用具的意识，首要想到的即是口罩，而非洗手液，更非后来被民众疯抢的厕纸，印象中菲茨威廉博物馆附近有家药房，我匆忙奔去，待距店铺一米开外的距离，门上的告示映入眼帘，其醒目的文字当即消解了我推门的意义：口罩已售罄。看来问询口罩的人还不少，自然，这种情况也并非完全在意料之外，当初支援武汉时，在英留学生不遗余力地成批采购当地口罩，将之与拳拳赤子之情一并遥寄祖国，谁也不曾料想，自己会在一个月后有同样迫切的需求。心存些许侥幸，我用谷歌地图标定了附近所有的药房（Pharmacy 和 Chemist's），想着一一走访后，兴许能有所收获，然而，这种幻想在我空手走出最后一个药房时彻底破灭。我怅然地望向远方，凝视着渐浓的暮色，想到自己即将和

*　梁佳媛，北京大学医学人文学院博士在读。

绝大多数的当地民众一样，被动地等待着病毒将自己囚禁于这剑桥小郡的一隅时，一个寒噤随着骤起的冷风侵袭全身。英国，是要变天了。

踟蹰于漫长的回家路上，我思绪凝重，还有什么办法呢？真的要坐以待毙吗？也许……一个想法闪烁脑际，对，这也许可行，我当即加快了步伐，回到家中，我跳到电脑桌前，或许亚马逊上还可能有自己的需要。和预期一样，防护设备飙升的价格让自己倍感困顿，最低廉的10只普通医用口罩已卖到9.99镑，但根据用户评价，其质量似乎还存在问题，而明星产品N95，单只售价已达7镑，挣扎一番，我决定只购买2只N95，放在阳光下杀菌或许可以反复佩戴。

11日清早，我带着前一晚列好的清单裹着致密的围巾直奔超市，自己的住址距离市中心的大型超市太远，而附近的便利店里没有齐全的生活用品。坐公交绝非明智之举，只能走着去，庆幸的是消毒液和消毒湿巾还有存货，但清洁产品区的洗手液已了无踪影，可见英国国民确实在认真践行着政府推崇备至的病毒预防手段，谷物和面粉是存储的重点，油盐酱醋也要备着，蔬菜对于素食者的我，是三餐必不可少的，然而却不宜久存，且房东太太给我的冰箱空间实在有限，我只能多储备些罐头。拎着沉重的两筐货物排队结账时，自己其实仍有些许迟疑：是否自己反应过度，可能最终是虚惊一场，可能这个现代公共卫生体制的发源国真如其承诺所说，全然做好了应对疫情的准备，可能局势会随着特效药或者疫苗的研发而得到有效控制，可能……"你好，需要袋子吗？"直至思绪被收银员的问询打断，我回过神来，"是的，请给我两个"，从收银员毫不掩饰的诧异眼神中我意识到自己囤积食物行为之于当地民众的反常性，可以料想路人即将对我大包小包加背包的形象予以类似的眼神。但那又如何，在这特殊时期，迎合众人感受而裹足不前有何意义？

一日往返两趟的超负重采购让自己精疲力竭，看到微信记录的两万六千多步，感觉自己的速率远不及病毒传播的步伐。情急之下，我想到或许可以尝试给房东老太太做功课，她有私家车，如果能被我说服，认识到新冠的严重性，或许可以载我去批量采购一些消毒用具和生活必需品。她是一位有素养的职业女性，尽管上了年纪（67岁左右），但有一定的分析审度的能力，我竭力援引中国的实例和意大利的近况，向她论述目前形势的严峻性、提前预防的必要性。老太太只是笑着回应："谢谢你，我会注意的。"然而第二天傍晚，我即得知她将前往三一学院教堂，参与上百人在场的器乐演奏会，显然，自己前期的陈情皆是多余，她对疫情的态度和多数民众别无二致，丝毫不认为既有的几十例英国病患将对她的生活构成威胁。此刻的我，有的不仅是寻求外援无果的失落，另一种名为"恐慌"情绪也涌上心头，房东千万不要因她频繁的社交活动而成为病毒的潜在宿主。

13日，一切必需品安置妥当后，即将进发的最后一站，即是此次来英的访学机构：剑桥大学科学史与科学哲学系（Department of History and Philosophy of Science，HPS）。该系坐落于彭布罗克学院（Pembroke College）附近的自由学派巷（Free School Lane），尽管离喧嚣的城中心仅有十分钟步程，但狭长的小巷只愿独享幽寂，孤高地谢绝了一切机动车辆的过往，实有种"安禅制毒龙"的意味，巷之尽头，就是科学史与科学哲学系，这座古典哥特式建筑已矗立百年有余，拱形的门廊下，木质门板亲切地接纳着每位造访者试探性的推搡，现在只愿病毒的魔爪不要过早地将其叩响。

此行目的有二，一为归还系里惠普尔图书馆（Whipple Library）的借书，一为带走自己储物柜里的多本学术佳作。赶来时，正值8点半开馆之际，然而系里人迹寥寥，二月中旬发起的教工罢课活动彻底扰乱了这里的教学计划，学生多半是去声援游行活动了，无奈，这次访学恰逢多事之秋，想到自己前期的访学计划多半因此落空，不禁暗自神伤起来。"梁，最近还好吗？"我几近黯淡的目光被视线中渐渐清晰的身影点亮，是保罗，康奈尔大学科技史系的博士，我在HPS最有共鸣的伙伴。他的半年访学即将在三月底结束，不出意外，这可能是我们在剑桥相见的最后一面。保罗一贯着典型美国男孩的开朗和风趣，空荡的休息室随即成为我们畅谈的茶话厅，将近正午，隐约飘来的餐食气息也并未冲淡我们闲聊的兴致，直至话题转向当前的疫情，我随口问道："登机用的口罩、洗手液之类的防护工具都准备好了，是吧。"他答得有口无心："嗯，洗手液有，口罩……不是起不到作用吗？"顿时感觉空气有些凝滞，我一时语塞，"额，准备着应该没有坏处吧。"诚然，是我的问题，我俨然把他当作一个中国朋友来对待了，然而，学术无疆界，学者有国别，探讨研究课题时，我们可以轻易理解彼此的考察径路、认知模式，但当涉及文化习性时，横亘于我们之间的，是一道坚实的屏障，戴口罩对于欧美民众而言，真的不太习惯。从他略带尴尬的笑容中，我意识到，进一步的解释或劝诫终将无济于事。竭力掩抑着欲言又止的惆怅，我故作轻松地说道："带个消毒湿巾登机兴许也不错，一定多保重，回到美国记得向我报平安。""一定，如果可能，等今年夏天中国疫情一结束，我就去北京找你玩。""好啊，北京美味的烤鸭随时向你招手。"两人又是相顾一笑，但或许，这一别，再见时已历经沧海桑田。

斜阳拉长了自己踽踽独行的身影，不远处是奔涌的康河，"逝者如斯夫，不舍昼夜"，夫子做此感慨时，是否也有什么东西郁结于胸？当我迈着灌铅的双腿缓行至家中，意外地看到倚靠在藤椅上读报的房东老太太，旁边的茶杯还升腾着缕缕热气，膝上的猫咪正伸着惬意的懒腰，精致的时钟恰好在此刻敲响，只听得三声，往常这个时候，她应该还未下班。看得出我的诧异所在，老太太缓缓摘下金丝眼镜挂于领口，以一贯温暾的语调解释道："梁，从今天起，我就要在家办公了。你知道的，我上了年纪，肺部又有病症，属于此次病毒的易感人群，我的部门出于安全考虑，让我避免与外界接触，这也有道理，对吧？"

"是啊，健康和安全比什么都重要，你部门的考虑很周全。"我应声附和。此后，是两人皆没有心思去打破的长久沉寂，显然，我们都不愿意接受这样的安排，无论是被部门主动隔离、此刻强掩愠色的房东，还是即将失去独处空间、心中已然百味杂陈的自己。晚上，我提早熄灯，希冀自己能够逃遁于梦境，以忘记近日的一切不悦。然而，命运似乎就是如此，它令寻求刺激者常感乏味，却让向往平静者时历波澜。谁知梦醒过后，又将有怎样的变局。

14日，房东清早驱车外出，回来时亦悄无声息，待我中午走进厨房时，发现她已然将大半个超市运了回来，各式罐头、面粉、奶酪、调味料充斥厨房各角，这应该是为长期自我隔离准备的，我不由惊异于她对疫情态度的骤然反转。就在此时，她将注意力投向我，露出她极有分寸的微笑："梁，一起聊聊好吗？"面对她不寻常的亲昵，我有种末日审判的预感。"正如昨天所说，我是这次病毒的易感人群，这意味着我不能接触外界，自然"，她略有停顿，为接下来的重点做铺陈，"自然，也不能通过家中其他人接触外界。"我已然会意，她是担心我的外出会给她带来潜在的威胁，也想让我隔离外界。诚然，我不计划在近期过多出门，但这不意味着我会允许房东以任何理由剥夺自己出门的自由。

"艾伦太太，你的顾虑很有道理，但我想如果及时做好防护，就能有效抵抗感染，况且纵使我不出门，梅根（房东女儿）每周末不也要从学校回家吗？"

"嗯，我考虑过，梅根说她没法放弃社交活动，所以这阶段我让她住我朋友家，你们年轻，抵抗力强，但我需要被妥善保护。"

不列颠民族的智慧果真了得，竟以如此委婉的言辞传达出如此决绝的态度：决不允许任何人有任何威胁其生命的可能，纵然是自己的至亲。老太太清楚自己握有胜算的筹码，即目前我的处境，眼下日益紧张的疫情让中国人在欧洲备受排挤，我几乎不可能另寻他处，纵然找到房源，租车搬家又是一番周折，被感染的风险也需要考虑。无疑，我只能在她这种近乎残酷的理性面前败下阵来。"好吧，你的顾虑也有道理，为你的健康着想，我以后可以不出去，但这个消息有点突然，我毫无准备，今天总得让我去附近超市买些蔬菜和食物，像你今早这样。"这可能是我能为自己争取的最后权益。房东已然尝到了胜利的果实，"嗯，这次就去吧，但以后可以考虑在网上购买。"就这样，英伦世界的一切被隔离在了结实的落地窗外。

中　篇

2020年3月13日，英国政府语惊四座的"群体免疫"（herd immunity）显然造成了民众的深度恐慌，由于担心意大利的情形在英国重演，中国留学生纷纷归国，相关讯息成为当天的热点，母亲得知情况，亦来电力劝我回国，此前，母亲不止一次建议我趁早动身，我始终坚声拒绝，理由似乎很充分：当初申请访问剑桥大学的资格和国家留学基金管理委员会的资助，自己投入了三个多月的时间与精力，尽管留下来的收获将远不如预期，但至少还可以通过校园账号在线查找一些学术资料，迄今来英不足三个月，若是现在离开，就意味着前期的投入将付之东流。我未曾后悔过自己留在英国的决定，直至今天，听到电话那端母亲带着哭腔的规劝，自己第一次为不回国的决定而感到惭愧，我何曾想过整日为自己忧心的父母？我有我的理想、我的抱负，而他们呢？他们只有我一个女儿，只有这一份亲情的寄托，我的一个轻微的感冒，之于他们都可能是山崩海啸。但无奈木已成舟，现在回国已然不现实，返程机票千金难求，感染风险与日俱增，眼下能做的，就是调整好心态，抵抗一切生存压力，为自己，就是为家人……

16日，剑桥学生防疫群中的一组视频加剧了大家无处安放的恐慌，视频中，疯狂的欧洲民众蜂拥至商店，争抢生活必需品，一男子为夺取一桶牛奶，将前方女士推倒一旁，两壮汉为争抢一包厕纸而大打出手，待行动迟滞的老者蹒跚而来时，仅剩空荡的货架与其昏花老眼悲戚相对。没有闲暇去调侃欧洲绅士们的"风度"，身陷"囹圄"的自己恍然意识到，物资紧缺即将成为异国求生的重大挑战。我迅速打开某超市的网购平台（之前曾经使用过，3镑的递送费让人望而却步，而此刻已然顾不得这些），果不其然，商品已所剩无几，但现在不是挑剔的时刻，能吃的食物就尽量储备着，自己好似在参与一场争分夺秒的赛跑，稍晚一步，数量有限的食品就会被装进别人的购物筐，匆忙选好货物，终于进入结账环节，紧绷的神经似乎即将随着冲向终点的胜利而得到舒缓，但页面上的 No slot available 冰冷地浇灭了希望的火光，已经没有可供选择的递送时间档，无论是本周、本月，还是本季，又是当头一棒。来不及沮丧，我赶忙尝试其他网上超市，但为时已晚，递送服务已然供不应求。

无独有偶，消毒工具的价格和数量也在急剧地变化。傍晚，意外收到了亚马逊的退款信息，供应商竟以货物售罄为由，主动取消了先前的N95口罩订单，我猛烈地敲击着键盘，在投诉页面倾泄着这一周来的所有愤懑，相似的经历也随即被勾连起来，此前，在得知酒精可以有效杀灭病毒时，自己也曾跑遍剑桥附近的药房，唯一收获到的就是对于"中西观念差异"说法的进一步认同，英国市场视酒精为有害肌肤的化学物质，即使是消毒湿巾，也要强调不含酒精，所以这里买到酒精产品是不可能了；而当时亚马逊一瓶50毫升的酒精，价格已蹿升至40多镑，面对这类坐地起价的商品，不只是我个人，多数囊中羞涩的留学生也同样缺乏果断购买的魄力。其实，无论是采购防护物资，还是购买回国机票，留学生都面临着进退维谷的两难困境，现在购买，代价太高；等日后降价，又担心商品即将被售空，于是整日焦虑地计划着自己的求生投入，结果，最担忧的情形成为现实，我们眼睁睁地看着口罩、酒精，机票，这些可能的救命稻草一一被标以"unavailable"。

17日，与房东朝夕相对的生活令我寄人篱下的被束缚感与日俱增，而她对疫情的典型英伦态度也着实让我无可奈何。一方面，老太太以看似谨小慎微的态度限制着我的出行与女儿的回归；另一方面，她又热情地敞开家门与街区志愿者多次攀谈，因为她的生活缺不了新鲜牛奶和果酒，而志愿者的无偿递送服务正好迎合老太太之需求。"他们真是友善的天使"，房东满是惬意地向我赞许道。

"嗯，确实这里的居民都很有爱心，但他们毕竟没有任何防护，我们不能保证这些人没有被感染。"

"他们都很年轻，应该没有问题。"

"年轻人被感染的概率也是存在的，他们至少应该戴着口罩才能保障自己不会感染他人，否则这种面对面接触就太危险了。"

"口罩能有什么用呢？"老太太漫不经心地嘟囔道："看起来怪傻的。"这句似曾相识的质疑，再次让我无言以对，是啊，我怎么能指望叫醒装睡的人？还是省些力气，自求多福吧。

反观现有的防护设备，自己确实略带些恐慌，仅有一瓶声称可"杀除99.9%细菌"的消毒液，没有成分说明。老太太称自己的宝贝猫咪对消毒液气味敏感，所以我的喷洒只能限于自己房间，她的不支持态度更让我的抗疫之路缺乏底气，我只能靠消毒液的刺鼻气味获得些许自欺式的心理安慰。此外，就是两瓶 Carex（英国知名品牌）洗手液，而碰巧看到的一篇关于洗手液成分的报道，让我不由质疑眼前这两瓶蓝色凝胶的作用，在将其成分一一翻译后，我震惊地发现，自己的洗手液除含有可用于去污、清洁的表面活性剂、保湿剂以外，并没有任何可有效杀灭病毒的物质。那么，意义被西方反复强调的洗手方案，价格被一路捧上云端的洗手凝胶，实质的作用原理竟然是用其冲洗掉病毒？我不情愿地接受着自己和多数民众一样被愚弄的事实。究竟是从何时起，生活开始如此多艰，买不起的酒精、运不达的货物、抢不到的机票、出不去的房屋，此类种种，荒唐地集结在一起，为羁旅异国的游子心中平添着几分沉郁与无奈。

18 日，继伦敦大学学院出现首例确诊后，牛津大学又有 6 名学生感染新冠肺炎。政府终于决定关停学校，似乎总要在付出沉重的代价后，人们才愿意将视线由名誉与利益转向理性与公义。傍晚，剑桥校方发来迟滞的邮件，不无惋惜地遗憾学校关停的成本，又不无憧憬地期待下学期的相聚。

下　篇

眼下晴空万里，转瞬黑云压城，旋即大雨倾盆，这是英伦的天气，亦是这里新冠肺炎疫情的伏笔。

3月19日，英国在仅一个月间，由初期的两例确诊，迅速发展为两千多起确诊病例，且死亡人数上百，形势急转直下。恐慌的气息弥漫剑桥学生的防疫微信群，大家质疑着政府的作为，抱怨着高涨的物价，担忧着未来。我强作镇静，想着只要不去户外，病毒也不能奈我何。然而，作为一个素食者，自己终究无法回避即将到来的蔬菜短缺问题，没有菜，自己还能吃什么？况且维生素和矿物质的缺乏还会造成免疫力的低下，多年的胃病也是一大顾虑。望着冰箱中仅剩的几个胡萝卜，我真不知道当前以意大利面配焗黄豆罐头的吃法能够坚持多久。剑桥微信群中的一些学生称自己出现了发热症状，尽管他们已向英国国家医疗服务体系（National Health Service，NHS）求援，但得到的回复只是：如果近期没有去过疫情严重的中国或者德意地区，就没有必要去医院治疗，自行在家隔离即可。尽管无法验证这种说法的真实性，但此类言论着实让每个中国学生倍感沉重，身在异国的我们，究竟如何保障自己的健康权益？

20日，居家隔离已有一周，感觉自己像只失去甲壳的蜗牛，仅能以"牢笼"作为自我保护的屏障。我谨慎地探身窗外，贪婪地呼吸着外界新鲜的空气，艳羡地凝望着后院里嬉闹的猫群。

负面报道接连不断，中国留学生在英不治身亡的谣言充斥于社交媒介。我默默告诫自己：镇定，保持镇定，恐慌源于无知，只要社会没有暴动，自己就不会有危险。然而，对心态的考验还不止于此，正午，一辆NHS急救车开到了房东家对面不远处的空地，醒目的黄色车身，如一只色泽鲜亮的毛毛虫，让人不由地警觉，这显然是来接重症病患的。

我赶忙叫来房东，这是个好机会，应该让不以为意的老太太亲身感受疫情的严峻性，认识到病毒已悄然遍布整个街区的事实。我俩直直地伫立于窗前，密切注视着对面的动态，车上走下一男一女，没有防护服，没有橡胶手套，没有消毒喷雾，没有隔离目镜，身着短袖的二人将自己白皙的臂弯和颈项全部暴露在外，唯一的防御屏障就仅有面部佩戴的普通医用口罩，二人迅速钻进后备箱，再出来时，只见女子拎着急救箱的手上多了副手套，男子则徒手扛着担架，这确实是要去抬重症患者了。只是，感觉窗外二人像是在朝我们走来。"哦，天哪！哦，上帝啊！"老太太当即惶恐地冲我惊叫了起来，尖锐的叫喊声穿过她捂着嘴的肥厚掌心，将猝不及防的我吓得一怔，什么情况？待自己回过神来，窗外的二人已然转身，走向了隔壁邻居家。一番焦灼的等待后，我们目睹了邻居家的男主人被担架抬上急救车拉走的全过程。望着对面再次开阔的空地，老太太长吁一声，"我刚以为是来接你的"。彻骨的寒意袭来，终于理解了她刚才为何捂着嘴，为何冲着我，患难时期，人际不应有相濡以沫的温情吗？那点微薄的主客情谊因这一句话而消散殆尽，既是如此，我也没必要时刻顾虑她的感受了，"艾伦太太，你也看到了，被感染邻居可还很年轻。对了，我记得两天前，你还和他家的太太密切交谈过，作为易感个体的你可真要当心了"。她骤然失色，我转身径直走向自己的房间，与此同时，经历一番情绪过山车的自己，已然感到了胃部的剧烈痉挛。

21日，昨日对房东略带震慑性的警告果然奏效，老太太今早自觉在门口贴上写有"易感个体，自我隔离中，避免一切社交接触"的标牌，总算可以让人安心些许。

22日，冰箱里已没有任何蔬菜了，目之所见，即是房东囤积的黄油、奶酪、果酱、布丁、威士忌。我曾困惑老太太为何从不吃蔬菜，直至看到她储物柜里大罐小罐的膳食补充剂，西方保健药品的宣传果真成效显著，一顿塞这么多种药片，加两片黄油面包，确实也就饱了。而我，接连几天的意大利面已经让自己脆弱的中国胃苦不堪言。

23日，凌晨将近3点，胃痛难耐，从国内带来的药物亦无法缓解，我嚅着泪仰卧在床，多次犹疑地拿起手机，又多次无奈地放下，父母亲人与自己远隔重洋，告知他们仅是徒增其恐慌，而剑桥的伙伴们此刻正在熟睡，现在他们实在也自顾不暇，自己又能向谁求援……

23—26日，疼痛中……

27日，剑桥的华人杂货铺开通了递送服务，蔬菜牛奶、馒头面粉、应有尽有，还有口罩！尽管运费高昂（10镑），但这确实是剑桥数千中国学生的福音。货物今天傍晚就能送达，真是再及时不过了，久旱逢甘霖的欣喜驱散了客乡生痼疾的阴霾，新的一天，生活又有了希望。嗯，一切终会好起来的。

28日，英国王储、首相、卫生大臣相继确诊感染的消息轰动全球[1]。纵是特权阶级竟也难逃病毒的魔爪，普通民众又将何以自保？回顾1个月前BBC的报道，今天的情形似乎也可以解释，在2月13日，卫生专家即在接受新闻专访时表示："在英国，个体患病的风险仍然很低。民众应该像应对流感一样，勤洗手，用纸巾擦拭。"首席医官克里斯·惠蒂（Chris Whitty）更是声称：公众"有充分的理由对病毒的威胁保持镇定"，"我们拥有一个出色的NHS"[2]。而在此前一周，世界卫生组织已将英国的疫情风险水平从低度提升至中度。接下来的故事，众人有目共睹，"行为疲劳"的借口，连同"群体免疫"的言论，将昔日荣耀的日不落帝国推上了国际舆论的风口浪尖[3]。自然，现在不是兴师问罪之时，英国诚需尽举国之力才能应对这场浩劫。尽管士气需要鼓舞，但认知需要纠偏，当务之急，不是像牛津大学那般无休止地去论证群体免疫的合理性，这不是挽救英伦颜面的恰当做法，谁也不会要求政府必须"一言既出，驷马难追"；当前需要的是，更多切实的方舱医院，更多正确预防病毒的知识普及，更多的口罩、酒精、消毒液，更多的愿意放下"酷"带上"安全与责任"的清醒民众。

29日，政府日益倡导的"自我隔离"（self-isolation）和"保持社交距离"（social distancing）无疑影响了民众的出行计划。今天，英国社交媒体上最亮眼的词句，莫过于human right or human left，中国学生将之戏谑地翻译为"隔离，人权没了；出门，人全没了"。这苦中作乐的语气，表露出大家对于外面美好春光的向往，四月，正值繁花烂漫时。然而，自由和生命，不会是永久的单项选择题。用一个短暂的self-isolation保障自己在未来的长期自由与健康，是全然值得的，但愿英国以及欧洲的民众能懂得权衡当前与长远。

4月4日，这还不是最糟糕的时刻，截至目前，英国新冠肺炎确诊患者已突破四万（据不完全统计）。民众已无须再恐惧英国会重蹈意大利的覆辙，两国疫情的发展早已大相径庭（意大利的治愈患者近两万，英国仍不及两百，其10%的致死率位居世界第二）[4]。即便如此，"群体免疫"的言论又再现于泰晤士报，首席流行病专家梅德利今日高调宣布着自己的预测模型，声称"政府应该尽快解除目前的严密封闭措施，无限期地封闭会使英国受到失业、抑郁等社会经济问题的重创，应重新考虑让部分民众在生命危险最低的情况下感染新冠病毒"[5]。现在该恐慌的是世界其他地区：

这个较真的国家，竟是在用万千生命亲测"群体免疫"的效用。

结　　语

　　亲历英国社会在此特殊时期的波澜迭起，个人心中感慨实难以文字道尽，医疗技术的进步让这个近代卫生制度的源起国忘记了早先朴素却有效的卫生防疫策略，面对疾病，药物和疫苗的研发成为欧洲发达国家的首选，同样被遗忘的，是对"恐惧"这一生存本能的认知，正是恐惧，让我们懂得敬畏，让我们在自然面前懂得谦卑，它是人类世代得以延绵至今的诺亚方舟。而如今，面对疾病，民众更多表现出无所畏惧，自 2020 年 3 月中旬起，没有任何医疗保护措施的社区志愿者自发集结为 40 多万人的流动大军，为自我隔离的人群递送生活必需品，他们是享受自由人权的同时传递善意的爱心天使，还是被无知蛊惑后恣意妄为的病毒传播媒介？我们不得而知。

　　一切不会终结，疾病会在人类历史舞台上演循环往复的剧目，这场殃及全球的浩劫可以让人类暂时摒弃妄自尊大的劣性，从今天起自省，从错误中汲取生存的智慧。也无疑将会在人类再次自我膨胀时，伺机乘虚而入，直至我们重新领悟生命的真谛为止。

参 考 文 献

[1] Boris Johnson and Matt Hancock in self-isolation with coronavirus. The Guardian，2020-03-28.

[2] Triggle N. Coronavirus：two new cases confirmed in UK. https://www.bbc.com/news/uk-51656609[2020-02-13].

[3] Howard H. WHO experts take a SECOND swipe at UK's coronavirus plans，saying 'we need to look at ACTION' and Boris Johnson's 'herd immunity' plan is a gamble because 'we don't know enough about this virus'. The Guardian，2020-03-14.

[4] Coronavirus Updates. https://www.worldometers.info/[2020-04-04].

[5] Smyth C. Boris Johnson's coronavirus adviser calls for a way out of lockdown：Britain may still need to adopt herd immunity. The Times，2020-04-04.

辑二：
历史中洞识当下与未来

全球史视野下人类与传染病的抗争

张大庆[*]

著名历史学家麦克尼尔曾指出，在人类历史的进程中，传染病无论是过去还是现在都扮演着关键性的角色。[1]传染病是微生物与人类相互作用的结果。微生物是地球上最古老的生命之一，也伴随着人类进化与发展的全过程。虽然致病微生物引发的传染病曾导致人类的大量死亡，甚至造成国家的衰落、文明的消亡，但微生物也塑造了人类文明与人体自身，许多微生物都是有益的，存在于人体内，给人类带来巨大好处。另外，人类文明的进程也影响人类与微生物之间的平衡，一些传染病的出现是因为人类盲目地开发，一些传染病的蔓延也是伴随着人类活动的拓展，如中世纪海上贸易网络使得鼠疫的传播更加容易，欧洲人的殖民活动导致了微生物的交流和传染病的扩散。当然，随着现代科学的发展，人类对如何与微生物相处的认识也在不断深化并在控制传染病方面取得了显著成效。

一、瘟疫对人类社会发展的冲击

回顾人类与微生物两者之间的关系和共同演化的历程，我们发现自人类社会早期开始，"瘟疫"就是影响人类文化的关键因素。人类在狩猎和采集活动中以及人类因食用动物或与动物接触而被感染，而导致许多人畜共患病，如旋毛虫病、非洲锥虫病、兔热病、疟疾、血吸虫病以及钩端螺旋体病等；此外，还有一些是与人类共同进化的微生物引起的疾病，如肠道寄生虫、体虱、沙门氏菌及密螺旋体所致的雅司病和梅毒。

---

* 张大庆，北京大学博雅特聘教授，北京大学医学人文学院博士研究生导师。本文发表于《求是》2020 年第 6 期，收入本文集时略有删节。

大约在1万年前，人类的生活方式有了较大变化。随着农业文明的发展，人类与驯化动物、家禽的接触更加密切，增加了微生物、寄生虫的传播机会。农业的发展促进了人口的增长，人口的增长使较小的村落发展成较大的城镇。早期的城镇卫生状况恶劣，为病原微生物的播散提供了机会。为了繁殖，微生物需要被传播到新的宿主。对于一个群体来说，有一个临界规模，低于这个规模，疾病就不能成为流行病，但高于这个规模，它就可以成为流行病。历史记录表明，在人类居住地，这个规模大约是25万人。因此，直到城市发展到这种人口规模，重大的流行病才被载入史册。大约在公元前500年前后，伴随古老文明中心的发展，天花、白喉、流感、水痘、流行性腮腺炎等传染病迅速地在人类之间传播。传染病的流行不仅危及个人的健康和生命，同时也影响到人类历史的发展进程。瘟疫对人类文明的影响往往为人们所忽视。实际上，传染病是人类文明进程中最为重要的影响因素之一。古希腊由盛而衰、古罗马帝国的瓦解与流行病的肆虐无不相关。从某种意义上说，人类文明史就是一部不断与瘟疫抗争的历史。

1. 传染病是导致希腊、罗马衰退的重要原因

公元前431—前404年的伯罗奔尼撒战争期间，雅典几度遭到瘟疫的袭击。当时著名的历史学家修昔底德描述了瘟疫的症状："身体完全健康的人突然开始头部发烧，眼睛变红、发炎；口内从喉咙和舌头充血，呼吸不自然，不舒服。其次的病症就是打喷嚏，嗓子嘶哑；不久之后，胸部发痛，引起剧烈的咳嗽。……在第七天或第八天的时候，他们多半因为身体内的高热而死亡。"[2] 在这场瘟疫中，雅典军队1/4的官兵因染病身亡，连当时的执政官伯里克利也不能幸免。疫病还沿着军队所到之处蔓延扩散。瘟疫的侵袭削弱了雅典军队的战斗力，雅典与斯巴达的战争绵延长达30年，最后以雅典的失败告终。希腊文明的黄金时代也随之逐渐失去了光泽。

从公元165年开始，罗马帝国发生疫病，在小亚细亚和欧洲大部分地区肆虐时间长达15年，两位罗马皇帝卢修斯·维鲁斯和与他共同摄政的马库斯·奥勒留·安东尼于公元169年和180年先后染疫而亡，因此也称为安东尼瘟疫（Antonine Plague）。古罗马历史学家卡修斯·戴奥（Cassius Dio）指出，瘟疫每天造成2000个罗马人死亡。

这场瘟疫的暴发源于161—166年的罗马-帕提亚（安息）之战。马库斯·斯塔提乌斯·普里斯库斯（Marcus Statius Priscus）将军在163年入侵

亚美尼亚，另一位罗马将军阿维狄乌斯·卡修斯（Avidius Cassius）则在164年入侵美索不达米亚。虽然罗马人军队攻陷了城市，但许多士兵却染上了瘟疫，罗马的军队只好撤退，而疫病也随着士兵返回时带到了罗马，并随之蔓延到帝国的其他城镇和村庄。根据古代西班牙作家Paulus Orosius的记载，疾病肆虐北至莱茵河，甚至感染了帝国的边界之外的日耳曼人和高卢人。

在公元166年的瘟疫期间，著名的罗马医生盖伦曾一度离开罗马回到小亚细亚，但在168年被罗马皇帝召回罗马。盖伦在《论治疗方法》（*Methodus Medendi*）中记载了疫病的一些症状：患者发烧、腹泻和咽喉发炎，有些人有皮疹，有人有脓疱。由于盖伦留下的信息太少，后人无法确定这种疾病的确切性质，但是许多学者推测是天花或者麻疹。和盖伦一样，马可·奥勒留皇帝为躲避瘟疫也离开了罗马。在孤独的时光里安慰自己，他写下了著名的《沉思录》。最后他还是没能躲避开瘟疫的侵袭，也死于这种疾病。据说他说过的最后一句话是："不要为我哭泣，想想如此众多的生灵因瘟疫而死亡。"马可·奥勒留死后，罗马帝国逐渐走向衰败。

2. 传染病对中世纪欧洲的打击

历史上首次被证实的瘟疫是公元6世纪发生于罗马帝国的鼠疫大流行。这次鼠疫起源于埃及，两年后它经埃及的塞得港沿陆海商路传至中东和地中海东部沿岸。这次流行持续了近半个世纪，流行严重时每天死亡万人，死亡总数近1亿人。这场瘟疫彻底地毁灭了查士丁尼试图复兴日渐衰亡的罗马帝国的希望，导致了东罗马帝国的衰落。

800年后，一场破坏性更大的瘟疫再次降临欧洲，几乎毁灭了当时欧洲人口的1/4。从1346年至1350年，瘟疫从中亚传播到中东，然后又陆续侵袭了北非和欧洲，几乎主要的欧洲城市都遭受到瘟疫的袭击。据记载，佛罗伦萨在1348年的灾难中死者达10万以上，威尼斯和伦敦也达到10万人，巴黎5万人。有些城市还多次受袭，如1439—1640年，法国的贝桑松——中世纪欧洲贸易的重要集市，曾发生过40次鼠疫流行。

这场被称为"黑死病"的大劫难，不仅使社会经济生活陷入动荡不安的局面，而且在人们的生理和心理上留下了严重的后遗症。"黑死病"使欧洲人相信，《旧约》中所预言的末日审判即将到来，于是，赎罪情结触发了鞭刑运动，成千上万的欧洲人卷入自我鞭挞和自我戕害的行列，成群结队的半裸男女互相鞭笞，以此谢罪。当时，也有人认为，是女巫勾结魔鬼对牲畜施法而引起的瘟疫，这种看法导致了欧洲一些地区虐杀"女巫"的浪潮，大批被认为是"女巫"的人被施以酷刑，甚至被烧死。还有人认为瘟疫是犹太人作孽，于是有迫害犹太人的事件发生。在欧洲，这类流行性精神病与无法遏制的鼠疫此起彼伏，造成了社会的重大变化。瘟疫导致劳动力大量损失，极大地削弱了农业、手工业生产，阻碍了社会经济的发展，降低了人民的生活水平。

黑死病的威胁也催生了一些抵制瘟疫的措施：政府通过颁布法令和法规，建立海港检疫，对有传染嫌疑的房屋要进行熏蒸和通风，衣物、被单等全部焚烧，严禁死尸暴露街头，加强水源控制等。以此来遏止疾病的传播。[3]

中世纪的欧洲除了黑死病肆虐之外，还饱受其他传染病的侵袭。公元6—7世纪流行于西欧诸国的麻风病，随着十字军东征，其势变得凶猛。由于病因不明，无有效治疗方法，晚期麻风病患者还可出现"狮面"、爪手、垂足等症状，使人感到恐惧，因此，有些地方将麻风病患者赶出城镇，或规定麻风病患者不得随意外出，外出时须穿着特殊服装。当遇见路人时，必须敲击响板或摇铃，以提醒路人避免接近。还有些地方出现了迫害麻风病患者的事件。11世纪，欧洲教会专设隔离院收容麻风病患者，患者或被安顿在城外指定的地方，实行隔离。13世纪时，欧洲麻风病的流行达到顶峰，仅在法国就设立了2000余所麻风病院。到1225年，整个欧洲大约有1.9万所这样的隔离病院（lazaretto）。14世纪，欧洲麻风病突然绝迹，虽然至今人们尚未彻底弄清其中奥秘，但隔离病院无疑起到了一定的作用。

3. 梅毒对欧洲社会的影响

梅毒是一种古老的传染病。有关梅毒的起源一直是一个颇有争议的问题。从欧洲启蒙时期开始，医学界就存在两种观点：一种观点认为梅毒是美洲印第安人的疾病，由哥伦布的水手带到欧洲，然后传播到世界其他地区；另一种观点则认为梅毒早已在欧洲存在。

15世纪末，在西班牙与法国交战期间，法国军队里梅毒流行，导致失败。由于法国军队的雇佣兵来自波兰、英国、匈牙利、瑞士、德国等欧洲国家，当军队解散后，波兰的、英国的、匈牙利的、瑞士的以及德国的士兵都返回他们本国后，该病很快成为所谓的"高卢病"而蔓延开来，除法国人外人人都如此称谓。由于梅毒这种疾病与人类最隐秘的性生活联系在一起，它所造成的危害以及给人类心理、道德上和社会生活上带来的阴影是巨大的，导致人们对这种疾病产生恐惧和厌恶心理。于是，敌对各方纷纷指责对方是罪魁祸首，意大利人说这是法国病，法国人认为是那不勒斯病，荷兰人说是西班牙疮，西班牙人抱怨是波兰疮。随着疾病的蔓延，它也有了更多的名字。

梅毒的英文名字是syphilis，来源于拉丁文Syphilidis。而Syphilidis是一个人名。16世纪初，意大利医学家伏拉卡斯托罗（Fracastoro）出版了一部描述梅毒的著名医学诗篇《西菲利斯或高卢病》（*Syphilis sive Morbus Gallicus*）。Syphilis是诗中主人公、一位牧羊少年的名字，后来医学家根据作者描述的症状和体征，认定他所患的疾病就是梅毒。syphilis后来也就被作为梅毒病的名称。

《西菲利斯或高卢病》分为三部分，第一部分主要描述了流行情况、症状和危害；第二部分描述了如何防止它的蔓延，环境、生活习惯、饮食等；第三部分描述了梅毒的治疗，提到一种来自美洲的"愈创木"可治疗梅毒。

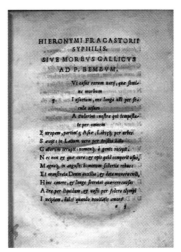

诗篇的第一段为（图1）：

在黑夜紫色的孕育中

最奇异的瘟疫返回人世，

肆虐的病魔侵袭了欧洲人的乳房，

从黑海之滨蔓延到吕底亚的城市。

当法国与意大利交战之时，

它被冠以"意大利病"的名字。

我的诗篇

献给这位不邀而至的来客

尽管到处都不受欢迎，

但它却永驻尘世。①

图1　《西菲利斯或高卢病》书影

18世纪末之前，syphilis作为梅毒的名字，并没有被广泛采用。在15世纪90年代以后，梅毒在欧洲最广为流传的名字是"高卢病"或"法兰西

---

① 作者译自 Fracastoro. *Syphilis sive Morbus Gallicus*. Verona.1530.

痘"。16世纪中期，有法国医生提出这种疾病为"性疫"，17世纪，欧洲基本上采用了"性疫"一词。词汇的转变，强调了疾病与性活动之间的联系，其中隐含了个人在患病中承担责任的思想。

4. 天花成为欧洲殖民者的帮凶

天花是一种古老的传染病。埃及、印度、中国等文明古国都曾遭受过天花的侵袭。现代考古学家从公元前1160年古埃及法老拉美西斯五世木乃伊面部发现有天花痘疮结痂的痕迹。但直到公元1500年之后，天花对人类社会的破坏才凸现出来。其中最典型的例子是西班牙人在对美洲的殖民入侵期间，将天花带到美洲，导致了美洲大陆长达8年的天花大流行。

1518年，西班牙军队在科尔特斯（H. Cortes，1485—1547）的率领下进攻阿兹特克人的重镇特诺克替兰（即现代的墨西哥城）。阿兹特克人在首领蒙提祖马（Montezuma）的带领下将西班牙人驱逐出了特诺克替兰。正当阿兹特克人准备反攻西班牙人的关键时刻，特诺克替兰暴发了天花，蒙提祖马及许多军士因染上天花而死亡，阿兹特克人陷于一片惊恐之中。因此，阿兹特克人没有乘胜追击西班牙人，科尔特斯得以重整军备，再调回头来，一举攻克并摧毁了阿兹特克人的首府。显然，要不是天花侵袭阿兹特克人，西班牙人不可能在墨西哥取得胜利。

欧洲人带来的天花，并不只是限定在墨西哥境内，而是不断扩张其范围。1520年，天花传到危地马拉，1525—1526年侵入印加帝国。印加国王在征战途中死于天花，他所指定的王位继承人也染病身亡。正当帝国因王位纷争而摇摇欲坠时，皮萨罗（Francisco Pizarro，约1475—1541）领兵侵入库斯科（今秘鲁境内），占领了印加帝国，并在当地大肆掠夺和屠杀。印加人因遭受疾病的困扰而丧失了抵抗力。

疾病的流行不仅造成了大量人员的死亡，它所产生的心理学效应影响更甚。在人们尚不明了疾病流行的真正原因之时，那些能左右人类命运的瘟疫被认为是天神对人间的惩罚。在瘟疫凌虐印第安人之时，西班牙人却安然无恙，致使印第安人感到白皮肤入侵者的肆意妄为似乎获得了天神的恩准。不论西班牙人的行为多么残暴、卑劣，都未得到应有的报应。昔日护佑印第安人的天神似乎退位了，土著政权也随之瓦解。西班牙人在天花等疾病的帮助下，仅以数百人的兵力就轻易地征服并控制了美洲大陆和数百万的居民。

5. 霍乱流行：殖民、商贸的风险

霍乱（Cholera）是一种急性胃肠道传染病，常表现为剧烈腹泻、呕吐，以及由于大量的体液丢失、皮肤和肌肉脱水、电解质紊乱而引起小腿痉挛抽搐，因此在我国又称为"吊脚痧"，严重时因脱水造成周围循环衰竭、低钾综合征等，如不及时抢救，病死率高达50%—70%。

霍乱一词在我国古代就已存在，指的是急性胃肠炎和食物中毒等所引起的恶心、呕吐和腹泻等症状。在古希腊的《希波克拉底文集》中也有"霍乱"的记载，同样是指散发的腹泻性疾病，古罗马时期和中世纪的医生也如此应用。因此，人们又将之称为"类霍乱"，以区别由霍乱弧菌引起的烈性传染性的"真霍乱"。

现代医学家认为，霍乱是一种流行于印度恒河三角洲的古老疾病。自古以来，印度的朝圣之旅以及节日庆典都吸引大批信徒聚集到恒河下游，朝圣或参加庆典的人们很容易染上霍乱，并将此病带回到家乡，形成地方性的流行病，严重时甚至会造成人口毁灭性的灾难。16世纪初，葡萄牙探险家科里亚（Gaspar Correia）首次描述了印度霍乱暴发的情形，但直到19世纪初霍乱的危害才扩散到南亚次大陆之外。

19世纪初，英国在印度的殖民活动改变了霍乱往日的流行模式。一方面，随着英国军队在印度北方边境的作战，军队把霍乱从加尔各答带到战场，并传染给尼泊尔人和阿富汗人。另一方面，1820—1822年，英国商船将霍乱带到了锡兰（今斯里兰卡）、东南亚各国、中国和日本。

从19世纪初至20世纪中期，全球出现过七次大的霍乱流行，其影响地区之广泛、感染人群之众多是历史罕见的（表1）。

表1　人类历史上的七次霍乱大流行

分类	时间	侵袭的国家和地区
第一次	1817—1823年	印度→东：锡兰、缅甸、泰国、马六甲、新加坡、菲律宾、爪哇、中国、日本 西：波斯、巴格达、叙利亚、埃及、俄国的阿斯特拉罕、里海、地中海沿岸
第二次	1827—1834年	印度→西：波斯、里海、俄国、保加利亚、波兰、土耳其、德国、奥地利、英国、法国、加拿大、美国、西班牙、葡萄牙、加勒比海地区、拉丁美洲
第三次	1839—1854年	印度→东：中国 西：阿富汗、波斯、中亚、阿拉伯海沿岸、里海、黑海、欧洲、北美、北非

续表

分类	时间	侵袭的国家和地区
第四次	1863—1874年	印度→麦加、康斯坦丁堡、地中海沿岸、北欧、美国、拉丁美洲
第五次	1881—1896年	印度→西：埃及、地中海沿岸、俄国、德国、美国、拉丁美洲 东：中国、日本
第六次	1899—1923年	印度→东：中国、日本、朝鲜、菲律宾 西：埃及、俄国、匈牙利
第七次	1961—1970年	印度、埃及、孟加拉国、菲律宾

6. 旧病复燃与新发传染病的出现

20世纪60年代以后，在西方发达国家大多数传染病已经基本被消灭，剩下的部分也可以通过免疫和抗生素得到控制，医学界转向主攻心脑血管疾病、恶性肿瘤以及其他慢性退行性病变。然而，在20世纪末，人们惊讶地发现，传染病依然还在危害人类的健康，人类与传染病的斗争尚未结束。在世界卫生组织公布的危害人群健康最严重的48种疾病中，传染病和寄生虫病占40种，发病人数占患者总数的85%。

一方面，由于人们滥用抗生素，不少病原体发生变异，产生抗药性，致使已经获得了控制的疾病死灰复燃，如1995年西非出现脑膜炎和黄热病的流行、1994年印度的鼠疫流行、1992—1994年俄罗斯流行白喉、1995年拉丁美洲霍乱和黄热病肆虐等，此外，结核病、传染性性病等慢性传染病也呈明显的上升趋势。另一方面，人类又面临新的传染病的挑战。20世纪60年代以来，新的传染病不断出现。新发现的传染病和病原体有30多种，如60年代的库鲁病、70年代的军团病、80年代出现的艾滋病等。在20世纪末，一连串传染性疾病暴发，如1992年西非出现的拉沙热（Lassa fever）、1995年扎伊尔（今刚果民主共和国）的埃博拉（Ebola）流行和巴西的萨比西病流行等，表明传染病依然是公共卫生不发达地区的主要威胁。具有讽刺意味的是，发达国家和地区也同样遭受到传染病的侵袭，如1993年和1996年大肠杆菌分别污染了美国和日本的食品；1996年英国的"疯牛病"搅得嗜吃牛排的英国人人心惶惶；1997年中国香港的"禽流感"使最喜欢吃鸡肉的香港人忧心忡忡。2003年严重急性呼吸综合征在短短几个月内蔓延至我国25个省市区，世界32个国家和地区发现疫情，再次向全世界敲响了要高度重视传染病的警钟。这次新冠肺炎的暴发，使人们再次清醒地认识到，人类同传染病的斗争远没有结束，任何忽视传染病控制的观点都是十分有害的。

7. 传染病防治的全球化

传染病的全球化蔓延以及检疫防疫的全球化进程并非一个新问题。随着人类的迁移、贸易和殖民活动，"微生物一体化"导致了疾病，尤其是传染病的全球性扩散。14世纪海港检疫制度的建立即意味着人们对某一地区的疾病可能影响到另一地区的警惕。疾病全球化蔓延造成的严重后果也为人们所熟悉：哥伦布和其他的冒险家将欧洲的大量疾病带到新大陆这块"未被污染的沃土"。这些疾病包括天花、麻疹、白喉、沙眼、百日咳、水痘、急性鼠疫淋巴结炎、疟疾、伤寒、霍乱、黄热病、登革热、猩红热、阿米巴病、流感以及肠道寄生虫病等疾病。虽然没有人知道当时存在多少本土美洲人，也没有人知道疾病究竟造成了多少人口的死亡，但可以肯定的是，横扫美洲的疾病导致了土著人大量患病，人口减少，甚至造成社会结构的解体。

为了应付全球传染病的肆虐，从19世纪末至20世纪中期，创建了许多与公共卫生有关的国际组织与机构，对传染病的控制转向国际化行动。1851年欧洲国家举行了第一届国际卫生大会，探讨霍乱、鼠疫和黄热病的防治问题。此后，国际卫生大会一直延续至现在，成为国际医学界疾病防治合作的有效途径之一。20世纪初建立的国际联盟卫生组织在控制传染病蔓延、加强国际疫情通报以及协助许多国家建立公共卫生和防疫体系方面发挥了重要作用。此外，非政府组织，如洛克菲勒基金会、国际抗结核病联盟等为促进国际卫生合作也发挥了一定的作用。第二次世界大战以后，世界卫生组织成为处理当代全球疾病控制和公共卫生问题的最具影响力的组织。

第二次世界大战之后，国际医学界展开了一系列的控制疾病的全球行动，如根除天花计划，根除疟疾计划，根除麻疹、百日咳、脊髓灰质炎计划，消灭麻风、麦地那龙线虫病等。1958年，第11届世界卫生大会通过了根除天花决议。经过20年的艰苦努力，人类终于在1979年彻底地消灭了天花。世界卫生组织发起的根除麻疹、百日咳、脊髓灰质炎计划也基本上获得了成功。然而，世界卫生组织的根除疟疾计划却收效不大。1957年，世界卫生组织提出依靠杀虫剂和氯喹在世界范围内开展消灭疟疾运动，计划到1963年彻底消灭疟疾。令人遗憾的是，由于蚊子对DDT抗药性的增强，杀虫剂进入食物链后导致疟原虫对奎宁和氯喹产生耐受性，致使消灭疟疾的计划化为泡影。1990年与1961年相比，全球疟疾病例增加了3倍。

疾病的全球化影响实际上包含着双重意义，即疾病的全球化进程以及全球化对疾病的影响。前者主要是基于微生物的疾病生态演化，而后者主要关注的是政治、经济、社会、文化的全球化背景下的疾病。

毫无疑问，在与瘟疫的较量中，人类已经获得了巨大的胜利。但是新的致命的传染病还会不时地出现，例如艾滋病、埃博拉病、拉沙热、马尔堡病（Marburg disease）、裂谷热（Rift Valley fevers）以及2003年暴发的严重急性呼吸综合征等。人类社会活动范围的扩展而引起的微生物生态环境的变化，导致了这些致病微生物被释放到更广阔的世界去，而环球旅行的便利更是增加了传染病在世界范围内传播的机会和速度。在某种意义上讲，它们也是一种文明病。另外，全球经济一体化、国际资本竞争、国际贸易等对人类健康造成的危害，也日益引起人们的关注，如水源短缺和污染、大气污染、臭氧层破坏引起的辐射性疾病以及人体内环境的污染，如激素、有害化学物质、食品添加剂、农药、广谱抗生素等。

虽然全球化为共享医学技术、跨国开展卫生保健合作、解决重大的疾病问题开辟了新途径，但它也打开了潘多拉的盒子，可能给公共卫生带来负面效应。例如，国际贸易增加，加速了疾病扩散；世界卫生组织报告，跨国的食品加工和销售促进了微生物的迅速传播；为了提高竞争力，降低生产成本，导致卫生投入减少；在全球疾病控制方面，发达国家和跨国公司主要关心自己的利益，忽视发展中国家的卫生保健需求。因此，应加强疾病监控的国际合作，发达国家有责任帮助发展中国家的疾病控制。

二、人类对传染病的认知历程

1. 对传染病的早期探究

人类在早期把瘟疫归于超自然神力的影响，在《荷马史诗》中，阿波罗的愤怒将引发各种瘟疫。在犹太-基督教文化里，"不洁净"被认为是传染病的主要原因。古希腊医学家试图探寻传染病与自然界外在因素的联系。在《论空气、水和地区》（*On Airs，Waters and Places*）中，希波克拉底认为人的生理状态和心理性格等都受到自然和社会环境的制约。他详细地考察了季节、气候的变化与疾病流行的关系。

中世纪瘟疫的肆虐在给人类造成灾难的同时，也引起人们对这类疾病的深思。在长期与瘟疫交锋的过程中，人们逐渐认识到一些疾病可能是随某种传染物而扩散的，但这种传染物却看不见摸不着。这种物质，从一个人传递到另一个人，有时可能是直接的接触，有时可能是间接地通过用具接触，有时则可能由空气传播。在15、16世纪，人们发现了许多新的疾病，如白喉、梅毒、斑疹伤寒和黑汗热症（sweating disease）等，其中一些疾病并非以前不知道，只不过医学家对其有了新的认识。"疾病是一种实体"的观念，逐渐得到了医学界的认可。

1546年意大利维罗那（Verona）的医师伏拉卡斯托罗（G. Fracastro，1476或1478—1553）在《论传染和传染病》一书中对传染病的本质提出了合理的解释。他把传染病的传染途径分为三类：第一类是单纯接触传染；第二类为间接接触传染，即通过衣服、被褥等媒介物传染；第三类为远距离传染。他把传染源解释为一种最小粒子，是由人类感觉器官感觉不到的东西传染的，而且人们对这种小粒子有不同的亲和力，微小粒子从患者传染给健康人，使健康人致病。他还认为这种粒子具有一定的繁殖能力。伏拉卡斯托罗的想法与19世纪后期细菌学主张非常类似，只可惜当时还未发明显微镜，他的这种想法不能用实验观察来证实，因此他的观点没能被更多的人接受。

2. 细菌理论的建立

17世纪，荷兰学者列文虎克在显微镜下观察到一些微小生物，如细菌、螺旋体、滴虫等，但也只限于对观察结果进行客观描述的阶段，并没有进一步研究这些小生物和人之间的关系。18世纪，病理解剖学将疾病原因与人体器官的病变部位联系在一起。然而，为什么这些器官会发生病变？直到19世纪，由于自然科学一些基本学科的不断进步和显微镜技术的逐步改进，科学家才又开始研究这些小生物和人之间的关系。

这些微生物从何而来？17世纪意大利博物学家莱迪（F. Redi，1626—1697）通过实验证明了虫子是由飞蝇的卵产生的。他用一层纱网覆在肉块上，让肉去腐烂，苍蝇受着腥味的吸引，产卵于纱网之上，因此发现虫子产生在纱网上而不在腐肉中。但莱迪的实验影响不大，直到巴斯德（L. Pasteur，1822—1895）首次科学地阐明了发酵和有机物腐败的原理，人们才逐渐摈弃了微生物"自然发生学说"。

法国著名科学家巴斯德率先将细菌与传染病联系起来。早期关于疾病传染的概念，实际上同微生物并无直接关系，"传染"一词是指通过接触而传病这个一般概念。虽然巴斯德并不是第一个提出流行病是由"微生物"引起和传播的学者，但他通过实验证明了这个理论。从1877年起，巴斯德开始研究高等动物和人类的疾病。他首先研究了炭疽病，对该病的致病因子进行了一百多次的纯培养实验，确认炭疽杆菌是牛羊炭疽病的致病菌。巴斯德还研究了鸡霍乱病，证明鸡霍乱和人类的霍乱病没有关联。巴斯德关于细菌与传染病之间联系的研究为现代传染病理论的建立做出了巨大贡献。

对病原菌理论的发展做出重要贡献的另一位学者是德国细菌学家科赫（R. Koch，1843—1910）。

1877年，科赫拍摄了第一张细菌的显微镜照片，是细菌显微摄影技术的开创人。细菌的染色在科赫之前都是在细菌悬液中进行的，然后将这些染色的细菌悬液滴在玻片上放在显微镜下检查。科赫首创在玻片上制备干细菌膜并用美兰对其染色，细菌膜在空气中干燥后，用酒精固定，染色后将细菌膜用盖玻片保护，这样制成的标本可永久性保存。科赫的这项技术使细菌标本资料能够保存积累，这为研究工作提供了方便，直到今天仍然在使用这些技术。在科赫发明的研究方法中最重要的要算固体培养基的"细菌纯培养技术"。科赫之前，细菌的培养都是在液体中进行的，因此细菌的分离和纯化很难做到。科赫发明的固体培养基及其划线接种法，使获得单一纯种细菌变得简单易行，由于这种技术，细菌的培养发生了革命性变化。科学家们应用这一技术，在19世纪末和20世纪初短短的几十年时间，几乎已分离出所有的常见致病菌。

科赫在研究结核病的过程中，系统地提出了明确鉴定某种特有微生物是引起某种特定疾病的致病因子三条原则，即"科赫原则"。这三条原则包括：首先，这种微生物必须恒定地同某种疾病的病理症状有关；其次，必须在病原体中将致病因子完全分离、纯化；最后，必须将在实验室获得的纯培养物在健康的动物身上进行接种实验。如果在实验动物身上出现的疾病症状和病理特点完全和自然患病体相同，才能确定该病的致病因子为该种微生物。科赫对结核病研究的这些成果，使他荣获了1905年的诺贝尔生理学或医学奖。

在巴斯德与科赫成功的鼓舞下，诸多科学家投身于病原微生物学的研究，许多病原体被陆续发现：1878年奥伯麦尔（Obermeier）发现了回归热的病因，1879年内塞（Neisser）发现了淋球菌。1880年埃伯斯（Eberth）同加夫基（Gaffky）发现了伤寒杆菌，汉森（Hanson）发现了麻风杆菌，拉佛兰（Leveran）发现了疟原虫。1882年科赫（Koch）发现了结核杆菌，随后又发现了炭疽杆菌、霍乱弧菌，彭菲克（Penfick）同哈茨（Harz）发现了菊形菌，即能发生一种特性脓态的慢性传染病，就是菊形菌病。1883年费拉生（Fehleisen）发现了丹毒的病因。1884年罗夫勒发现了白喉菌，尼古拉也（Nikolaier）发现了破伤风杆菌，佛仑克尔（Fraenkel）发现了肺炎链球菌。魏塞鲍姆（Weichselbaum）在1887年发现了流行性脑膜炎的球菌。1894年日本人北里同耶尔森（Yersin）发现了鼠疫杆菌。1898年克鲁斯（Kruse）同日本人志贺氏发现了痢疾杆菌。进入20世纪，显微镜的改进，使比细菌还小的微生物也展现在人们眼前。1905年绍丁（Schaudium）发现了梅毒螺旋体。1911年日本人野口英世（1876—1928）完成了梅毒螺旋体的人工培养；1918年他在南美黄热病患者的血液中发现一种特殊的微生物，认为这种微生物就是黄热病的病原体并对这种病原体进行人工培养，并做动物试验，获得了治疗血清；他晚年着手研究眼的颗粒性结膜炎，分离出一种特殊细菌。

3. 病毒性疾病的发现

病毒（virus）原意是指"黏液"或"毒素"，19世纪末，医学家还未找到那些最常见的流行病，如麻疹、脊髓灰质炎、天花、流行性感冒等的病原体。由于传播这些疾病的生物太微小了，即便是在当时分辨率最高的显微镜下也看不到，于是用"病毒"一词来指这些微小的"感染因子"。1884年，法国人钱伯兰（C. Chamberland）发明了一种多孔瓷器瓶，可以过滤净化含有微生物的液体。然而，1892年，俄国科学家伊凡诺夫斯基（D. Ivanovski）发现患病的烟叶溶液通过细菌过滤器后的提取物，仍然可以引起正常烟叶发病。1898年，洛夫勒（F. Loffler）和弗罗斯（P. Frosch）在研究动物"口蹄疫"时指出口蹄疫是由"一种从未发现的致病因子引起的，它非常小，以致它可以通过已知最小的细菌都不能滤过的小孔"，并将这种毒素称为"滤过性病毒"。

1900年，古巴医生芬利（C. Finlay）证实蚊子是黄热病传播的中间媒介，并用携带黄热病病原体的蚊子叮咬人诱发出黄热病的事实证明了这一点。当时对黄热病的病原体有种种猜测，直到1928年，斯托克斯等三位美国医生用黄热病病原体感染猴子获得成功，并阐明了其传染因子是滤过性病毒。黄热病是人类认识的第一种病毒性疾病。

由于这类病原体必须寄生在其他生物体上，因此研究起来非常困难，直到1931年才有人将病毒在鸡卵内培养成功。20世纪30年代电子显微镜发明之后，病毒研究有了长足进展。当1939年考希（Kausch）、范库克（Pfankuch）和鲁斯卡（Ruska）在电子显微镜下观察到烟草花叶病毒的形态之后，"病毒"一词的含义从"致病毒素"转变为一类更小、更简单的微生物"实体"。到20世纪50年代，科学家已确定了病毒与细菌的区别，病毒学（virology）也从细菌学（bacteriology）中独立出来。

传统的与人类机体有关的微生物学是以研究病原学的观点为指导思想，已有100多年的历史。长期以来，人们只看到微生物的致病作用，没看到微生物的生理作用。近年由于生物学的发展，现代各种高科技的应用，以及药物对宿主微生态平衡的影响，人们逐渐认识到正常微生物存在的普遍性、必需性和重要性。从本质上看，在正常情况下微生物对人体是有益的、必需的，致病性是偶然的。有学者从生态学出发研究人体与微生物的生态平衡和失调，提出防病治病的目的应是扶正祛邪、校正生态失调、保持生态平衡。微生物的致病性取决于宿主、环境和微生物自身三个方面。抗菌直接消灭病原菌，同时也消灭了正常的微生物菌群，而现在的观点是一方面设法培养自身的抗体，一方面借助正常生物菌群之间的拮抗作用，间接消灭病原菌，也正是中医所说的扶正祛邪观点的一部分。传染病的新动态和对致病细菌的新认识也说明过去单纯重视外因的观点是不正确的，外因通过内因才起作用，在对传染病认识的过程中更证明了这个哲学观点的正确性，单纯的外因论是不能正确解决疾病问题的。

三、防治传染病的努力

1. 隔离与检疫

面对瘟疫的侵袭，人类不会坐以待毙，不断试探着各式各样的防疫措施和治疗方法。尽管古代对传染病尚无准确的把握，但经验告诉人们接触某些患者可以染上相同的病症。因此,《圣经》中就暗示隔离麻风病患者可以避免染病。隔离病院最初就是为麻风病患者建立的。

从14世纪起,隔离方法在欧洲扩展,许多地中海港口城市引入海港检疫以保护自己不受鼠疫大流行的侵袭。第一个系统的海港检疫由威尼斯市于1348年3月20日建立,威尼斯市不许所有可疑船只和旅客入港。米兰于1350年也仿效之。1374年,米兰执政官Bernabo Visconti(1323—1385)发布命令,要求所有鼠疫患者和照护过他们的人都必须居住在城墙外修建的隔离病院内。1377年,拉古萨建立观察站,对来自感染地区的旅客和商人隔离30天。在马赛(1383年)、威尼斯(1403年)、马约卡(1471年),这一时间延长到40天。

在17世纪的欧洲,防疫线成为预防疾病在居民点之间迅速传播的标准方法。此外,隔离病院的性质也逐渐发生了变化。1604年,为应对鼠疫蔓延,英国议会制定了一批法令。因此,在1665—1666年鼠疫流行时,地方当局强迫鼠疫患者的全家禁闭家中。被怀疑染病的人家标上记号,由民兵将标记贴在外面,以防止全家出入。此外,死者的所有衣褥被焚烧……该法也允许地方当局提高地方税收以支付强迫隔离的费用。

2. 化学疗法的创立

16世纪,帕拉塞尔苏斯(Paracelsus,1493—1541)尝试将锑、砷、铜、铁等各种各样的矿物作为药品,采用水银治疗梅毒。在帕拉塞尔苏斯的影响下,欧洲医生开始大量使用矿物药,药物变为以无机药为主,医药化学也在此基础上发展起来。不过,直到20世纪初,德国医学家艾利希(P. Ehrlich)才真正开辟了化学疗法新领域。艾利希早期研究人体免疫系统的抗病能力,在研究中他发现许多疾病仅凭人体自身的免疫力是抵抗不了的,于是他希望发现某种化学药品来帮助人体同这种疾病作斗争,并设想这类化学药物是既可杀灭病原微生物又不损伤人体的"魔弹"。

1904年,艾利希和秦佐八郎发现一种叫锥虫红的染料,这种染料可以杀死实验鼠体内的锥虫。然而,以后的实验证明锥虫红对其他感染动物,包括人,效果不佳。经过分析,艾利希发现,锥虫红的药效主要来自其中所含的偶氮基团。他想,砷原子的化学性质与氮原子十分接近,那么砷化合物能不能用来代替锥虫红呢?此时,一位名叫托马斯的英格兰科学家发现一种名为"阿托西"的含砷药物,比拉弗兰和梅斯尼尔发现的砷化物杀灭锥虫的效果更好。托马斯的发现立刻引起了艾利希的重视。砷化合物都是有毒的，当时人们知道在所有的砷化合物中，只有一种化合物毒性最小。艾利希从研究这种砷化合物的分子结构开始，并通过对这种砷化合物的结构加以改变来观察疗效，但一直未获得满意结果。1909年，日本人秦佐八郎到艾利希的研究所留学。为了学习实验技术，秦佐八郎重复了艾利希做过的一些实验。偶然之中，秦佐八郎对"606"号药品做了重复实验，结果发现它是一种杀灭梅毒螺旋体的有效药物。经过反复多次实验后，艾利希于1910年宣布了这一重要发现，并将这种药物命名为"洒尔佛散"，意思是"安全的砷"。"606"的发现，立即引起了极大的轰动，因为在当时梅毒被认为是一种不治之症，最后导致患者疯狂和瘫痪。"606"的发现和应用，成为人类运用化学疗法治疗由病原微生物引起的疾病的第一个重大胜利。

1927年，药物学家多马克（G. Domagk）应邀领导德国拜耳制药公司实验室的药物研究工作。多马克受艾利希在染料中寻找药物的启发，决定从偶氮化合物中寻找药物，经过3年的不懈努力，终于从1000多种偶氮化合物中发现了一种橘红色化合物对治疗小鼠链球菌感染特别有效。他将这种化合物命名为"百浪多息"。第一个接受这一新药物治疗的是多马克的女儿。她的手指因被划破而感染，继而引起化脓、肿胀，全身发热，出现败血症症状，用药后也不见好转。多马克仔细检查了女儿的伤口，在显微镜下看到伤口渗出液有大量的链球菌。他立刻想到了自己刚发现的百浪多息，但这种药物还未经过临床试验，面对女儿的危重病情，他决定冒险一试。结果他女儿用药后奇迹般地康复了。

后来的临床研究表明，百浪多息在治疗产褥期败血症方面特别有效，该病也是由链球菌引起的，是一种严重威胁产妇生命的疾病。百浪多息的发现使医生们找到了治疗链球菌感染引起的败血症的药物，使这种疾病的致死率迅速下降到15%以下，挽救了成千上万人的生命。多马克由于这一发现而获得了1939年的诺贝尔奖。百浪多息发现后，法国巴斯德研究所对之展开了全面的研究，不久科学家发现百浪多息对链球菌有效的成分是磺胺，于是，磺胺很快就代替了百浪多息。

3. 抗生素的发现

虽然人们将青霉素的发现归功于英国医学家弗莱明（A. Fleming），但实际上早在弗莱明出生之前，英国著名外科医生李斯特就曾用青霉菌治疗过一位患者。此外，牛津大学医学教授桑德森（J. Sanderson）也曾观察到在青霉菌存在的情况下，其他细菌不能生长的现象。然而，简单地将青霉菌的培养物涂到暴露的伤口，治疗效果并不令人满意，因为需要一定浓度的青霉菌方能发挥作用。

寻找抗菌物质一直是弗莱明最感兴趣的研究工作。1921 年，弗莱明在患者的鼻腔分泌物中发现了一种他称为溶菌酶的物质。起初，他认为这是一种非常有希望的治疗药物。然而，进一步研究却发现溶菌酶仅对无害的细球菌有溶解作用，而对其他微生物无甚效果。

1928 年夏末，当时还在度假的弗莱明回到实验室，在经检查后要丢弃的培养皿中，弗莱明注意到了一个现象，培养皿受霉菌污染后周围葡萄球菌显示出被溶解的迹象。于是，弗莱明开始观察这种霉菌，以及它与各种病原菌的作用。然而，要提取霉菌的培养物相当困难，弗莱明无法进行下一步的研究。1929 年，弗莱明在《英国实验病理学杂志》上发表了《论青霉菌培养物的抗菌作用》的论文。

由于缺乏有效的提取技术，青霉素在发现后的 10 年里一直未显示出其治疗价值。直至 1940 年，在牛津大学病理学系弗洛里领导的一个实验室里，青霉素的纯化才取得了重大进步。弗洛里成功地生产出能抑制细菌生长的青霉素。弗洛里写道："青霉素钠盐的第一个制备物显示出毒性如此之小，的确是相当幸运的。虽然其包含了 99% 的杂质，但抗菌活性很大。"

弗洛里清楚地认识到青霉素的成功将能挽救无数患者的生命，将是杀灭细菌的强有力的武器。为了使青霉素能大量生产，弗洛里寻求英国政府的支持。遗憾的是，当时英国政府正疲于应付德军的狂轰滥炸，拿不出更多的钱建立新的工厂，而现有的制药厂不是遭到破坏，就是忙于生产战时急需的药品，不愿为生产新药而冒风险。于是，弗洛里不得不前往美国寻找资助。美国洛克菲勒基金会接受了弗洛里的申请，决定建立一座新型的青霉素制造工厂。1942 年 3 月 14 日，美国一位患者接受了青霉素商业产品的治疗，首次即获成功，轰动了全世界。在第二次世界大战期间，青霉素挽救了无数伤病员的生命。因此，人们将青霉素与原子弹、雷达一起并列为第二次世界大战中的三大发明。不同的是，原子弹和雷达用于战争，而青霉素则用于挽救生命。弗莱明、弗洛里和钱恩因为青霉素研究而获得了1945 年诺贝尔生理学或医学奖。

青霉素应用于临床，有效地治疗了多种致病微生物引起的疾病之后，人们期望能找到治疗当时流行广泛的结核病的有效药物。实际上，早在1932年，美国防痨协会就委托罗格斯大学土壤微生物学教授瓦瑟曼，研究结核杆菌在土壤中的生长繁殖情况。1939年，美国最大的制药厂默克公司资助瓦瑟曼研究抗生素。在研究中瓦瑟曼发现了一种像细菌的丝状微生物——链丝菌属能够杀死其他细菌，而自己保持生存，而且还可以杀灭像结核杆菌那样的青霉素不能杀死的细菌。

1943年，瓦瑟曼和助手分离到一株灰色的放线菌，其能产生一种可抑制多种革兰氏阴性杆菌和结核杆菌的抗生素。瓦瑟曼将它命名为"链霉素"。1944年1月，瓦瑟曼发表了一篇简短的研究报告，但此时瓦瑟曼并未看到他的发现对医学的意义。但是，这篇报告引起了明尼苏达州罗切斯特的梅奥医院费德曼（W. H. Feldman）和欣肖（H. C. Hinshaw）的注意。当时他们正在研究治疗结核病的药物。他们立即与瓦瑟曼和默克公司取得了联系，获得了药物后进行感染豚鼠的试验治疗，成功后又进行了人体试验。经过大量的临床试验，证明了链霉素对于结核杆菌具有强大的杀伤力。瓦瑟曼也因此获得1952年度诺贝尔生理学或医学奖。

链霉素的发现，不仅标志着抗结核杆菌药物的一个转折点，同时还促进了更多的科学家从事新的抗生素发现工作，形成了寻找抗生素的热潮。不久以后，放线菌素、土霉素、金霉素和新霉素相继问世。昔日那些曾被认为是不治之症的许多疾病，由于抗生素的应用而被征服了。

目前，人类已经发明的对付细菌感染的抗生素超过百余种，而且还在继续研究开发新的抗生素。然而，随着抗生素的广泛使用，抗生素的疗效却逐渐下降。青霉素原来可以杀死一切金黄色葡萄球菌，而现在则只能杀死其中10%的菌株。滥用抗生素造成的抗药菌株的迅速增加日益引起医学界的关注。我们应当注意到抗生素是大自然创造的，是某些生物为了维持自己的生存制造的能杀灭其他生物的物质。而生物是不断进化的，在抗生素的应用过程中，遗传本质较弱的细菌消失了，而遗传本质较强的细菌可繁殖出新的具有抗药性的菌群。有证据显示，微生物适应环境的能力要大大超过人类发现消灭它们的方法的能力。因此，我们应当正确地使用抗生素，防止滥用抗生素，让抗生素更好地为增进人类健康服务。

4. 疫苗

中国人早在16世纪，甚至更早些时候，就已经发现可以用种人痘的办法来预防天花。显然这项技术具有较好的效果，以至周边国家都派人到中国专门学习种人痘的技术。后来，人痘接种术传到阿拉伯国家，又传到土耳其。英国驻奥斯曼帝国大使的夫人玛丽·蒙塔古（M. W. Montague，1689—1762）把在君士坦丁堡学到的种人痘的方法应用到自己的孩子的身上，从而使孩子免遭天花的侵害。1717年，蒙塔古随丈夫返回英国时，将人痘接种术带到英国和欧洲大陆。此后，人痘接种术甚至越过大西洋传入美洲，在美洲还出现了专门种人痘的医生。18世纪后半期应用人痘接种术预防天花的方法已很普遍。

在消灭天花的历史中，英国人詹纳做出了重要的贡献。詹纳能够发明种牛痘的方法，一是受到中国人接种人痘方法的启发；二是在一次偶然事件中，听说挤牛奶的女工一旦出过牛痘，就不会再被传染天花。他就此事请教老师约翰·亨特，询问是否可从中得到预防天花的启示。亨特由于忙碌于自己的研究，虽然没能给予具体的帮助，但是鼓励詹纳应该坚持研究这个问题。1788—1796年，詹纳一直致力于种牛痘的观察和实验。1796年5月14日，詹纳从挤奶女工尼尔美斯（Sarah Nelmes）手背上的牛痘里，吸取少量脓汁，接种给一名儿童，两个月后，他再次给这名儿童接种天花脓汁，结果儿童没有发病。经过这次试验，詹纳更有信心了。从1796年到1798年，詹纳积累了23名牛痘接种成功的实例。同年，完成了论文《在格洛斯特郡称为牛痘的一种疾病的自然史研究》（"An Inquiry into the Natural History of a Disease Known in Glostershire by the Name of the Cowpox"）。在文章中，詹纳阐明了牛痘的特征，指出了从牛痘中采集浆液的适当时机和方式，介绍了接种牛痘的正确方法，以及接种后人体的正常反应（图2）。

然而，接种牛痘预防天花的方法最初却遭遇到嘲讽和反对，有人提出接种牛痘后会让孩子长出牛鼻子或者牛犄角，甚至在报纸上登出了漫画来讽刺这件事。但是实践证明接种牛痘预防天花是安全可靠的。牛痘的成功让越来越多的人认识到了它的价值。19世纪初牛痘接种法已经传播到欧洲的大多数国家。1803年2月17日，以消灭天花为目的的皇家詹纳学会成立，学会得到英国皇室家族的丰厚资助。詹纳被任命为学会的主席，该学会对推广牛痘接种法产生了积极的影响。1823年2月3日，詹纳因卒中去世。他在最后的遗言中说："我没有创造奇迹，是大家给予我太多的荣誉，我是上帝赐给人类的礼物。"作为一名乡村医生，詹纳将自己的大部分心血耗费在种牛痘的研究中。1959年，世界卫生组织第一次发出在全球范围内消灭天花的号召，1977年发生最后一例自然天花，1979年世界卫生组织宣布天花在全球范围内被消灭。1980年5月8日，第33届世界卫生大会庆祝天花在全球的消失。

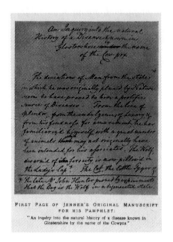

图2 詹纳牛痘研究论文

　　医学界研制疫苗、抗毒素的历史很短暂，至今不足百年，但却极大丰富了人类战胜病毒性疾病的工具与手段，也改变了人类在与重大传染性疾病交手时的被动局面（图3）。

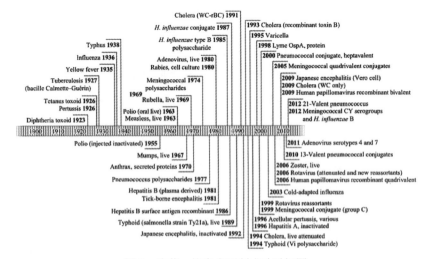

图3 疫苗、抗毒素研制成功时间图

在全球化时代，随着人类交往的普遍化，影响人类文明进程的因素日益增多，风险成为全球化时代的一个重要特征，社会发展的不确定性增加。首先，要积极应对风险，关键是信息要及时准确，比如我国严重急性呼吸综合征之后建立的传染病直报体系；其次，过程要透明，如同处理台风等自然灾害一样。面对传染病，我们要有"预防胜过治疗"的理念，要提高个人的卫生意识，采取健康的生活方式，提高免疫力。总的来说，尽管我们依然会对突发的传染病产生惊恐，人类对于不断出现的传染病还有待深入认识，甚至不得不接受将与传染病长期共存的现实，但是我们也应该看到当代科学技术的发展、人类社会的发展已为我们应对传染病提供了丰富的手段，我们相信依靠科学、依靠人类的聪明才智和团结友爱的精神，我们可以从容地面对各类传染病的挑战，不断提升人类健康的水平。

参 考 文 献

[1] 麦克尼尔. 瘟疫与人. 杨玉龄译. 台北：远见天下文化，1998：7.

[2] 修昔底德. 伯罗奔尼撒战争史. 谢德风译. 北京：商务印书馆，2007：138.

[3] 基普尔. 剑桥世界人类疾病史. 张大庆主译. 上海：上海科技教育出版社，2007：241-244.

新中国成立初期与卫生相关的
社会运动初探

陈宇晗　王　玥[*]

一、新中国成立后，提高人民群众健康水平刻不容缓

在新中国成立前，由于生产力水平低下，再加上战争的毁坏，我国广大人民群众不仅过着饥寒交迫的生活，还要承受病媒虫兽的威胁。中国大地上疾病丛生，疫疠横行，烈性传染病和寄生虫病遍布全国，特别是鼠疫、霍乱、天花、结核病、疟疾、痢疾、血吸虫病、斑疹伤寒等流行极广。在缺医少药的环境下，这些疾病严重危害着我国人民的健康和生命。1939—1947 年我国登记的天花病例有 81 510 例，死亡 11 762 例。1947 年夏，东北地区鼠疫暴发流行，6—12 月共发生了 30 326 例，死亡 23 171 例，病死率达到了 76.4%。1946 年 6 月，国统区发生霍乱，患病的 39 098 例中死亡 33 359 例，病死率高达 85.32%[1]。有漫长流行史的血吸虫病在中国的分布范围已达到 12 个省区的 348 个县市，累计患者 1130 万人。据统计，新中国成立之前，全国人口患病数达每年 1400 万人，病死率高于 3%，其中半数以上都死于可预防的传染病，全国人口的平均寿命仅为 35 岁[2]。

新中国成立后，百废待兴，革除新中国成立前遗留的"东亚病夫"陋称，恢复中国的生机与活力是党和政府的重要任务。然而，新中国成立前累积的沉疴痼疾给新中国留下了一个不容乐观的局面。1949 年 10 月，察北及其以南的地方鼠疫仍在肆虐；1950 年 2 月湖北枣阳一带出现了天花和麻

* 陈宇晗，北京大学医学人文学院硕士研究生；王玥，北京大学医学人文学院教授、博士生导师。

疹等流行病，导致了400余人死亡；沈阳、北京、天津、上海等大城市先后出现白喉疫情……[3]因此，改变"千村薜荔人遗矢，万户萧疏鬼唱歌"的局面，提高人民群众健康水平刻不容缓。

二、中国共产党致力于开展与改善人民健康有关的社会运动

在革命斗争时期，群众性的社会运动一直是中国共产党发展壮大并带领全国人民获得胜利的主要方式，在组织动员方面积累了丰富的实践经验。解放战争胜利后，中国共产党由革命党转化为执政党，在工作中探索了社会运动的建设作用。新中国成立之初，国际国内形势严峻，党和政府不仅需要巩固新生的人民政权、恢复国家生产生活秩序，同时还要进行社会主义改造和建设，改善人民群众的生活水平。时间紧、任务重，沿用社会运动这一工作方式，可以广泛地发动群众参与祖国的建设，实现事业的加速推进。

结束了多年的战乱，建立了人民当家作主的政权，提高人民群众健康水平的任务就提上了日程。要解决这一问题，首要的任务就是改变卫生状况。因此，新中国成立后，党和政府本着全心全意为人民服务的宗旨，高度重视卫生问题，重点解决环境卫生落后、城乡卫生设施不健全、人民抵御传染病的能力弱等问题。毛泽东同志在1951年9月更是对此专门做出了重要批示，要求"必须把卫生、防疫和一般医疗工作看作一项重大的政治任务，极力发展这项工作"[4]。在中央的高度重视下，各级政府发动了一系列的社会运动，旨在又好又快地创造良好的生产生活环境，切实改善人民的健康水平。

1. 禁娼运动

医学界曾经将性病、结核病与麻风病列为全世界三大慢性传染病。在新中国成立前，性病严重危害着人民的健康。性病中，以梅毒的危害最大，一些大城市的梅毒患病率为4%—10%，农村的患病率为0.85%—3.8%，而在一些少数民族地区，梅毒患病率甚至可以达到20%以上[2]。社会因素是造成性病传播的主要原因。旧社会对妇女的压迫、剥削十分残酷，女性处于社会的底层，相当一部分妇女由于生活困苦沦为娼妓，拐卖妇女逼良为娼的事件也频频发生。这些不幸的妇女在感染性病后，就成了

城市中的主要传染源，而林立的妓院则是性病传播的主要场所。根据调查，新中国成立初期，全国的妓院有近万家，妓女的患病率也相当之高，北京妓女的梅毒患病率为85%，而武汉妓女的患病率达到了惊人的92%[1]。

新中国的成立创造了稳定的社会条件，是取缔妓院、解放娼妓、消灭性病的良好时机。政府将性病防治列入工作重点，联合公安机关，发动基层群众，进行了取缔娼妓运动。1949年9月19日，出台《北平市处理妓女办法（草案）》，又于11月21日进行了封闭妓院的统一行动。1949年11月11日，天津市政府发布《关于管理乐户及妓女的指示》，以"寓禁于限"和"加强管理，鼓励转业，逐步消除"为基本原则和方针[5]。1950年1月，广州市成立了妓女取缔工作委员会，开办妇女教养所，集中收容本地妓女。被收容的妓女大多数患有性病，入所后她们得到了有效治疗并学到了谋生技能[6]。

在严厉打击与教育改造的双重作用下，到20世纪50年代中期，娼妓现象被彻底消灭，性病在中国也受到控制并逐渐绝迹。

2. 禁毒运动

近代以来，鸦片等毒品肆虐中国，使中国人民陷入了水深火热之中，不仅严重损害了人们的健康，还从精神上对中华民族造成重创。毒品对吸食者的呼吸系统、循环系统、消化系统、神经系统、免疫系统都会造成破坏，吸食者常常面黄肌瘦，萎靡不振。毒品导致吸食者的抵抗力低下，很容易感染其他疾病，特别是导致传染病的感染和传播。根据国民政府调查，截至1945年8月，东北地区吸食鸦片的人数已经高达1140万人，占总人口的30%[7]。到新中国成立前夕，据不完全统计，云南省1/4的人口都吸食鸦片；贵州省至少有300万人吸毒，占全省总人口的27%；四川川北几乎家家有烟灯[8]。吸毒者身心受到摧残，并逐渐丧失了劳动能力，中华民族也因此被冠以"东亚病夫"的耻辱称谓。

为保护人民身心健康，重振民族精神，在新中国成立5个月后，中共中央就决定整顿社会风气，彻底消灭毒品。1950年2月24日，中央人民政府政务院发布《严禁鸦片烟毒的通令》，在全国发动了轰轰烈烈的禁烟禁毒运动。11月1日，中央人民政府卫生部又发布《管理麻醉药品暂行条例》，进一步加强了麻醉药品的管理。各级政府发动群众，深入基层，严打罂粟种植和毒品贩运。到1952年春季，除了少数民族和偏远地区外，全国大部分地区都实现了罂粟禁种。除此之外，各地纷纷成立戒烟（指鸦片烟）所，帮助烟民戒除毒瘾，比如河南省在郑州等8市成立的戒烟所，实现了1527人到所戒烟，以及13 000余人自愿戒烟。1952年下半年，结合土地改革、"三反"、"五反"及镇压反革命运动，全国的禁止烟毒活动再掀高潮。从8月到11月，公安部统一组织了三次大规模搜捕行动，抓获37万名烟毒犯，缉获毒品近400万两（1两=50克）[7]。

至此，新中国成立初期禁毒运动在短短三年时间内，成功实现了预期目标，在中国大陆消灭了毒品，帮助千百万吸毒人员戒除毒瘾，截断了因吸毒而感染传染病的源头。禁毒运动取得了根本性的胜利，中国共产党带领全国人民成功甩掉了"东亚病夫"的帽子。

3. 接种疫苗运动

新中国成立初期，对于一些传染病，比如天花、脊髓灰质炎、破伤风、百日咳、白喉等，已经有了疫苗，人们可以通过广泛注射疫苗实现对这些传染病的预防和治疗。因此，党和政府为了尽快实现对传染病的控制，在全国发动了接种疫苗运动。

天花是一种烈性传染病，从清朝开始在国内流传猖獗，严重危害人民生命。1933—1944年，全国天花发病人数达到38万。新中国成立后，党和政府大力开展天花的防治工作。1950年10月7日，中央人民政府政务院指示各地发动秋季种痘运动。11月12日，中央人民政府卫生部发布《关于种痘暂行办法的指示》，规定全国人民普遍种痘。在接下来的四年间，中央人民政府卫生部每年都发文要求推进种痘补种工作。到1952年，全国共种痘2.6亿人；1954年，全国共计种痘5.6亿人次[1]。种痘运动取得了丰硕的成果，1951年我国有61 546例天花病例，到1952年已经降至10 349例，此后逐步下降至数百例，最终到1962年，我国已经没有天花病例发生[2]。除此之外，1950年1月29日，中央人民政府卫生部为了防治结核病在全国各城市免费推广卡介苗接种，又于1954年出台了《接种卡介苗暂行办法》；对于破伤风、百日咳和白喉，卫生部从60年代开始推广百白破疫苗的预防性接种，70年代开始进行大规模的接种。

接种疫苗运动取得了显著的成果，重点传染病的发病率均显著下降。到20世纪80年代后，急性传染病从占疾病死因的前三位下降到第十位左右。

4. 儿童保健运动

新中国成立前，在国民政府统治时期，儿童的卫生保健得不到保障。在战火中，全国儿童不仅贫困、失学，还面临着疾病的威胁，营养不良和营养缺乏症十分普遍，新生儿死亡率平均高达27%。1938年1月至1950年12月，上海市儿童医院收治营养不良患儿3293人，约占收治患儿总人数的28%[2]，农村和其他偏远地区患病率应当更高。

儿童是祖国的花朵，为了保护儿童的权利，新中国成立之初就十分重视儿童保健工作。1950年6月1日，《人民日报》发表社论建议有重点、有计划、有步骤地推广儿童保健工作。1951年4月26日，中央人民政府卫生部发布进行儿童保健运动的通知，号召全国各地各级卫生机构配合群众团体积极展开群众性的儿童保健运动，把保护婴幼儿健康的知识，广泛深入地传播到劳动人民中去。1952年，中央人民政府卫生部号召各地区开展保卫儿童健康运动，继续以宣传教育工作为重点，并号召建立大量的幼儿保育机构。在这一过程中，新的医疗保健方法得到普及，通过健康检查发现问题的儿童也得到了及时矫治，儿童健康状况得到很大改善。

随着儿童保健机构的建立、儿童保健知识的普及以及疾病防治工作的进行，新生儿患天花、破伤风等疾病的概率显著降低。1959年与1949年相比，婴儿死亡率降低了2/3以上[9]。

5. 季节性卫生运动

一些传染病具有时间规律，在特定的季节会有发病率升高的现象，比如流行性乙型脑炎只发生在蚊子等媒介昆虫活动的季节里；霍乱、伤寒等肠道疾病会由于夏季水源污染和苍蝇繁殖出现高发。

新中国成立后，各地政府根据这种规律组织环境卫生工作，开展了季节性的卫生运动，清除环境中存在的传染病媒介。1950年，河北省在各工地矿山开展了春季卫生运动，重视职工宿舍和环境卫生；北京组织开展了全市范围的夏季卫生运动，有针对性地进行了防蝇防蚊行动；解放军系统内也开展了夏季卫生防疫运动。1952年，面对美国的细菌战威胁，党中央和政府发动了爱国卫生运动，季节性的卫生运动成为爱国卫生运动的重要组成部分，得到了重视和推进。1952年，多个城市都在夏、冬两季开展了爱国卫生运动。到1953年，全国组织开展了春季爱国卫生突击运动和秋冬集中突破运动，挖蝇蛹和疏浚死水等行动获得丰硕成果，在成果检查中也纠正了不重视、不动员等缺点和问题。

季节性的卫生运动不仅在一定程度上清除了蚊蝇，改善了环境卫生，还逐渐培养了人民群众的日常卫生意识，对此后爱国卫生运动的规律性开展有着重要的推动作用。

6. 新中国成立初期的爱国卫生运动

到抗美援朝时期，出于抵抗侵略者"细菌战"的需要，党中央发动了爱国卫生运动。在广泛的动员下，运动的参与人员更多、影响范围更广、进行的目的更加明确。1949—1954年，运动围绕着消灭病媒虫兽展开；1955—1959年，运动以除"四害"、讲卫生、消灭疾病为中心。经过此次运动，我国的环境卫生得到了极大改善，烈性传染病基本得到控制，卫生系统初步建立，人民群众的卫生观念也得到了进步。

在抗美援朝战场上，中国人民志愿军的英勇作战使得敌人无机可乘。从1952年4月开始，美国采取了卑鄙的细菌战，妄图通过瘟疫流行削弱我军的战斗实力。为粉碎侵略者的阴谋，季节性的卫生运动在消除传染病、改善环境卫生的基础上，又增加了保卫国家安全的意义，成为爱国卫生防疫运动。毛泽东主席发出号召：动员起来，讲究卫生，减少疾病，提高健康水平，粉碎敌人的细菌战争。

1）建立机构，健全体制

在运动发起之初，我国缺少具备知识的卫生从业人员，党和政府把散在的医务人员组织起来，建立联合医疗机构，形成了分工合作、互助互利的集体卫生事业。1954年，全国已有联合医院99所，联合诊所27 000多所，联合妇幼保健站700多所[10]。中央还要求各地抓紧组织建立卫生防疫系统。1955年，黑龙江省通过短期训练班，培养了560多名农村保健员，为农村开展爱国卫生运动提供技术指导。到1959年底，我国已有1686个卫生防疫机构[3]，为我国今后社会卫生福利事业的发展奠定了基础。

新中国成立初期，我国各级政府和部门进行卫生工作的规范都不尽相同，这固然有因地制宜的因素，但更多是因为我国缺乏开展卫生工作的科学规范和制度体系。中央卫生部门派监察组去往各大行政区进行调查时发现，有的医疗部门有单纯的治疗观点，不重视卫生运动；有的领导对药品过于依赖，清洁卫生做得不够彻底；有的地方重视检查，形成单纯任务观点；各个部门之间配合不得当，导致卫生工作计划不能很好执行[11]。爱国卫生运动开展后，中央人民政府卫生部针对医疗机构、从业人员、医疗手段等出台了一系列的标准，比如《关于医士、药剂士、助产士、护士、牙科技士暂行条例》《县卫生院暂行组织通则》《关于改进避孕和人工流产问题的通报》等。在卫生标准方面，1954年中央机关爱国卫生运动委员会总检查组制定了《卫生检查提纲》，这是我国最早的卫生检查标准，标志着我国的卫生事业管理由经验主导阶段进入定性管理阶段[12]。1960年中央爱国卫生运动委员会制定了"卫生红旗单位"和"卫生红旗地区"的评选标准，我国的卫生工作检查有了量化指标，便于各地区各部门之间进行比较，发扬长处，弥补不足。

2）消灭"四害"，整治环境

面对细菌战的威胁，消灭传染病的媒介至关重要。在运动中，多个城市集中力量，对特定地点进行了清扫、整治。青岛市修缮了17 000多米的污水沟，修整厕所1300多个；宁波市疏通沟渠1707条，改善水井和淘井492个；南京市清除23 000多吨垃圾，填平粪坑1500多个[13]。1953年，中央人民政府政务院发布了《关于一九五三年继续开展爱国卫生运动的指示》，要求全国各地"更加普遍深入地发动群众，进行清除垃圾、疏通沟渠、填平洼地、改善饮水、合理处理粪便、捕鼠、灭蝇、灭蚊、灭蚤、灭虱、灭臭虫等工作"[14]。北京市动员群众清理常年累积的垃圾，比如宣武门附近从明末就积累下来的大垃圾堆。在城区和乡村开展了大规模的灭鼠活动。从1956年开始，全国许多省份，如山东、山西、浙江、江苏等，还根据农业发展的需要，制订了除害计划，其间也诞生了许多村镇典型[15]。1958年，中共中央国务院发布《关于除四害讲卫生的指示》，掀起了爱国卫生运动的另一个高潮，全国全年共消灭老鼠19.3亿只，清除垃圾301亿吨，疏通沟渠166万公里，新建和改建厕所8607万个[2]。

在消灭"四害"、整治环境的过程中，政府还采取了突击与经常相结合的措施，巩固了运动的成果。

3）宣传教育与动员

群众路线是党的根本工作路线，"从群众中来到群众中去"也被灵活地运用于爱国卫生防疫事业，全国各地开展了广泛的宣传教育和动员工作。

教育科普的方式灵活多样。举办展览、宣传卫生科普知识被证明是行之有效的方法。北京市、沈阳市等组织举办展览会，通过显微镜、图片、实物等，让群众了解害虫细菌的真相[16]。此外，中华医学会编写了《防御细菌战的常识》和《防疫常识》等科普材料，出版社出版了防疫知识挂图、卫生防疫宣传画、防疫小册子等宣传物[17]。各地还委任了防疫卫生工作者和宣传员，向人民群众做了广泛的介绍[18]。

在爱国卫生运动中，除了举办动员大会、出版报纸杂志、广播标语口号、挨家挨户讲解等传统宣传形式[19]外，还推行了签订爱国卫生公约、开展"爱国检查日"的宣传动员方式。到1952年底，不仅全国各市推出了爱国卫生公约，许多村庄、工厂、矿山也纷纷订立了自己的爱国卫生公约。"爱国检查日"从1952年底开始推行，是巩固爱国卫生公约、提高群众政治觉悟的重要活动。半月一次的集体检查，不仅能及时对群众宣传新政策，还能增进群众之间的友爱氛围，调动人民积极性[20]。安东市推广市民自发提出的室内卫生标准，家家户户都响应号召进行室内清扫[21]。在辽宁省石湖沟南村，村民组成小组，实行值日轮流检查制度，还推举评选卫生模范户[22]。

4）运动的成效

爱国卫生运动清理了大量脏污角落，疏浚数十万公里沟渠，改造了城市环境，使病媒虫兽无处遁形，不仅使得中国传染病的发病率和死亡率大大下降，还彻底地粉碎了美国的细菌战。与此同时，爱国卫生运动还通过广泛的宣传和动员，完善了中国的医疗卫生事业，在中国人民心中树立了卫生观念，开创了以群众动员为基础的中国特色的卫生工作方式。

三、新中国成立初期社会运动的启示及其对疫情防控工作的借鉴意义

新中国成立初期的多场社会运动，对我国卫生事业产生了长远的影响。运动的开展不仅使国家面貌焕然一新，还切实提升了人民的健康水平，对时下正在进行的新冠肺炎疫情防控工作也有着很好的借鉴意义。

1. 以保障和提高人民健康水平为目的，重视卫生工作

使人民群众过上幸福生活，自由而全面地发展，是中国共产党人的目标。提高国家卫生水平是改善人民生活的突破口，而卫生工作也是改善人民生活的基础性工作。因此党和政府对卫生工作给予了高度的重视，中央

发动了多场与之相关的社会运动，各级政府也将卫生工作提上重要日程，多次发文指导卫生工作。在爱国卫生运动过程中，济南市就由市长亲自领导，由区长、乡长、村委会主任、工厂厂长、学校校长等负责贯彻执行。北京、天津、南京、青岛等地领导也十分重视卫生工作，同时也取得了显著的成绩[23]。

党和政府一方面对领导干部进行卫生知识教育，强化运动的政治意义；另一方面，采取检查措施，督促干部加强和巩固卫生工作的成果。对于卫生工作中出现的官僚主义等不良作风，政府部门也给予了严厉的打击。此次新冠肺炎疫情来袭，党和政府给予了高度重视，正如习近平总书记强调的把人民群众生命安全和身体健康放在第一位。各级政府和领导也坚持靠前指挥值守，根据疫情变化，拟定适合的防疫抗疫措施。疫情斗争绝不是一朝一夕的事情，特别是现在流行的新冠肺炎，潜伏期长，初期症状不明显，因此需要保持高度的关注，做好与病毒长期斗争的准备。

2. 宣传与教育群众是社会运动有效开展的基础

进行卫生知识和政府政策的宣传教育是卫生运动的一个重要步骤，也是开展群众动员的基础。普通群众虽然对疫病危害有直观的认识，但对疫病的传播机理和预防措施了解得还不够，很难对自己和他人进行有效的保护。因此使群众及时掌握相关的科学知识，了解党和国家的相关政策，才能够支持国家防疫运动并积极参与其中。新中国成立初期，党和政府在卫生宣传上花了很大工夫，不仅组织了全体卫生工作者，还发动文化界、出版界等形成了巨大的宣教力量[24]。

在新时代，随着观念转变和科技进步，科普工作的形式不断丰富，传播交流的渠道也被拓宽。学习强国、微信、微博等 App 的广泛使用使得卫生信息可以及时更新。此次的疫情防控同样运用了各种宣传手段，普及防控知识，发布疫情防控状况，特别是充分发挥了新媒体的作用，极大节约了科普工作所需要投入的社会资源，对动员广大民众有效地投入疫情防控工作、做好自我防护发挥了重要的作用。

3. 广泛发动群众是爱国卫生运动等社会运动取得成效的重要手段

群众路线是党的根本工作路线，在卫生防疫运动中以人民为中心的理念也得到了贯彻。在新中国成立初期的多场社会运动中，各级政府在所辖范围内都全面地发动了群众。爱国卫生运动中曾掀起了清除垃圾、打扫街道的热潮，军队、学校、工商业界、各级机关、街道等纷纷组织开展清扫活动。通过发动群众，不仅消灭了脏乱差现象，还树立了榜样，增强了人民群众的荣誉感，巩固了运动成果。群众路线的成功运用，不仅实现了禁娼禁毒，还推动了卫生运动的深入发展。1953年1月4日，《人民日报》发表社论《卫生工作必须与群众运动相结合》，指出我国在1952年的卫生工作方面获得了很多经验，但"最根本的经验是：卫生工作必须与群众运动相结合"[25]，高度肯定了群众在卫生运动中的重要作用。此次新冠肺炎疫情防控工作同样广泛动员群众参与，从上到下，做到群防群控，对迅速控制疫情发挥了重要作用。

四、结语

我国是一个地域广大、人口众多的发展中国家，疾病和疫情对我国人民健康的威胁从未消失，而且社会上不卫生、不健康的生活习惯和落后的迷信思想仍然存在。面对这种状况，要想在短时间内消灭病害，改变卫生状况，提高人民健康水平，就必须开展行之有效、有针对性的中国特色的卫生工作。在新中国成立初期，以开展社会运动的方式解决卫生健康问题，是对症下药、扬长避短的有效选择和适宜的方式。社会运动的开展虽然采取的是非制度化方式，但由于其群众性，参与的人员广泛，目标明确，行动的计划性强，其成效是突出的。这种方式也是中国共产党长期革命斗争和建设实践中成功运用的方式，可以对艰巨复杂的问题进行重点突破和集中治理，极大地发挥了我党的先进性和我国制度的优势。此次新冠肺炎疫情的防控可以说是借鉴和运用了社会运动的一些工作方式，从而迅速取得了有效成果。

参 考 文 献

[1] 陈海峰. 中国卫生保健史. 上海：上海科学技术出版社，1993.

[2] 黄永昌. 中国卫生国情. 上海：上海医科大学出版社，1994.

[3] 金媛媛. 建国初期的爱国卫生运动（1949—1959年）. 安徽大学硕士学位论文，2010.

[4] 毛泽东. 必须重视卫生、防疫和医疗工作//毛泽东. 毛泽东文集（第六卷）. 中共中

央文献研究室编. 北京：人民出版社，1999：176.

[5] 江沛. 1949~1957年天津娼业改造问题述论//郭德宏，朱华. 中国现代社会转型问题研究. 北京：中国环境科学出版社，2003：354-377.

[6] 紫安，黄伟，小笋. 拯救：建国初的禁娼运动. 南方法制报，2019-06-24（8）.

[7] 王宏斌. 禁毒史鉴. 长沙：岳麓书社，1997：473.

[8] 王金香. 中国禁毒史. 上海：上海人民出版社，2005：291.

[9] 佚名. 儿童保健事业遍地开花. 人民日报，1960-04-14（11）.

[10] 洪明贵. 加强对联合医疗机构的领导. 人民日报，1955-08-10（3）.

[11] 佚名. 检查各地爱国卫生运动中发现的一些问题. 人民日报，1952-08-17（4）.

[12] 高祝江. 爱国卫生运动标准化与高校卫生管理工作. 航海教育研究，1995（3）：63-65.

[13] 佚名. 青岛、宁波、南京的爱国卫生运动. 人民日报，1952-07-06（3）.

[14] 周恩来. 中央人民政府政务院关于一九五三年继续开展爱国卫生运动的指示. 人民日报，1953-01-04（1）.

[15] 张晓丽. 爱国卫生的发展与挑战. 合肥：安徽大学出版社，2006：58.

[16] 金凤. 北京市开展爱国防疫卫生工作的经验. 人民日报，1952-05-18（4）.

[17] 周静. 介绍几种宣传卫生常识的挂图、招贴画和通俗读物. 人民日报，1952-06-29（4）.

[18] 佚名. 进一步开展爱国防疫卫生运动，彻底打败美国侵略者的细菌战. 人民日报，1952-05-11（4）.

[19] 邓智旺. 新中国成立初期爱国卫生运动中的社会动员. 兰台世界，2011（29）：74-75.

[20] 佚名. 有计划有步骤地普遍推行"爱国检查日"制度. 人民日报，1952-12-15（4）.

[21] 佚名. 天津、重庆、安东开展爱国卫生运动. 人民日报，1952-06-28（3）.

[22] 沙星. 辽东宽甸县石湖沟南村的爱国卫生运动. 人民日报，1952-07-19（3）.

[23] 冯鲁仁. 全国人民的爱国卫生运动获得了巨大成绩. 人民日报，1952-07-06（4）.

[24] 胡田成. 开展群众卫生宣传工作，提高卫生宣传工作的政治思想水平. 人民日报，1951-09-14（3）.

[25] 佚名. 卫生工作必须与群众运动相结合. 人民日报，1953-01-04（1）.

认知与应对：从医学历史辨识肺炎

甄　橙[*]

在医生的眼中，肺炎是由各种生物学因素或理化因素引发的发生在肺部的炎症；在公众的眼中，肺炎是出现发热、咳嗽、咳痰、胸痛、呼吸困难等症状的疾病。普通人几乎都有过感冒生病的经历，但很少有人对感冒惊慌失措。偶患肺炎，也会觉得到医院输液、打针治疗后就可以痊愈。2003 年主要发生在中国及周边国家，以及加拿大华人社区的严重急性呼吸综合征（Severe Acute Respiratory Syndromes，SARS），感染者没有过一万，死亡者不超过一千。2019 年末缓慢而起，突然暴发的新冠肺炎，却已然造成全球流行趋势。相隔 17 年，两次病毒性肺炎大规模暴发，使人们因肺炎不寒而栗。由最初的不知情到感到恐慌，以至于引发全世界的关注。2020 年 1 月 23 日，世界卫生组织将新冠肺炎确认为"国际关注的突发公共卫生事件"（Public Health Emergency of International Concern，PHEIC）。2020 年 3 月 13 日，世界卫生组织总干事谭德塞·阿达诺姆（Tedros Adhanom Ghebreyesus）宣布，新冠肺炎疫情"全球大流行"，这是首个冠状病毒传播引发的全球大流行。[①]

---

* 甄橙，北京大学医学人文学院医史学教授，博士生导师。

① "大流行"原是世界卫生组织对流感的定级之一，此前世界卫生组织将流感分为6级，其中最高的级别就是"大流行"，是指某种流感病毒在疫情发源地以外的至少一个国家发生了社区层面的暴发，表明病毒正在跨国蔓延。"大流行"指的是流感病毒的影响范围，而不是疫情的严重程度和致死率。2010年，世界卫生组织重新给出"大流行"的定义，即"一种新疾病在全球范围内传播"。世界卫生组织已不再使用6级分类评估流感等传染病，改为四大阶段。全球医学界公认"大流行"主要包括以下三个方面的标准：病毒在人群中具有致病性和致死性，即病毒导致的疾病危害较高；病毒可以持续人传人；有证据表明疾病在全球范围内流行。

一、认识疾病 肺炎初识[1]

在人类社会早期，人们对于疾病的认识是模糊的，在无法合理解释疾病产生原因的情况下，把疾病归结为神灵的惩罚或魔鬼的侵附。这样的认识在远古时期的东西方均曾留下记载，这一时期，巫医治病，祈祷神灵，成为人们维系健康的寄托。

随着哲学思想的萌芽和发展，经验医学在朴素唯物主义哲学的指导下，坚持从人体自身和疾病实体的物质性和运动性出发，寻找疾病的原因，探寻疾病的本质，医学逐渐战胜了先前占统治地位的神灵致病说，将人们从巫术中解放出来，而原始、零散、有效的医药知识经哲学的概括，初步得到系统的总结和升华，医学逐渐形成一门学科。疾病成为医学需要面对的首要问题。

超越神灵阶段，人们对疾病的初期认识主要来自生活观察和医者经验，这时期症状成为划分疾病的主要依据，因此发热、咳嗽、疼痛等临床常见的表现，既被视作疾病的症状，也被视作疾病的诊断结果。疾病，即身体产生了异常。异常与正常相对。对于人类的身体来说，正常即是生理状态的良好状态，器官可以行使正常的生理功能。异常则是生理状态发生改变，这些改变可能来自身体内部，也可能来自身体外部，但无一例外地都致使器官无法行使正常的生理功能，于是便产生了疾病。

实际上，肺炎既不是新型疾病，也不是罕见疾病。肺炎一直与人类长期相伴。科学家在公元前1200年的埃及木乃伊上，找到了肺炎存在的证据。古代医家在医学文献中留下有关肺炎的记载。

早在古希腊时代，著名医学家希波克拉底（Hippocrates，公元前460—前370）创立了四体液病理学说，认为身体的功能由四种体液决定，即血液、黏液、黄胆汁、黑胆汁，而地、水、火、风四种原始本质的不同配比构成了四体液的物质基础。四体液平衡则人体健康，四体液失衡则疾病发生。希波克拉底的病理学思想基于体液变化，体液不调可以由各种因素引起，先天的、意外的因素或自然现象均可引发。希波克拉底认识到鼻炎、喉炎、肺炎等呼吸道疾病，并将带有胸痛症状的疾病归为肺周围炎，使用perioneumonia这一名词专门指代这种疾病。希波克拉底认为肺周围炎的典型症状是高热、单侧胸痛或双侧胸痛、呼吸急促、咳嗽、咳痰、痰中带血或呈青灰色，出现稀薄痰或泡沫痰。他还指出肺炎是由黏液造成的，黏液由头部降下，变成脓，脓与身体内的血块或黏液块积聚，形成结节，结节可以形成空洞。此外，希波克拉底还认识到老年人易出现呼吸困难，伴有咳嗽的炎症。发热的患者，出汗以后而不退热者，预后不良，常常预示患者衰竭，因为身体丧失了大量的液体。[2]

希波克拉底对肺炎进行了深入的观察和研究，建立了对肺周围炎的临床诊断标准，虽然这种标准仅仅建立在对疾病症状的观察上，但在缺乏医学检验方法和技术的古希腊时代，已经显得难能可贵了。

希波克拉底还进一步对肺周围炎患者的病情发展做了观察。他认为当病情发展到高峰时，如果不服用泻药通便，将有生命危险，而且如果有呼吸困难、尿液量少且带刺激性气味、颈部及头部出汗等症状，说明病情很不乐观，尤其这种排汗是有害的，因为其往往伴随着窒息感、肺部啰音，说明疾病在与人体的斗争中开始占据上风；除非大量浑浊的尿液排出，或是咳出的痰呈现出像脓液一样的混合状，当这两种情况中的任何一种自发发生时，都说明疾病将康复。

古典时代的西方医学，受限于科学技术的发展，诊断方法简单，各种辅助检查仪器尚未发明，因此医学家对肺炎的许多理论和解释都基于对临床症状的认真观察，在这个过程中积累了对肺炎的知识。

作为一位勤于观察、经验丰富、辩证思考的伟大医学家，希波克拉底认为绝大多数疾病都具有自限性，比如肺周围炎通常在第7日症状开始减轻。希波克拉底提出疾病的治疗原则是不要妨碍疾病的自然变化过程，医生的首要任务是通过各种手段提高患者的自然治愈力。对肺炎患者的治疗也遵从这一原则。

二、了解疾病　肺炎病理[3]

继希波克拉底之后，古罗马医学家阿雷提乌斯（Aretaeus）对肺周围炎作了进一步研究，他认为单纯的肺周围炎患者，常常出现胸部的压迫感，胸痛不明显，但如果伴有肺黏膜炎发生，因为黏膜与胸壁粘连，就会造成胸痛加重，并出现呼吸困难。由于患者呼吸急促，不得不张嘴呼吸，常常口干咽干，咳嗽剧烈，严重者神志不清。

　　中世纪欧洲学者在区分肺炎和胸膜炎方面取得了很大的进展，虽然许多时候他们仍然将两者混淆于希波克拉底"肺周围炎"的概念之下，但有人已经发现两者间存在区别。11世纪时，意大利医师加里蓬图斯（Gariopontus）认为肺炎比胸膜炎更严重，也更加凶险，他指出肺炎会迅速致命，因为肺脏的实质性伤害无法通过肺腔内新鲜空气的呼吸循环来恢复。意大利宫廷医生米歇尔·萨沃纳罗拉（Michele Savonarola）对肺炎的探索也做出重要的贡献。在对1440年3月发生在帕多瓦城的一场肺炎瘟疫的研究中，米歇尔首次发现"肺周围炎"具有较强的传染性。肺炎具有传染性的观点被首次确立，当时流行的肺炎可以看作是一种传染性疾病。

　　经历中世纪的黑暗时期之后，14世纪开始的文艺复兴运动，使科学从神学的桎梏中解放出来，西方医学进入快速发展的时期。思想解放和人文主义催生了西方医学对"人"本身的关注，在以艺术为先导的时代，艺术家为了人体艺术走向人体解剖，推动了医学史上人体解剖学的建立。人体解剖学以研究人体器官的正常结构为首要任务，人体器官的位置和毗邻关系成为人体解剖学的重要研究内容。在明确了人体器官的结构之后，接下来的任务是解释这些器官的功能，于是催生了人体生理学。人体解剖学和人体生理学成为基础医学中最先发展起来的学科，这些学科的新发现为临床医生了解疾病提供了新的理论知识。伴随临床医生对疾病的不断深入了解，基础医学的各个学科也在不断发展，为人们对肺炎的认识提供了现代医学的基础。

　　17世纪荷兰临床医学家西登哈姆（Thomas Sydenham，1624—1689）对肺炎的认识进一步深入。西登哈姆认为肺周围炎与胸膜炎属于相同的疾病，肺周围炎侵犯肺实质的范围更广泛一些。西登哈姆还报告了假肺周围炎，认为假肺周围炎好发于中老年的肥胖患者，患者通常有饮酒的嗜好。

　　自人体解剖学建立以来，人们对解剖学研究的热情极大增加，掌握了通过人体解剖获取新知识最重要的手段。17世纪显微镜技术的发明，为人类用眼睛探索更多的未知世界提供了方法。虽然早期的显微镜显得很原始，大多数只能够放大200倍，但随之而来的发现则令人不可思议，叹为观止。在显微镜被发明以后，人们逐渐发现依赖肉眼只有非常有限的观察能力，虽然可以认清各种器官的大体结构，但器官的精细结构却难以获知。因此依靠显微镜进行显微解剖研究成为医学史上的新探索。在医学史上，安东尼·范·列文虎克（Antony van Leeuwenhoek）的故事妇孺皆知，但是将显微镜技术系统地运用于科学研究的倡导者和实践者是17世纪意大利的医生、生物学家、最早的组织学家马尔比基（Marcello Malpighi，1628—1694）。马尔比基的双亲死于一场流行病，促进了他进入医学领域。马尔比基主张利用实验了解人体和动物的解剖结构，大约在17世纪40年代，马尔比基开始从事解剖学研究及显微观察，1661年出版《关于肺的解剖观察》（*De Dulmonibus，Observationes Anatomicae*），他的杰出成就是证明了肺脏在肺循环中发挥的作用，他还发现了连接肺静脉和肺动脉之间的毛细血管，为完整的血液循环理论的建立打下了良好的基础，也奠定了他在显微解剖学领域的权威地位，使他成为组织学、胚胎学、动物学、植物学等领域的奠基者。

18世纪以后，肺炎的概念和范畴更加精细化。西登哈姆的学生、英国医生约翰·赫胥姆（John Huxham）写下代表著作《论热病》（*Essay on Fever*，1739年），赫胥姆在书中给出胸膜炎、胸膜肺周围炎、假肺周围炎和肺周围炎等多个不同的诊断名称，指出不同类别的肺炎具有不同的临床特征。例如，假肺周围炎患者发热轻微；胸膜肺周围炎的突出症状是胸前区剧痛和压迫感、高热、咳嗽、咯血，并伴有呼吸困难。

18世纪英国著名临床医学家赫尔曼·布尔哈未（Hermann Boerhaave，1668—1738）在著作《理解和治疗疾病的箴言》（*Aphorismi de Cognoscendis et Curandis Morbis*，1709年）中，描述了两种肺周围炎：一种发生在肺血管周围，另一种发生在肺支气管内。布尔哈未的认识很可能是医学史上对大叶肺炎和小叶肺炎的最早区分。18世纪另一位英国临床医生库伦（W. Cullen，1710—1790）将所有胸部的炎症都视为同一种疾病，认为这些胸部疾病虽然存在一些临床症状的差别，但疾病的本质没有差异。以上这些成就均来自临床医生对肺炎的贡献。

诞生于18世纪的器官病理学完成了基础医学与临床医学之间需要连接纽带这一历史使命。意大利病理解剖学家莫尔干尼（Giovanni Battista Morgagni，1682—1771）创建了这门学科。如今病理学已经成为基础医学中不可缺少的一门学科。通常情况下，病理学分为病理解剖学、临床病理学、病理化学和实验病理学，其中病理解剖学简称病理学，其主要任务是揭示器官、组织、细胞的形态改变，从这些形态改变中阐明疾病的发生和发展规律。莫尔干尼根据毕生的解剖学研究和临床经验，将患者生前的临床表现与死后的病理解剖联系起来，建立了器官改变导致临床症状的诊断思维，从疾病的位置寻找疾病的原因，他的名著《论疾病的位置与原因》（*De Sedibus et Causis Morborum per Anatomen Indagatis*，1761年）开启了西医诊断疾病的新模式。莫尔干尼指出，正常解剖学是病理解剖学的基础，只有掌握了正常的生理解剖才能理解病理解剖的意义。对于临床医生来讲，还必须掌握患者的临床病史，将三者结合起来，才能对疾病做出正确的诊断。莫尔干尼根据多年的尸体解剖经验，对肺炎患者死后的尸体进行解剖，发现患者的肺脏发生了实质性改变，质地像肉一样。莫尔干尼还观察到肺炎患者胸膜粘连的现象，从病理学的角度区别了肺炎和胸膜炎。在莫尔干尼研究的基础上，1793年英国医学家马修·贝利（Matthew Baillie）进一步发现肺炎患者的肺脏呈现出肝样变特征，并进一步将病理解剖结果与临床现象结合进行疾病诊断。

三、解释疾病　肺炎原因

在很长的时间内，尽管人们对肺炎的认知逐渐深入，在治疗各种肺炎方面找到了一些方法，但是肺炎为何会发生，依旧是一片混沌。19世纪的后30年，随着显微镜技术的进步，西方微生物学飞速发展，许多致病细菌开始被发现，人类对肺炎的研究进入微观层面，临床医生开始对肺炎做出病原学诊断。

19世纪后30年微生物学获得飞速发展，大部分致病细菌被发现。法国微生物学家路易斯·巴斯德（L. Pasteur，1822—1895）、德国细菌学家罗伯特·科赫（R. Koch，1843—1910）、俄国生物学家麦奇尼科夫（Elias E. Metchnikoff，1845—1916）成为这一时期最著名的医学人物。他们不仅发现了炭疽杆菌、霍乱弧菌、结核杆菌等致病细菌，更重要的是建立了细菌的体外培养方法，建立了微生物学法则，确定了判断致病微生物的原则。这些先驱者的贡献推动了医学微生物学的发展，使临床医生可以对肺炎这样的疾病作出病原学诊断。从此以后，集合病因诊断、病理诊断、病位诊断和临床表现的临床综合诊断思想逐步建立起来。

1875年德国微生物学学者埃德温·克雷伯（Edwin Klebs）首次在肺炎

患者的呼吸道中发现了细菌，后来这种细菌被命名为克雷伯菌，但克雷伯没有把细菌和肺炎之间联系起来。1881 年法国医学家路易斯·巴斯德与美国陆军军医斯滕伯格（George Miller Sternberg，1838—1915）几乎同时从肺炎患者的痰液中分离出了肺炎链球菌（*Streptococcus pneumoniae*），但直至此时肺炎和细菌的关系仍不明确。1882 年，德国医学家卡尔·弗雷德兰德（Carl Friedlander）检测了 50 余例肺炎患者的样本，发现肺炎患者的体内常常出现有荚膜的球菌，后来证实这种细菌是肺炎的致病元凶之一。1884 年，德国的犹太医生阿尔伯特·弗兰克（Albert Fränkel，1864—1938）证明肺炎链球菌为大叶性肺炎的致病菌。[①] 在接下来的几年中，科学家进一步证实了肺炎链球菌引发肺炎的致病机理。

20 世纪初，治疗肺炎的主要方法是注射抗血清（antiserum），其中含抗体（antibodies），因为治疗不同抗原性的肺炎链球菌需要不同的抗血清，含不同抗原的肺炎链球菌与不同的抗体反应。德国细菌学家弗里德里希·纽菲尔德（Friedrich Neufeld，1869—1945）提出这些抗体既可抑制特定类型的肺炎，又可用来将肺炎链球菌分成Ⅰ、Ⅱ、Ⅲ型。1913 年，美国洛克菲勒研究所附属医院的阿方斯·多克兹（Alphonse Dochez，1882—1964）发现肺炎链球菌还有Ⅳ型。1913 年奥斯瓦尔德·艾弗里（Oswald Avery，1877—1955）加入洛克菲勒研究所，1917 年他与多克兹等发现Ⅳ型更多种类。1922 年，英国卫生部病理实验室的弗雷德·格雷夫斯（Fred Griffith，1879—1941）发现Ⅳ型中至少有 12 种不同的类型。Ⅰ型和Ⅱ型致病性强，Ⅳ型致病性弱，存在于某些正常人的口中，Ⅳ型内不同株的差异较大，有些也有致病性。[①]

1892 年波兰细菌学家菲费尔（P. Feiffer）在流感大流行时，首先从流感患者鼻咽部位分离到杆状细菌，并认为这种细菌和流行性感冒有关。1918—1919 年在世界流感大流行中，科学家发现只能从部分患者鼻咽部分离到这种杆状细菌，此后从脑膜炎患儿的血液和脑脊液中都分离到这种杆状细菌。1920 年，温斯洛（Winslow）等人根据这种杆状细菌的生长需要依赖全血或血液组分，具有嗜血的（blood-loving）特性，故把这种细菌命名为"嗜血杆菌"。1933 年史密斯（Smith）等人从流感患者鼻咽部的分泌

---

① 饶毅. 遗传信息的载体——DNA，"知识分子"微信公众号，2019-03-18.

物中分离出流感病毒后才确定这种小杆菌不是流感的病原体，因此建议命名为"流感嗜血杆菌"，后来证明流感嗜血杆菌也会导致肺炎的发生，并把流感嗜血杆菌引发的肺炎称为流感嗜血杆菌肺炎[①]。

20世纪以后，显微镜技术进一步发展，比细菌更小的微生物逐渐进入医学家的视野。1909年，美国病理学家霍华德·立克次（Howard Taylor Ricketts）在研究落基山斑疹热时，发现了一种未知的非细菌病原体，这是一类介于细菌与病毒之间，接近于细菌的原核生物，没有细胞核及核膜。1910年，立克次被这种微生物感染夺去了生命。1916年巴西学者恩里克·达罗查·利马（Henrique da Rocha Lima）为了纪念立克次，将这种病原体命名为"立克次体"，将落基山斑疹热和虱传斑疹伤寒病原体所在的微生物属命名为"立克次氏体属"。立克次体作为微生物世界的一分子，也可以侵犯人类的肺脏。因此，由立克次体引起的肺炎进入到人类的视野。1918年，著名内科医生威廉·奥斯勒（William Osler，1849—1919）将肺炎称为"人类死亡的罪魁祸首"，可见肺炎对人类的威胁之大。

人类对病毒的认识较晚，对病毒性肺炎的认知也就更晚了。尽管20世纪初微生物学家就意识到了病毒的存在，但看清其面目还是在20世纪30年代电子显微镜发明以后。1931年，第一种烟草花叶病毒被发现，1933年，英国医生发现A型流感病毒，1940年，美国医生发现了B型流感病毒，不久C型流感病毒也被发现，还发现了A型流感病毒和B型流感病毒的亚毒株。在针对病毒的研究过程中，科学家逐步认识到流感病毒是流行性肺炎的罪魁祸首。

按照是否具有传染性，肺炎可以分为传染性肺炎和非传染性肺炎两大类。当细菌、病毒、立克次体等微生物逐渐被发现，微生物与肺炎的关系逐渐被确定以后，从病原学角度定义肺炎成为可能。在现代医学中，对于感染性肺炎，人们习惯上将其分为细菌性肺炎、病毒性肺炎和真菌性肺炎三大类。通过医学统计分析，科学家确定以肺炎链球菌等常见细菌引发的肺炎占据肺炎病症的绝大多数，因而将其称为"典型性肺炎"。1938年莱曼（H. A. Reimann）总结了8名肺炎患者的发病特点，第一次明确提出了"原

---

① 流感嗜血杆菌肺炎有两个高发年龄组，即6个月至5岁的婴幼儿组和有基础疾病的成人组。秋冬季为发病高峰季节，常发生于上呼吸道感染之后。某些呼吸道病毒如流感病毒可促进流感嗜血杆菌肺炎的发生，尤其在流行性感冒流行之际，流感嗜血杆菌肺炎的发病率增加且病情严重。

发性非典型性肺炎"（primary atypical pneumonia）的概念。关于2003年严重急性呼吸综合征和2019年新冠肺炎，医学界都认为是由此前未曾发现的、冠状病毒科的新病毒导致的，因此都属于"原发性非典型性肺炎"。生化检测技术的发展，使病原学诊断更灵敏。病毒的核酸分子检测和新型核酸扩增技术可以相对快速地检测出病毒，为治疗和预防赢得时间。2003年和2019年中国暴发的原发性非典型性肺炎的病原体均属于冠状病毒科（Coronaviridae）冠状病毒属（*Coronavirus*）的冠状病毒。

微生物学的发展不仅使人类认识到疾病的生物学原因，而且使人类认识疾病的视角转向自然界，从外部环境寻找疾病的原因，成为医学家解释疾病的一种主要思路。

四、面对疾病　肺炎诊断

文艺复兴至19世纪初，肺炎的临床诊断经历了革命性的发展，主要依赖于叩诊法的产生和听诊器的发明。

奥地利医生约瑟夫·奥恩布鲁格（Joseph Leopold Auenbrugger，1722—1809）毕业于维也纳大学医学院，毕业后成为开业医生。维也纳的肺结核发病率极高，很多患者死后尸体解剖发现胸腔充满积液，患者由于不能及时得到明确诊断，胸腔积液压迫心脏而丧命。奥恩布鲁格开动脑筋寻找诊断胸部疾病的新方法。

奥恩布鲁格的父亲是位商人。经营酒业时，经常用手敲击酒桶，通过叩击酒桶的声音，判断酒桶内剩余多少酒。父亲这个习惯性的动作使奥恩布鲁格联想到：既然人的胸腔和酒桶非常相似，如果用手敲一敲胸腔，是否可以依此判断胸腔中存在积水？这就是最早的叩诊方法。奥恩布鲁格应用叩击胸廓的方法，研究叩击音的变化与胸部疾病的关系，把叩诊判断和病理解剖结果进行对照。经过7年的探索，识别出胸部叩诊音与胸腔疾病的关系，1761年完成代表作《叩击人体胸廓诊断胸腔内疾患的新发明》，简称《新发明》（*Inventum Novum*）。叩诊法为诊断肺炎一类的胸部疾病提供了诊断手段，但遗憾的是，《新发明》出版后，起初并未引起医学界人士的重视，连他的老师对叩诊法也未置可否。一位医院里的临床医学部主任在试用叩诊法后，称赞这是一种有价值的新方法。此后，奥恩布鲁格的叩诊法逐渐引起了越来越多医生的兴趣。18世纪末，法国名医、拿破仑一世的御医高尔维沙（J. N. Corvisart，1755—1821）研究并应用奥恩布鲁格的叩诊法之后，对这一方法大加赞赏。1808年，高尔维沙把奥恩布鲁格的拉丁文版的《新发明》译成法文出版，并且热情地推荐给法国的医学同行。此后，奥恩布鲁格的名字及其发明的叩诊法被传播到许多国家。1818年，设计出叩诊板和叩诊锤，产生了间接叩诊法。1838年，维也纳著名医生对叩诊法做了进一步的研究，产生了现在的将左手中指作为叩诊板、用右手中指进行叩诊的方法。[4]

叩诊方法虽然能够帮助医生判断胸部疾病的发生情况，但主要依靠医生的耳朵去识别声音的变化。1806年法国医生雷奈克（René Laennec，1781—1826）从儿童游戏中受到启发，根据固体能够传播声波的原理，发明了最早的听诊器，并结合希腊词根stethos（胸腔）和skopein（探知），将其取名为stethoscope，即听诊器。

1819年雷奈克出版著作《论间接听诊法》，详细论述了胸部疾病的听诊音，使对胸部疾病的诊断更加明晰。在疾病的分类上，雷奈克澄清了胸膜炎和肺炎的区别，认为胸膜炎并未侵犯肺组织，不是发生在肺组织的疾病。自此彻底厘清胸膜炎和肺炎的关系，西方医学中再未出现希波克拉底提出的"肺周围炎"的诊断。雷奈克还认真研究了肺炎的变化过程，他把急性肺炎分为三个阶段：充血或炎性充血期、肝样变期、化脓期。他还指出有些肺炎患者的肺虽然已经部分发生肝样变，但病变周围的肺组织仍正常，雷奈克将这样的肺炎称为"小叶肺炎"。

现代医学中，关于呼吸科医生对肺炎的判断，影像学证据不可缺少。1895年德国物理学家威尔姆·康拉德·伦琴（Wilhelm Conard Röntgen，1845—1923）发现了X射线。几个月后，拉塞尔·雷诺兹（Russel Reynolds）就制成了X射线机。X射线神奇的穿透功能为自然科学和医学开辟了一条崭新的道路。X射线的穿透力与物质密度有关：密度大的物质，对X射线的吸收多，透过的X射线少；密度小者，吸收少，透过的X射线多。X射线可以把密度不同的骨骼、肌肉、脂肪等软组织区分开来。这正是X射线透视和摄影的物理基础。X射线胸片能清晰地记录肺部的大体病变，如肺部炎症、肿块、结核等。相比胸部透视，X射线胸片显像更清楚，能发现细微的病变；影像资料的客观记录也便于复查对比。X射线摄影的快捷、简便、经济的优势日渐突出，成为肺炎等胸部疾病检查的重要手段。

X射线诊断开创了医疗影像技术的先河，为了更清晰地对人体内脏器官的病灶进行观察，科学家不断改进和发明新的医疗影像技术。20世纪70年代中期，电子计算机的应用为医疗影像带来了第一次革命性的创新，CT扫描仪利用X射线计算机断层成像原理，可以更好地分辨人体内部结构图像，大大提高了疾病诊断的准确性。20世纪80年代以后，磁共振成像（MRI）、计算机放射成像（CR）、数字放射成像（DR）、发射型计算机断层成像（ECT）等各种数字化医疗影像新技术不断涌现，组成了功能强大的放射科信息系统（RIS），成为医疗诊断必不可少的重要基石。这些医学影像技术使诸如肺炎等疾病可以得到更清晰的成像，为临床医生诊断疾病提供了更有力的影像证据。

在肺炎的鉴别诊断中，判断是否发热成为关键，重要的依据就是体温。测量体温需要体温计，家庭常备的水银体温计经历了百余年的演变才形成今天的样子，而市场上已衍生出电子体温计、红外线耳温计（"耳温枪"），不仅适用于个人，而且适于群体。体温计成为快速筛查新冠肺炎的一种简便方法。此外，生化检查也是诊断肺炎的重要方法。

核酸检测是病毒感染人体后，最早可以检测出感染的检测手段。核酸检测技术检测的是病毒核酸，所以能最早检测出是否有病毒感染。20世纪60年代末70年代初，科学家致力于研究基因的体外分离技术。但是，由于核酸的含量较少，一定程度上限制了DNA的体外操作。1971年Khorana最早提出核酸体外扩增的设想。1985年，美国科学家Kary Mullis发明聚合酶链式反应（polymerase chain reaction，PCR）技术，该技术成为生命科学研究领域中最常规的实验方法之一。但是，最初的PCR技术不成熟，是一种操作复杂、成本高昂、"中看不中用"的实验室技术。在以后的几十年里，PCR技术不断得到改进，从一种定性的分析方法发展到定量测定，从原先只能扩增几个kb的基因到目前已能扩增长达几十个kb的DNA片段。前已叙述，肺炎的病原体有细菌、病毒、真菌及其他非典型病原体，有一些不需要核酸检测，有的是需要的，肺炎病原体的检测也是近几年的事情。作为相对快速的检测手段，它比培养更适用于临床，但培养是金标准，而且培养还可以进行药敏鉴定。新冠肺炎目前缺乏其他的检测手段，病毒很难培养而且大多数实验室不具备条件，所以核酸检测成为及时之需。

医学技术的发展不但可以帮助医生掌握越来越多、快速有效诊断疾病的方法，而且使普通大众也能够掌握判断疾病的基本方法。比如在肺炎的诊断上，从最初医生只能依靠症状进行判断，发展到后来可以借助叩诊法和听诊器的方法判断疾病的位置，再后来借助胸片、CT、MRI 等影像技术，血液的生化检查等方法，清晰准确地判断疾病的位置与原因，接下来的重要任务就是针对疾病的治疗。

五、战胜疾病　肺炎治疗

疾病与人类相伴，医学伴随人类痛苦的最初表达和减轻疾病痛苦的最初愿望而产生。历史上面对疾病的发生，人类经历了无知与无奈。当确认某些疾病存在传染性时，人类的本能反应是逃亡。在无数次的无序逃亡中，在与疾病对峙的恐惧中，人类慢慢积累了经验，从绝望中找到了办法。13世纪从麻风病的逃亡中，诞生出隔离制度；14世纪从鼠疫的逃亡中，诞生出海港检疫制度；15世纪从梅毒的流行中，找到了愈创木。即使在没有特效药物的情况下，人类在不同时期也都掌握了与疾病抗争的不同办法。

古希腊时代对于肺炎的治疗较为原始，主要分为放血和催吐两种。希波克拉底提出的四体液理论认为，如果构成身体的4种体液成分——血液、黏液、黄胆汁、黑胆汁发生变化，身体就会出现疾病，因此最有效的治疗方法就是放血疗法。这种方法自希波克拉底时代开始，一直到19世纪中叶仍被采用。希波克拉底认为，对于"肺周围炎"患者，疼痛越剧烈越可以大量放血，这样可以减轻疼痛。催吐疗法也是古代常用的治疗方法，吐根和锑的混合物是最常见的催吐剂。18世纪时酒石酸锑仍然是最受医生欢迎的催吐剂，并被看作是治疗肺炎的最有效药物。[5]

欧洲医生继承了希波克拉底的体液论学说。除了放血和催吐疗法以外，还使用发汗疗法和退热疗法。退热疗法是有效的对症治疗，在阿司匹林问世以前，金鸡纳树皮是医生经常使用的退热药。

18世纪上半叶，英国医生赫胥姆通过定期观察肺炎患者在不同阶段的血样，以此确定病程和治疗方法。他主要使用一种自制的、名为"赫胥姆酊剂"的金鸡纳混合酊剂来治疗肺炎。金鸡纳树皮是秘鲁印第安人秘传的治疗疟疾等发热疾病的土著药物，17世纪上半叶被西班牙殖民者带到欧洲，因为可以治愈发热，所以被奉为当时的"神药"。又因为肺炎患者经常表现出发热的症状，所以金鸡纳树皮也被一些医生用于肺炎的治疗中。不过，赫胥姆的"赫胥姆酊剂"是经过加工的，主要成分是金鸡纳树皮粉末的酒溶液。1826 年，法国药师佩雷蒂尔（Pierre Pelletier）和卡文顿（Joseph Caventou）从金鸡纳树皮中提取出奎宁，使之成为有现代科学根据的治疗疟疾的药。100 多年以后，1944 年化学合成的奎宁问世。那时奎宁已经不是治疗肺炎的主要药物了。

细菌性肺炎长期困扰人类，在抗生素诞生应用以前常导致死亡。20 世纪磺胺药和抗生素的发明，使细菌性肺炎的治疗取得了革命性的进展。1928 年，亚历山大·弗莱明（Alexander Fleming）发现青霉素，但是青霉素的工业化生产遇到难题，致使实验室里发现的青霉素无法应用到临床。1938 年，英国牛津大学病理学系主任弗洛里（Howard Walter Florey）和旅英的德国生物化学家钱恩（Ernst Boris Chain）合作，解决了青霉素的提纯问题，尤其是在第二次世界大战中，挽救了很多伤员的生命。青霉素的抗感染效果令人刮目相看。从此在肺炎的治疗中青霉素成为必不可少的药物。

德国微生物学家格哈德·多马克（Gerhard Johannes Paul Domagk）把染料合成与新医药研究相结合，使新药研发从试管里解放出来。多马克认为既然制药的目标是杀灭受感染人体内的病原菌，那么只在试管里试验药物作用是不够的，必须在受感染的动物身上观察。这个崭新的观点为寻找新药指明了正确的方向。1932 年 12 月，多马克人工合成第一种橘红色的磺胺类抗菌药物——百浪多息，一种在试管内并无抑菌作用，但对感染链球菌的小白鼠有极佳抗菌效果的新药。"百浪多息"的发现和临床应用的成功，使得现代医学进入化学药物治疗的新时代。据统计，1935—1937 年，磺胺药未广泛使用之前，肺炎的病死率为 20%，1939—1942 年，磺胺药应用于临床之后肺炎的病死率下降到 3.9%，平均病程从 38 日缩短到 27 日。[6]

1944 年塞尔曼·瓦瑟曼（Selman Waksman）发明链霉素，1947 年发现氯霉素，1948 年发现金霉素，此后四环素、土霉素等抗生素陆续应用于临床，细菌性肺炎在抗生素面前被人类击退。抗生素和磺胺类药物的应用，使得细菌性肺炎得到了有效抑制。不过对患者而言，如果被诊断出细菌性肺炎，依旧不能掉以轻心。2018 年，美国盐湖城山间医疗中心心脏研究所的一项研究报告认为，细菌性肺炎患者要比病毒性肺炎患者更容易出现心血管疾病，提示医护人员对细菌性肺炎患者应予以更多关注。在该项研究中，研究人员共分析了近5000名肺炎患者，结果显示，细菌性肺炎患者心脏病发作或出现卒中的风险要比病毒性肺炎患者高60%。

近百年以来，尽管人类对病毒的认知已经取得很大的进步，但是对于很多病毒引发的重症肺炎依旧缺乏针对性的治疗策略。自1963年第一种抗病毒药物碘苷获得批准以来，已有90余种、13类抗病毒药物投入临床。20世纪后期，抗流感和呼吸道病毒的药物利巴韦林、金刚烷胺、金刚乙胺、扎那米韦、奥司他韦等一批抗病毒药物开始投入临床，但是由于新型病毒不断改头换面，人类对新型肺炎的诊断和治疗一直还在荆棘丛中摸索。

疫苗也是人类战胜疾病的好方法。自牛痘疫苗发明以来，各型疫苗的研发以及临床上各种支持疗法的应用，提高了肺炎的治疗效果，使人类有了更多的方法对抗肺炎。我国从1953年开始研制流感疫苗，重点为灭活疫苗。1957年以后开始研制活疫苗，此后开始研制肺炎疫苗。[7]目前研制成功的肺炎疫苗为主要预防肺炎链球菌引起的肺炎的疫苗。普遍应用的预防肺炎链球菌疾病的疫苗主要有两类，即多糖疫苗（23价多糖疫苗，适用于2岁以上适合人群）和蛋白结合疫苗（7价或13价，可用于2岁以下婴幼儿）。在新冠疫情流行后不久新冠疫苗的研制就紧锣密鼓进行，并陆续在人群中接种。

但就在人们以为传染病的危险已经远离人类而去的时候，疾病卷土重来，就像当前流行的新冠肺炎一样，看似寻常的肺炎携裹不寻常的致病原，来到人类面前宣战。进入21世纪以来，严重急性呼吸综合征病毒、中东呼吸综合征病毒以及新冠病毒等引发的重症肺炎，让病毒学家、医学家意识到人类与病毒性肺炎的阻击战依然继续，而且任务艰巨，不管是相关药物还是疫苗的开发，都需要紧锣密鼓，加快研发。

希波克拉底时代就非常重视支持疗法。希波克拉底强调患者要按时休息、注意饮食营养摄入、呼吸新鲜空气、避免剧烈运动，尤其强调冬季在肺病患者的病房要安置供暖设备，确保患者能够呼吸到温暖的空气。这些措施从现代医学角度看来，也是很有意义的。希波克拉底对疾病的治疗强调提高患者自身治愈力的原则，主张不要干涉患者的自愈过程，医生只是在适当的时机予以帮助。这和现代提高患者自身免疫力的理念十分相似。可见，除了对症治疗、病因治疗以外，支持疗法也非常重要。

此外，中国传统医学也为肺炎的治疗提供了经验和灵感。根据中医古代文献的记载，中国医家在很早的时候就关注类似肺炎这种疾病，但是因为中国传统医学自成体系，对疾病的命名和治疗有独特的方法。中国古代医书中并无肺炎的病名，但以肺痹、肺胀、肺热多见。对于1973年出土于湖南长沙马王堆三号汉墓的帛书、中国现存最早的医方书《五十二病方》，书中虽未见肺炎的论述，但记载了具有镇咳、祛痰作用的药物半夏和具有消炎解毒等功能的黄芩，二者至今都是治疗肺炎的常用中草药。中国现存最早的医书《黄帝内经》有肺痹的论述，晚清学者章太炎认为此肺痹即大叶性肺炎。中国现存最早的药物学专著《神农本草经》中记载了不少治疗咳逆的药物，除了半夏、黄芩，还有麻黄、石膏、桑皮等。这些宝贵的治疗经验对于人类战胜肺炎都可助一臂之力。[8]

六、结语

当人类貌似进入对疾病无所不知、无所不能的时代，现实仿佛与人类开了个莫大的玩笑。医学进步得越快，遭遇的疾病也越多；医学的手段越先进，病毒也变得越来越狡猾。人类与疾病陷入无休无止的博弈中。

如何应对这种局面？今天的社会距离远古时期已经发生了翻天覆地的变化，疾病的流行以前所未有的速度传播和扩散，波及的人群和受累的区域可以在短时间内剧增和扩大。疾病已不再是单纯的医学问题，医学与经济、文化、国家和社会的联系日趋紧密。疾病不仅仅是医生和科学家的事情，也是政治家和经济学家的责任，疾病具有国家和全球的重要属性。

新冠肺炎发生时，当认识到疾病具有传染性时，公众的第一反应不该是逃离，而应是留下。坚持留守疫源地，把传染控制在最小的范围内，最大限度地减少交叉感染。同时，积极寻找病源，管理传染源，切断传播途径，保护易感人群。

针对肺炎来说，老人和儿童是肺炎最爱袭击的人群。最容易受到肺炎这类疾病攻击的就是老年人群体。据统计，80岁以上老人肺炎的病死率在50%以上，位于死因的首位。这意味着80岁以上老人一旦患了肺炎，送到医院治疗，有一半可能回不来。值得注意的是，老年人由于免疫功能低下，其肺炎的发生常表现为多种病原体所致的混合感染。儿童是肺炎容易袭击的另外一大类人群。2010年世界卫生组织在全球著名的《柳叶刀》杂志上称，当年在全球760万名5岁以下夭折儿童中，约140万名（18%）由肺炎引起。[9]中国每年有大量5岁以下儿童死于肺炎。因此在传染病流行中，老人和儿童需要格外关注。有基础病的人群也要加强防护。对于肺炎来说，诊断治疗固然重要，但预防和防护更重要。

当新冠肺炎演变成"全球性大流行病"，不仅意味着疫情严重程度的升级，也意味着战"疫"难度的升级。新冠肺炎夺走了生命、萧条了生计，动摇了世界正常运行的基础，也提醒人们团结一致才更强韧。无论语言还是信仰的差别，人人都希望建立一个和平、和谐、发展和健康的世界。

在疾病暴发流行时，疾病不仅是对国家的医学水平的考验，也是对国家决策能力的考验；不仅是对法律法规执行力的考验，也是对每个公民的道德考验。在传染病发生、疾病流行之时，历史的经验告诉我们：在专业诊治方面，相信医学专家；在社会防控方面，配合国家政府；在具体执行方面，做到自觉和自律。诚如古希腊人所言，健康是人类的最大美德。拥有健康需要道德支撑，疾病是对道德的最大考验。[10]

参 考 文 献

[1] Bett W R. A Short History of Some Common Disease. New York：Oxford University Press，1937：47-57.

[2] 卡斯蒂廖尼. 医学史. 程之范，甄橙主译. 南京：译林出版社，2013.

[3] 甄橙. 肺炎大纪事. https://www.cma.org.cn/art/2020/2/10/art_2926_32527.html ［2020-02-10].

[4] 傅维康. 酒桶敲出叩诊法. 特别健康，2012，（17）：59.

[5] 甄橙. 疾病故事与人类探索. http://www.bast.net.cn/art/2020/3/9/art23339464313.html［2021-04-01].

[6] Ungerleider H E，Steinhaus H W，Gubner R S. Public health and economic aspects of pneumonia：a comparison with pre-sulfonamide years. American Journal of Public Health and the Nation's Health，1934，33：1093.

[7] 朱既明. 解放以来流行性感冒研究的成就. 中华内科杂志，1960，（1）：16-21.

[8] 甄橙. 从SARS流行谈人类对肺炎的认识史. 北京大学学报（医学版），2003（35）：106-110.

[9] 全球五岁以下夭折儿童中有18%死于肺炎. 中国医药导刊，2012，14（5）：857.

[10] 甄橙. 从医学的历史谈肺炎：肺炎的历史解读. 明报月刊，2020（3）：51-55.

历史上的疫苗：技术、疾病与争议

苏静静*

　　疫苗接种被认为是医学科学最伟大的成就之一，是回报率最高的公共卫生投入之一。1980年，世界卫生组织宣布全球彻底消灭天花，这是人类迄今唯一通过疫苗接种消灭的疾病。乙肝疫苗和某些人乳头瘤病毒（HPV）疫苗的推广，意味着癌症（部分肝癌和宫颈癌）也可能通过疫苗接种得到预防。这意味着疫苗靶向开始从传染病瞄向了癌症等慢性病。正如美国顶尖传染病专家安东尼·福奇（Anthony Fauci）在《新英格兰医学杂志》上撰文指出的，"面对世界大流行，开发有效的疫苗始终是最为紧急的优先事项"，这代表了医学界普遍的共识[1,2]。追溯疫苗发明的历史，会发现其中有科学的理性，有科学家的睿智、直觉和奉献，有国际组织、私人基金会、国家政府、制药公司的协作和斡旋，也裹挟着政治、商业、国家安全、文化和宗教等各种力量的角逐，甚至还同时交织着一部若隐若现的反疫苗史。[3]

一、经验出真知的"人痘"和"牛痘"

　　伟大的历史学家麦考利（Thomas Babington Macaulay，1800—1859）勋爵对天花曾有这样一段晦暗的描写：

　　"天花始终盘桓，将墓地填满尸体。用无尽的恐惧折磨那些幸免之人，给劫后余生的人留下累累的疮痕。残疾畸形的婴孩，饮泪悲泣的母亲，失去明眸和美貌的待嫁新娘，爱人午夜的梦魇！"[4]

---

　　* 苏静静，北京大学医学人文学院医学史副教授。本文部分内容发表于《光明日报》2020年4月16日第14版。

18 世纪初，英国驻奥斯曼帝国公使夫人玛丽·蒙塔古（Lady Mary Montague）在伊斯坦布尔了解到当地有举行"天花派对"，即农妇在聚会时常规接种人痘的习俗。于是，曾因天花感染而深受毁容之苦的蒙塔古夫人先后让自己 7 岁的儿子和 3 岁的女儿接种了人痘。人痘接种术得以在英国上流社会引起了广泛的关注，之后在大西洋两岸传播和流行起来。

有历史学家认为人痘接种术源于中国，然后传到了俄罗斯、阿拉伯和土耳其，之后传遍了欧美。"人痘"接种的基础是经验观察，即天花的幸存者不会再染上天花。无论是通过痘衣法、痘浆法、旱苗法还是水苗法来实施人痘接种，都是使健康人感染一场较轻度的天花，从而获得终生免疫力。不过，人痘接种的安全性也有争议，即便是感染轻度的天花，死亡风险依然有 2%—3% 之高，并且被接种者会有一定的传染性。

牛痘接种术的诞生解决了这一问题，英国医生爱德华·詹纳（Edward Jenner，1749—1823）发明的牛痘接种被视为医学史上的里程碑，为了纪念詹纳的贡献，著名的微生物学家路易斯·巴斯德（Louis Pasteur，1822—1895）用 vaccination（牛痘接种，来自拉丁语中的 vacca，意为"牛"）来指代所有的疫苗接种。发现牛痘疫苗的故事已被反复地讲述：在英国格洛斯特郡行医的詹纳是一名人痘接种师，他听闻挤奶女工会从患牛痘的奶牛乳房那里传染轻度的牛痘，之后就不会再得天花了。他猜测，也许是女工的牛痘让她们获得了免疫力，而牛痘要比天花温和得多，一般不会造成太大伤害。1796 年，他选择园丁的儿子和一位年轻的挤奶女工进行了试验。詹纳从女工手上的牛痘脓包中擦取了少量脓浆，然后划进小男孩的皮肤中。值得注意的是，六周后，为了验证"接种"效果，詹纳又将天花患者的痘浆接种到男孩的身上，结果人痘"没有接种上"。然后，他又给自己的儿子和其他受试实施了接种，发现他们也不会再得天花，最终他用科学的方法证明了牛痘的有效性和安全性。

并不意外的是，由于宗教、文化和伦理等原因，牛痘在最初也遭到了激烈的反对（图1）。但到 19 世纪初，人们通过将干痘痂的粉末沾在羽毛和柳叶刀上，或者把痘浆蘸在棉线上等储存方法，使牛痘接种得以传到了世界的大部分地区。1803—1806 年，植物学家巴尔米斯（Don Francisco Xavier Balmis，1753—1819）用接种接力的方法，使牛痘疫苗横渡大西洋，从西班牙传到了拉丁美洲，也经菲律宾传播到了中国，之后回到西班牙，沿途给450 000人进行了牛痘接种。[5]

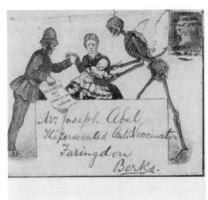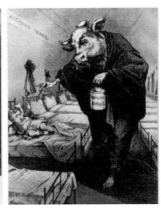

图1　牛痘疫苗接种引起巨大的恐慌

　　牛痘疫苗诞生后，人们一度乐观地以为天花的消灭指日可待了。1806年，美国总统托马斯·杰斐逊在致詹纳的信中写道："由于您的发现……未来的人们如果要了解天花这种可恶的疾病，就只有去扒书了。"[6]不过，由于技术（如没有冷链造成运输和保存的困难）和文化的屏障（如牛痘在印度的接受问题）、资金（很多低收入国家）和防疫体系（后勤运输和合格的接种人员）缺乏等原因，直至1980年，即牛痘疫苗发明近200年后，全球根除天花的目标才真正实现，这得益于冻干疫苗和双叉针（又称分叉针）等疫苗接种技术的改进，以及各国政府、国际组织和非政府组织的通力合作。[7]

二、"意"在治疗的狂犬病疫苗

　　据世界卫生组织估计，狂犬病每年在150多个国家造成59 000人死亡，其中95%的病例发生在非洲和亚洲，在欧美国家已近乎消失。这与狂犬病疫苗接种周期长且价格相对高昂有很大的关系。

　　1885年7月6日，法国一名来自阿尔萨斯区的男孩约瑟夫·梅斯特（Joseph Meister）被带到了路易斯·巴斯德的实验室，他被一条疯狗咬伤得很重。狂犬病（又称恐水症）经由患病动物的唾液传播，狂犬病毒会侵扰神经系统，引起可怕的疾病症状，包括恐水、怕风、发作性咽肌痉挛、呼吸困难等，病死率几近100%，至今仍没有有效治愈的方法。

　　巴斯德是一名化学家和微生物学家，而并非医生。他成功研制了炭疽疫苗，此前，他与研究团队用患狂犬病的兔子干脊髓制备了狂犬病疫苗（图2），并在狗身上实验成功。但这对人有效吗？"因为这个孩子的死亡在所难免，尽管深深地感到不安，这一点大家都可以想象，我决定在约瑟夫·梅斯特身上试验一下这种方法，这种方法之前在狗身上实验一直都很成功。"男孩在10天内先后接种了12次，最终幸运地活了下来。

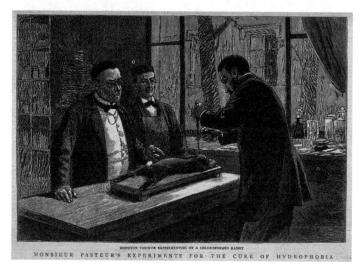

图2　巴斯德与同事们在制备兔干脊髓疫苗

消息传开，国内外患者蜂拥而至。1886年，38位俄罗斯农民被患狂犬病的狼咬伤，千里迢迢慕名到巴黎去寻找疫苗，其中35位因为巴斯德的疫苗而获救。与绝大多数疫苗相比，狂犬病疫苗的特别之处在于它是通过早期接种来预防发病，疫苗能赶在病毒侵袭神经系统前帮助免疫系统产生大量狂犬病毒抗体，因为狂犬病的潜伏期很长。两年后，巴斯德研究所成立，约瑟夫·梅斯特回到了这里，成为研究所的看门人。1908年，改良的狂犬病疫苗诞生。1940年，法国沦陷，因为无法阻止纳粹德国侵入研究所的地下室，悲愤的梅斯特饮恨自杀。

在全球范围内，狂犬病仍然是一个严重的负担，2013年，世界卫生组织估计全球每9—20分钟就有一人死于狂犬病，而且这一数字是被低估的，因为有很多病例被漏报或者误诊了。狂犬病死亡病例中有大量儿童，其中大部分很贫困，几乎全部来自发展中国家的农村地区。例如在印度，狂犬病导致的每年的死亡人数为1.3万—3万。

三、血清治疗与人工被动免疫

白喉是由白喉杆菌引起的一种急性呼吸道传染病。一个多世纪之前，白喉是极为可怕且常见的儿童杀手。感染这种疾病后，病情严重的患者会因咽部生出的灰白色假膜而呼吸困难或窒息，因此西班牙人叫它"勒死人的病魔"（el garatillo，"the strangler"），而英国人则叫它"哮吼病"（croup）。

1901年，德国科学家埃米尔·冯·贝林（Emil von Behring，1854—1917）获得了人类历史上第一个诺贝尔生理学或医学奖，因为他"对血清疗法的研究，特别是在治疗白喉应用上的贡献，由此开辟了医学领域研究的新途径，也因此使得医生手中有了对抗疾病和死亡的有力武器"。

他在研究过程中发现，将患过白喉但仍然健康存活的小白鼠血清注入新患白喉的小白鼠体内后，新感染白喉的小白鼠竟然也能保持健康状态，因此认为是感染后的小鼠会产生"抗毒素"来对抗白喉杆菌所产生的毒素，进而提出了"抗毒素的被动免疫"。于是，他和北里柴三郎（Kitasato Shibasaburo，1852—1931）合作，试图将白喉毒素注射到实验动物体内，刺激动物的血液中产生一种"白喉抗毒素"。1913年，冯·贝林开发出了含有白喉毒素和抗毒素的混合物"疫苗"，注射这种混合物后，人们会出现轻微的感染症状，机体却能在刺激下产生针对白喉杆菌的抗体。破伤风疫苗也是得益于血清疗法的发现。后来在20世纪40年代末，白喉百日咳二联疫苗研发成功。在抗生素问世前，该疗法一度被应用于炭疽热、天花、脑膜炎和其他一些让人类束手无策的疾病治疗中。

但是，想要生产大量足以治病救人的抗毒素血清并不容易，科学家需要找到大型的、血量充沛的动物，在尝试使用过牛、驴子等众多大型动物后，他们发现马注射毒素后反应最好，它们通常不会因为注射毒素而死亡，而只是表现出低热。于是，许多卫生机构建起了马匹饲养棚，配备了放血设施（图3），贝林就建立了后来为他带来巨额财富的"治疗性血清工厂"。

随着疫苗和抗生素的出现，抗毒血清除了对少数病毒（如蛇毒、狂犬病）的专项治疗外，大多退出了临床一线。但是，当既无疫苗又无特效药的致命性病毒出现时，传统的血清治疗思路总是会被重新应用到临床，比如这次的新冠肺炎疫情。

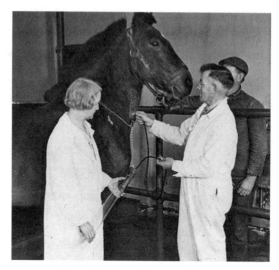

图 3　利用马血清制备白喉抗毒素

四、命运坎坷的卡介苗

"结核病所导致的死亡绝不少于总人口的1/7，如果把小说和歌剧也计算在内，那这个数字还要多得多。"在19世纪和20世纪上半叶，数百万人死于有"十痨九死"的白色瘟疫——结核病。契诃夫、卡夫卡、雪莱、济慈、肖邦、鲁迅和林徽因等名人都在罹患者之列。

20世纪20年代初，卡介苗（Bacillus Calmette-Guérin，BCG）问世，这是目前唯一一个没有遵循以疾病命名的传统，而是以发明者姓氏命名的疫苗——法国科学家阿尔伯特·卡迈特（Albert Calmette，1863—1933）和卡米尔·介兰（Camile Guérin，1872—1961）。虽然每种疫苗背后都有一番辛酸，但是卡介苗问世后的命运堪称坎坷。

阿尔伯特·卡迈特和卡米尔·介兰于1921年开始开展卡介苗的人体实验，他们为巴黎查理特医院的一个婴儿接种了该疫苗，孩子的母亲在分娩后死于结核病，孩子口服卡介苗后没有得病，证明了卡介苗的有效性。之后，随着越来越多的孩子接种疫苗，一系列的实验为卡介苗的有效性提供了有力的证据，卡介苗的接受度也日益增加，特别是在法国和北欧。

1928年，国际联盟卫生组织推荐卡介苗普遍施用于新生儿。不过，一场名为吕贝克疫苗事件的悲剧几乎断送了卡介苗的前途。德国吕贝克卫生部门于1930年2月24日开始实施婴儿接种，共有256名新生儿接受了口服卡介苗，结果造成了76名婴儿死亡，131名发病，经调查是因为疫苗在生产过程中意外受到了结核杆菌的有毒菌株的污染，而非卡介苗本身的问题。但出于对其安全性和有效性的担忧，德国中止了卡介苗接种，英国推迟了卡介苗的引入，而美国更是从未将卡介苗列为常规疫苗。一些结核病负担较轻的西方国家，也已经取消新生儿接种卡介苗，转向广泛检测潜伏的结核病。

第二次世界大战期间，结核病在欧洲和亚洲日益流行，卡介苗才得以被大规模使用。世界卫生组织在20世纪50年代开展了广泛的结核病控制运动，在全世界推广卡介苗，至今全球已有超过40亿人次接种了卡介苗。

五、下一个消灭的疾病：脊髓灰质炎

2017年热映的电影《一呼一吸》（*Breathe*）再现了20世纪40—50年代的一场脊髓灰质炎浩劫，在这场流行中，人类最早的机械呼吸器，也就是"铁肺"（图4），被广泛地应用。脊髓灰质炎病毒会侵入神经系统，导致肌肉变性、麻痹，甚至有时会引起窒息死亡。美国富兰克林·罗斯福总统就因在39岁时罹患脊髓灰质炎而导致双腿瘫痪。为了帮助遏制脊髓灰质炎在美国的恶化，他在1938年建立了国家脊髓灰质炎基金会。

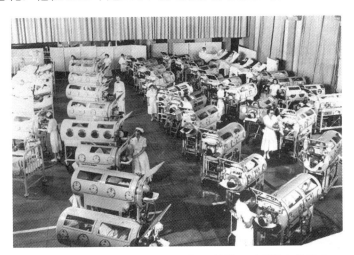

图4　1953年脊髓灰质炎流行期间"铁肺"呼吸机中的患者

其实，早在 1910 年，纽约洛克菲勒研究所所长西蒙·弗莱克斯纳（Simon Flexner）证明患有脊髓灰质炎的猴子恢复健康后，其血液中含有"杀菌物质"，由此表明脊髓灰质炎病毒灭活疫苗可以触发人体产生天然抗体，从而产生免疫力。虽然这一发现为脊髓灰质炎疫苗的研究铺平了道路，但早期的试验并不顺利，其原因在于脊髓灰质炎病毒并非只有一种。20 世纪 30 年代中期，美国两项超过 20 000 名儿童参加的疫苗试验失败，导致许多儿童死亡、瘫痪或产生过敏反应。之后，虽然脊髓灰质炎病毒的实验室培养技术取得重要进展，然而 50 年代初，科学家发现存在着三种不同的脊髓灰质炎病毒，这也意味着成功的疫苗必须对三种病毒起作用。

在国家脊髓灰质炎基金会的资助下，美国匹兹堡大学医学院病毒学家乔纳斯·索尔克（Jonas Salk，1914—1995）开始在猴肾组织中培育脊髓灰质炎病毒。1953 年开始了人体试验，即注射灭活脊髓灰质炎疫苗。他先是在妻子和三个儿子身上开展了试验，一年后，1954 年，他成功开展了美国历史上最大规模的双盲临床试验，近 180 万儿童参加了试验。然而不久，1955 年的"卡特尔事件"（Cutter incidence）大大削弱了人们对这种疫苗的信心。约 20 万名儿童接种了加利福尼亚州卡特尔实验室制备的两批灭活疫苗，由于生产不完备，疫苗中混入了未完全灭活的脊髓灰质炎病毒，70 000 人肌肉萎缩，164 名儿童偏瘫，10 人死亡，巨大的争议引发了疫苗生产和安全性的重大改革。

同样在这个基金会的资助下，波兰裔美籍科学家阿尔伯特·沙宾（Albert Sabin，1906—1993）研发出了"价格便宜、接种方便"的口服减毒性活病毒疫苗，这便是我们熟知的"糖丸"。沙宾在多种受试身上进行了试验，包括自己的家人和监狱囚犯。后来在苏联开展了大规模的接种，大约有 1000 万儿童参加。这种疫苗取得了巨大成功，沙宾也因此获得了 1965 年的拉斯克医学奖。不过，沙宾和索尔克一直处于针锋相对的竞争关系，成为医学史上最大的纷争之一。截至 20 世纪 60 年代初，沙宾的口服脊髓灰质炎疫苗（oral polio vaccine，OPV）在多数国家成为标准疫苗，并被纳入常规接种。

1988 年，世界卫生组织通过了在 2000 年消灭脊髓灰质炎的决议。在当时，脊髓灰质炎在五个大陆的 125 个国家都属地方流行性疾病，截至 2002 年，世界卫生组织三个区域（美洲区、西太平洋区和欧洲区）已经证实消灭了脊髓灰质炎，因此脊髓灰质炎有望成为下一个被彻底消灭的疾病。2019年10月24日，在世界脊髓灰质炎日（10月24日）到来之际，世界卫生组织通过全球消灭脊髓灰质炎（脊灰）证实委员会正式宣布Ⅲ型脊灰野病毒已在全球范围内被消灭。这是继全球消灭天花和Ⅱ型脊灰野病毒之后，人类公共卫生史上又一项历史性成就，意味着全球三种不同型别的脊灰野病毒中，Ⅱ型和Ⅲ型脊灰野病毒已经彻底消失，仅剩Ⅰ型还存在野毒株导致的脊灰病例。世界卫生组织继续倡议全球不能停止努力，并促请所有利益攸关方和合作伙伴坚持消灭脊灰的根本方针策略，直至最终取得成功。

六、应对狡猾的病毒：流感疫苗

据世界卫生组织统计，流感季节性流行在全球每年导致5%—10%的成人和20%—30%的儿童病患，300万—500万人重症，25万—50万人死亡。

1918—1919年神秘暴发又神秘消失的大流感，造成了全球5亿人感染，5000万人死亡。这次流行又称为"西班牙流感"，但并不是因为最初出现在西班牙，而是因为当时正值第一次世界大战，各国担心疫情会引起民众的恐慌和反抗，纷纷控制媒体隐匿疫情，而西班牙不是参战国，政府没有对新闻报道出版进行审查，是第一个正视并真实公布疫情的国家，结果所有被媒体蒙蔽的其他国家民众却因此认为瘟疫是从西班牙起源的，而称之为"西班牙流感"。

20世纪40年代，科学家确定了流感病毒，并开始大量生产流感疫苗，同时他们也认识到了这种疾病的复杂性。数据显示，流感疫苗存在明显的"脱靶"现象，其效力基本为70%—90%。而很多时候流感疫苗的效力不足60%，有些年份甚至会降到10%。这是因为流感病毒每隔几年就会发生变异产生新的毒株，发生"抗原漂移"或"抗原转换"，不同毒株之间并不会产生交叉免疫力，而我们不能预知未来哪里会有哪种"新型"流感毒株出现。只有通过小心地监控，每年生产新的疫苗，才能为季节性流行的病毒毒株感染者提供保护。为此，世界卫生组织每年会组织两次讨论和分析，根据全球流感监测网络（包含13个世界卫生组织流感参比实验室，其中北京1个，香港2个）收集全球流感流行情况，预测流感流行趋势，从而推荐适合本年度流感疫苗生产的毒株。2009年9月，四价流感疫苗在美国获准上市，但受到低收入国家对其分配不公平的指责。2018年，我国四价流感疫苗获批上市。目前，各界仍在寻找新的技术来增加流感疫苗的可及性，以应对下一次的世界大流行。

七、疫苗悖论：越是需要，越得不到

如今，有26种高危险性的疾病可以通过有效的疫苗得到预防，据世界卫生组织专家委员会认证，包括霍乱、登革热、白喉、甲型肝炎、乙型肝炎、戊型肝炎、乙型流感嗜血杆菌（Hib）、HPV、流感、流行性乙型脑炎、疟疾、麻疹、脑膜炎球菌性脑膜炎、腮腺炎、百日咳、肺炎链球菌肺炎、脊髓灰质炎、狂犬病、轮状病毒、风疹、破伤风、森林脑炎、结核、伤寒、水痘、黄热病。疫苗靶向在未来有望从传染性疾病拓展到自体免疫性疾病、过敏反应、胰岛素依赖型糖尿病以及高血压和癌症等慢性病。

然而，尽管疫苗的开发取得了巨大的进步，全球主要的疾病杀手，比如疟疾、艾滋病，依然没有任何一种达到商业生产阶段的有效疫苗，人类免疫缺陷病毒（HIV）突变之快更是让科学家伤透了脑筋。

随着疫苗开发种类的增加，一幅不平等的图画也展现在世人面前，一方面，制药公司将疫苗研究的方向开始转向自体免疫性疾病、过敏反应、胰岛素依赖型糖尿病以及高血压和癌症等慢性病；另一方面，世界上有17种"被忽视的热带病"，包括盘尾丝虫病、非洲锥虫病等，这些疾病带来了巨大的疾病负担，影响着超过10亿人口的生活和生命，这些人大多生活在贫困线以下，尤其在撒哈拉以南的非洲，然而，其中绝大多数疾病都没有疫苗。不久前，两种分别针对肺炎链球菌肺炎和轮状病毒的儿童疫苗问世。然而，悖论再次出现：在卫生条件较差的低收入国家，五岁以下儿童死于肺炎链球菌肺炎和轮状病毒感染的风险远高于高收入国家，而由于这些国家的卫生服务基础设施匮乏，甚至缺失，这些疫苗恰恰是无法负担和不可及的。"非洲脑膜炎带"便是令人心痛的证据，尽管纯化的热稳定冻干流脑疫苗早已问世，流行性脑脊髓膜炎依然在从西部塞内加尔到东部埃塞俄比亚的非洲地区周期性肆虐，病死率高达10%—50%。疫苗接种的覆盖率问题依然任重而道远，以百日咳-白喉-新生儿破伤风三联疫苗为例，根据联合国儿童基金会的数据，2018年全世界仍有14%的儿童未能接种或接种不完全疫苗，1350万未接种，590万接种不完全，其中60%集中于10个低收入国家。

在全球卫生治理领域一直存在着两种促进健康的战略，一种是强调疫苗接种、治疗药物的医学科学进路（又称垂直进路），一种是强调改善疾病社会决定因素的政治经济进路（又称水平进路），包括改善供水、环境卫生和社会经济状况、医疗卫生的可及性等。[8, 9]纵观医学和疾病的历史，疫苗的广泛使用对于降低儿童死亡率发挥了重要的作用。当然，这背后离不开医学科学的进步和医疗资源的合理分配。

全球健康领域已逐渐关注到有必要解决世界上最贫穷和最脆弱的人群所面对的问题，2012年，世界卫生组织194个会员国共同通过了全球免疫行动计划，"旨在2020年实现所有人群更为公平地获得疫苗而减少数百万的死亡"。全球免疫行动计划汇集了各相关领域的专家和利益相关者，比尔及梅琳达·盖茨基金会、全球疫苗和免疫联盟、联合国儿童基金会、美国国家过敏和传染病研究所、世界卫生组织、各国家政府、卫生专业人员、学术界、制药公司、非政府组织、媒体和私营部门，共同致力于实现这一宏伟目标。最终，我们希望他们的努力和承诺会在将来的几十年中深刻地影响全球卫生的未来。

参 考 文 献

[1] Fauci A S，Marston H D. Ending AIDS：is an HIV vaccine necessary？New England Journal of Medicine，2014，370（6）：495-498.

[2] Fauci A S，Johnston M I，Dieffenbach C W，et al. HIV vaccine research：the way forward. Science，2008，321（5888）：530-532.

[3] Wen E，Ellis R，Pujar N S. Vaccine Development and Manufacturing. Hoboken：John Wiley & Sons，2015.

[4] Nagy Z A. A History of Modern Immunology：The Path Toward Understanding. London：Elsevier，2014.

[5] Macaulay T B. The History of England，from the Accession of James Ⅱ，Vol Ⅳ. London：Macmillan and CO.1914.

[6] 玛丽·道布森. 疾病图文史：影响世界历史的7000年. 苏静静译. 北京：金城出版社，2016.

[7] Letter of Thomas Jefferson to Dr. Edward Jenner Monticello，May 14，1806. Available

at http://www.let.rug.nl/usa/presidents/thomas-jefferson/letters-of-thomas-jefferson/jefl172. php，accessed on 2018-10-18.

[8] Fenner F，Henderson D A，Arita I，et al. Smallpox and Its Eradication. Geneva：World Health Organization. 1988.

[9] 苏静静，张大庆. 在医学与政治之间：中国根除天花的国际认证. 自然科学史研究，2018，37（3）：364-379.

知识、理解与记忆：
传染性疾病防控的思考

尹秀云[*]

马航 MH370 飞机失联后，有不少人发出感慨和疑问："现在科技这么发达，为什么飞机失踪会找不到？"新冠肺炎疫情暴发后，一些人再次发出类似质问，尤其是在论及美国的新冠防疫问题时：科学技术特别是医学科学技术的发展已经取得这么大成就，为什么还不能快速、有效地控制像新冠肺炎这样的传染病疫情？正如"在一般的生活中，为了打败敌人，必须了解敌人，在医学中尤其如此"[1]，要想解决上述疑惑，人们必须要问一下自己，关于传染病，究竟了解多少、知道多少。

一、人类关于传染病知识

法国作家、诺贝尔文学奖获得者阿尔贝·加缪（Albert Camus）在其有关传染病的长篇小说——尽管其作品的本意并不在此，但其对传染病暴发时人们各种行为表现的描摹却是传染病流行中人们真实生活的翻版——《鼠疫》中曾经写道："人类能在这场病毒和生活的赌博中，赢得的全部东西，就是知识和记忆。"[2]加缪似乎是在说，人类与传染病的每次相遇都会使其对这个疾病本身有一些认识，同时也会积累一些教训，并以人类记忆的形式传承下去，为下一次遭遇传染病时提供应对经验，但这似乎不是事实或真相。

自有文字记载以来，站在全球的角度看，据不完全统计，人类所遭遇

* 尹秀云，北京大学医学人文学院副教授。基金项目：2020 年国家社科基金年度项目（20BZX128）。

的传染病大流行大概有20次，传染性疾病对人类来说并非陌生事物，它与人类的文明相伴而生，最早可追溯到2500多年前古希腊史学家修昔底德记录的席卷整个雅典的大瘟疫，其后发生的"传染病首次袭击某族群的著名案例从来没有被欧洲人遗忘，14世纪的黑死病就是最突出的例子，其次是19世纪的霍乱大流行"[3]，还有20世纪初期的西班牙大流感。但是在某位历史学家的眼中，在进入现代之前的"那些人类与疫病惨烈遭遇的案例都已湮没于时间隧道中"[3]，如此则加缪关于传染病的"知识和记忆"似乎也是不可能的。他好像也意识到了这一点，在《鼠疫》的结尾写道："据医书所载，鼠疫杆菌永远不会死绝，也不会消失，它们能在家具和衣被中存活几十年；在房间、地窖、旅行箱、手帕或废纸里耐心等待。也许有一天，鼠疫会再度唤醒它的鼠群，让它们葬身于某座幸福的城市，使人们再罹祸患，重新吸取教训。"[4]如果仔细阅读美国历史学者约翰·巴里撰写的《大流感》一书的内容，再来对照此次新冠肺炎疫情中的众生相，就不得不认同加缪的如上说法。为什么对于传染病，人类要不断地"重新吸取教训"，难道人们对传染病的认知是不可能完成的任务吗？

得出这样的结论应该说也不准确。首先，从事医学或公共卫生的专业人士会有不同的意见：医学对人的"肉体知识"的认知及在此基础上发展出的治疗手段层出不穷；公共卫生自1916年由洛克菲勒基金会主导从医学专业中分离出来，获得了独立的专业地位，在研究和实践两方面的成就有目共睹。1918年暴发的西班牙流感，"不是一个简单的关于毁灭、死亡和绝望的故事……它还是一个关于科学和探索的故事，一个关于人们应该怎样改变思维方式的故事，一个关于人们在近乎完全混乱的环境中应该怎样冷静思考然后做出果敢抉择并付诸行动，而不是无谓地长时间争论的故事"。[5]20世纪既是医学科学快速发展的时代，也是公共卫生专业迅速发展的时期，特别是在传染性疾病的研究方面也可谓功绩卓著：抗生素和疫苗使得人们在预防和治疗传染病方面获得了确实有效的手段，旨在促进人群健康对疾病决定因素的研究也获得了许多成果并为公共卫生领域的集体行动提供了解决方案。20世纪50年代末，世界卫生组织发起消灭天花的运动，并且在1979年确实实现了这一目标。

在公共卫生领域中取得的类似的成绩曾使一些专业人士一度产生错误的认知，认为传染病对人类不再是一种威胁。在学术圈曾有传言1967年时任美国公共卫生署署长的威廉姆·H.斯图尔特（William H. Stewart）在一次会议中提到："现在是该合上传染病的书，并宣告针对瘟疫的战争已经结束的时候了。"[6]虽然后来有学者考证斯图尔特从来没有说过这句话，但该文字曾被多次引用，而且至今还保留在世界卫生组织网站的某篇文章里，应该也不是毫无根据的空穴来风。严重急性呼吸综合征（SARS）之后类似的观点也曾出现，2019年3月中国疾病预防控制中心负责人在接受记者的采访时，非常自信地说："SARS类似事件不会再出现，因为我国传染病监控网路体系建设得很好，这类事件不会再发生。"[7]如今人们不能辩解说新冠肺炎不是SARS，来证明上述说法没有错，那纯粹是自欺欺人。我们在抗击疫情上所取得的良好成绩当然是事实，但是新冠肺炎疫情暴发时人们——包括专业人士——因为对传染病的某种程度的无知所犯的错误也是事实。

由此可见，对于传染病，该领域的专业人士并非完全没有知识和应对的手段，一方面，"经历过各种病史的现代人，已对那些常见的传染病拥有了相当程度的免疫力，这使他们能很快地终止任何一般性疫病的流行"[3]。另一方面，对于不少的传染病，已经研发出非常成熟而有效的疫苗来预防其传染，当然也还有些传染病依然缺乏疫苗且有效的治疗手段不足。另外，对新发传染病的识别和认知始终存在着一个过程，即使是传染病方面的专家在面对它们时也难免会做出错误的判断和决策，这是人类对新事物认知的必然规律。同时，传染性疾病——虽然其中每一种具体性疾病都有自己的特质但就传染病的问题而言——作为一类疾病形式的集合，也有共性存在，比如在传染病的流行中切断感染源、采取隔离等这些被验证是防控疫情最有效的策略和手段。也就是说，作为一种既定的成果，人类目前已经掌握了关于传染病的基本知识，而所谓知识就是人们相信并且是为真的事实或信息。以现代的教育和社会发展水平而言，这些应该是公共卫生专业人员和一般公众应该具备的关于传染性疾病的确定性的知识，确定是力量之源。确定能给人借以依赖的东西，而不确定则使人软弱[5]。新冠肺炎疫情暴发和流行初期，人们的恐惧和慌乱、专业人士和管理者应对策略的失误，则或者说明他们对这种确定性缺乏足够的信心或者可能根本不了解有这样的知识。

二、知识只有被理解才能应用

知识并不等同于信息。"关于知识的理论或知识论是哲学的一个分支，它处理关于知识和理性的哲学问题。"[8]从知识论角度看，人类对知识的理解必须具备两个条件：真和信念。如果是知识，它必须是真（true），其次是相信（believe）并接受它。但并不是所有人们相信为真的都是知识，曾经人们相信地球是平的，如今绝大多数的人都知道这是错误的。知识最重要的特性是必须为真，所以其中还有一个证成的问题，即其必须被或已经被证明确实为真。同样知识能够真正地变成力量，也就是能够为人所用，还必须要获得人们的信任，也就是作为真实的信息的知识存在了，但是人们不相信、不接受或者根本没有理解它也是不能为人所用的。

一般而言，似乎可以说医学和公共卫生专业人士有着比公众更多的相关知识，但是从一般人性的层面上来说，其实他们也是公众中的一分子，所谓二者之间的差异只是存在于统计学的数据里，就个人层面而言，并不能由此断言一个专业人士对传染病知识的理解比公众中的个体更准确。拥有知识并不必然导致正确的行动，知识只有被理解才能应用。在新冠肺炎疫情暴发的初期，人们可以看到社会公众做出正确行动的典型案例：一位华南海鲜市场的商户听闻传染病的"谣传"后提前停止营业，并告知上学的儿子务必戴口罩。在儿子提出"同学都不戴口罩"的反问时，坚持告诫其"不要管别人"。去公共场合坚持佩戴口罩，并在武汉封城之前返回老家温州，回乡后取消亲友聚会，自觉在家隔离，全家无人感染新冠病毒。在武汉就读的天津学子，寒假返家，当时没有感染症状，但上飞机前做了充足的防护——戴了三层口罩和手套，让接机的父亲带酒精给自己消毒，到家后自觉隔离，出现症状立即联系社区住院治疗，出院后又在自家车库隔离28天，没有将病毒传染给任何一位家人和其他人。武汉某大学的一位教授，妻子是一名医生。2020年1月24日一家四口——先是妻子和岳母，随后是8岁的女儿和他——被确诊感染。对此结果，教授没有惊慌失措，而是冷静地对疫情和现状进行充分判断后决定居家隔离治疗，按照医嘱吃药，并根据隔离知识进行"自救"，在采取了严格消毒、按时吃药、补充营养、充裕休息等措施后，除妻子在此期间入院治疗外，一家人在一个多月后均得到治愈。三个案例中的当事人所受教育和人生经历有着很大的差异性，但他们都对传染病的传染性这一事实确信不疑，且知道如何避免传染以及传染给他人和被他人传染的双向关系，即使是在其还被定义为"谣言"的时期，对传染性疾病预防性的过度反应也是正确的。他们所采用的一系列的正确应对就其根本而言即源自对传染病知识的理解和确信，而这足以让他们理智地行动。教授在接受采访时说："恐慌对于群体中的每个人，是最可怕的存在。在恐慌面前，你会丧失一切理性，只凭着求生的原始欲望随波逐流听天由命。""他认为人类面对疾病时都会经历紧张、愤怒、亢奋乃至绝望，但是不要让绝望抓住你。只有冷静和理智，才是你能从命运的悲剧里逃脱的关键。"[9]

与一般公众中一些人在新冠肺炎疫情应对中的正确行动形成明显对照的是，管理者、决策者以及公共卫生专业群体中的部分人的错误行为：武汉某医院的管理者在第一时间获得有传染病传播的信息时，一方面处处避免自己被传染，另一方面却要求该院的职工不要戴口罩；一些当地的公共卫生专业的官员在接收到医务人员上报的传染病信息时的反应也存在着一些侥幸的、迟疑的心态；即便是当时国家卫生健康委员会派出赴武汉的第一批的专家们最初也是做出了"有限人传人"的结论，传染病就是传染病，"有限人传人"如何解读？难道传染病也有意识、有自制力，知道自己该如何行动？当然，这些做法都可以进行解释，他们也都会给出自己为什么这么做的理由。但可以判断的是他们行为的共性就是将传染病存在的事实置于次要考量的位置或完全视而不见，而根源是他们对传染病的知识的理解不足。面对传染病，尤其是在暴发初期，由于不了解人们容易表现出恐慌行为，这是一种本能的反应，正如黑格尔所言，"无知者是最不自由的，因为他要面对的是一个完全黑暗的世界"。[10]但对人来说，除了本能还有理性的能力，治愈恐慌的关键是冷静和理智。

有些人天生冷静、沉着，具有非凡的理智天赋，但对于大多数人来说，还是要依赖于对知识的掌握来获得这种冷静和理智的品性和能力，而知识的多寡可能与能力的大小有一种正相关性，但也未必尽然，最为重要的是对事物本质的把握，前面所提到的三个事例中的当事者对于传染病（不是新冠肺炎）的知识可能是不一样的——当然这主要是从他们的职业、年龄、教育背景等其他因素推断得知——但当其面对一个该领域中的专家尚不熟悉的新发传染病时，却都做出了基本准确的判断和行为选择，是因为他们对"传染病"这个概念有清晰而坚定的知识，倒不一定是非常具体的关于该传染病的细节性知识，而是最为核心的几个知识点：对未知传染病的预防唯一有效的手段或措施是避免接触；恐慌并不能吓跑传染病，并且对传染病防控没有任何的价值甚至是负价值。当然最终还要具备对自己、对他人的责任感，而有些人则将其解读为惧怕死亡，但惧怕死亡在道德上绝非毫无价值。

2003 年的 SARS 之后，一些国家和主要的国际组织对传染病的研究和防控均给予了相当程度的重视。2005 年 5 月世界卫生组织通过了重新修订的《国际卫生条例》，要求各缔约国应当发展、加强和保持其快速有效应对国际关注的突发公共卫生事件的应急核心能力。2014 年非洲暴发了埃博拉疫情，世界卫生组织对该次疫情引发的伦理问题予以了特别的关注，成立了一个伦理工作小组来负责制定流行病暴发过程中应对所出现问题的伦理准则。2016 年世界卫生组织发布了该小组的工作成果，即《传染病暴发伦理问题管理指南》。在这份指南中明确提出了"传染病暴发是一个充满不确定性的时期。随着事态的发展，往往有限的资源和能力进一步捉襟见肘，尽管决策的证据可能很少，却必须迅速作出公共卫生应对的决定。在这种情况下，公共卫生官员、政策制定者、资助者、研究人员、现场流行病学家、急救人员、国家伦理委员会、卫生保健工作人员和公共卫生从业人员需要一个道德指针来指导他们作出决策。生命伦理学将人置于问题的核心，强调这应当作为指导卫生体系的原则，并为作出选择，尤其是危机中的选择提供了道德基础"[11]。这份指南几乎可以说为传染病流行中的各个主要的参与者正确地行动提供了方向和准则，可惜它主要还是停留在学术讨论的范围内，并没有真正地成为传染病防控中的那些重要的决策者和主要的参与者的知识，更谈不上是否被理解以及能否被应用的问题了。

三、关于传染病的真实记忆

翻开历史的书页可见几乎每一次传染性疾病的光临，均无一例外地存在着一些公众从最初的无视，再到恐慌、抢购、逃亡等一系列近乎"机械式"的反应，即使到了现代社会也没有彻底消失，所不同者只是程度和范围；而在传染病防控中的一些决策者，往往在初期又都不同程度地采取了对公众隐瞒信息的做法，其背后的理由和最终的解释是对公众会恐慌的担忧。约翰·M. 巴里在《大流感：最致命瘟疫的史诗》中写道："媒体和公共官员助长了这种恐慌——不是通过夸大疾病的可怕，而是极力掩饰，试图向公众保证此次疾病并不可怕。"[5]而无数的经验事实证明在传染病疫情暴发后，隐瞒或不及时披露信息的做法并不能真正地让公众完全处于无知的状况，对传染病流行的信息实施绝对保密的可能性几乎从来都没有真正地被实现过，正如精神分析大师弗洛伊德曾经说过的："没有一个人守得住秘密，即使他缄默不语，他的手指尖都会说话，他身体的每个汗孔都会泄露他的秘密"[12]，隐瞒信息的处理方式所导致的结果反而是给谣言的流布以充足的时间和空间。由于无法获得明确而真实的信息，谣言的流传就更加剧了公众的恐慌心理，导致很多人采取了不理智的，甚至是极大地增加了被感染机会的行为：公众短时间大量聚集在医院、购物场所等。

但是公众的非理性行为与管理者或专业人员对信息的不及时披露的行为之间形成了一种互动，互相影响和左右了对方的选择和行为，这似乎成为一个无法破解的怪圈，导致了疫情防控无法在最佳时机采取正确的应对措施，以减少不必要的社会、经济损失，因为对于传染病疫情来说，颠扑不破的真理就是早发现、要隔离，而识别传染性疾病对医务人员和公共卫生专业的人士来说，以他们目前拥有的知识应该是完全能够做到的。从一定意义上来说，造成这个恶性循环之怪圈的其中一个深层次的原因或许可以说与人们对传染病的记忆有关。对于公众来说，他们关于传染病的记忆或者是来自亲身的经历，或者来自文学、电影等艺术媒介。对于亲历传染病流行的人来说，在疫情暴发中心和边缘的人，可能有关于传染病的记忆是大不一样的，也同样地会是片面的，不是有关传染病的全部真相和事实；而许多媒介在呈现传染性疾病的流行时，也并非真实还原，而往往偏重对传染病之惨烈状况的渲染。修昔底德在记录雅典大瘟疫时就是如此："其他人身强体健，没有明显的原因，突然头部高烧，两眼红肿，口腔内部，包括喉咙和舌头，立即变成血红色。呼吸不自然，并且呼出臭气。……如果有患者大难不死，其身体突出的器官常常不会幸免并留下印记。生殖器、手指和脚趾都遭侵袭，许多幸存者失去了这些器官，有些甚至失去了双眼……再就是由于互相照料而相继染病，像羊群一样大批死去，这方面导致死亡是最多的。"[13]影视作品更是常常以视觉冲击的方式强化人们对传染性疾病的这种记忆。但是，每一场传染性疾病的流行，都不仅只有技术记忆，一定还有医师的救治和奉献、民众之间的相互照顾和关爱，当然也同样不能缺少某些人性之恶的表现。这才应该是人们有关传染病的全部记忆。人们有关传染病的记忆越完整，对后世的启迪就越大。

四、小结

以人类现有的传染病的知识和能力，控制传染病的流行确实并不存在不可能的情形，一方面人类在这一领域的知识是足够的，另一方面或更重要的是传染病的防控更依赖于人的行为和决策，而非主要是科学技术水平或者至少二者同样重要，而不能单纯地依赖或寄希望于技术发展。在人的因素方面，必须看到公众层面的对传染病的认知、理解和记忆是其如何行动的关键，它们不仅将决定其自身在传染性疾病暴发时如何正确地行动，而且也将可能影响到决策者的判断和行为，因此提升一个社会中的公众关于传染病的确定性的知识和记忆才是避免"重新吸取教训"的出路。

参 考 文 献

[1] 贾雷德·戴蒙德. 枪炮、病菌与钢铁. 谢延光译. 上海：上海译文出版社，2016：394.

[2] 转引自陈晓. 北大医院：有关SARS的知识和记忆. 三联生活周刊，2013（10）：78.

[3] 威廉·麦克尼尔. 瘟疫与人. 余新忠，毕会成译. 北京：中信出版社，2018：3-4.

[4] 加缪. 鼠疫. 刘方译. 上海：上海译文出版社，2013：273.

[5] 约翰·M. 巴里. 大流感：最致命瘟疫的史诗. 钟扬，赵佳媛，刘念译. 上海：上海科技教育出版社，2013：序言14，294，527.

[6] 刘远航. 被传染病改变的医学与社会. https://new.qq.com/omn/20200321/20200321A04QK100.html[2021-04-01].

[7] 彭丹妮，钱炜. 疫情之后，疾控改革往何处去？http://www.inewsweek.cn/society/2020-03-05/8630. shtml[2020-03-05].

[8] 理查德·费尔德曼. 知识论. 文学平，盈俐译. 北京：中国人民大学出版社，2019：1.

[9] 韩雨亭. 武汉一家人的"自救样本". https://news.sina.com.cn/o/2020-02-26/doc-iimxyqvz5860371. shtml[2020-02-26].

[10] Hegel G W F. Aesthetics：Lectures on Fine Art. New York：Oxford University Press，

1998：98.

[11] 世界卫生组织. 传染病暴发伦理问题管理指南. 熊宁宁, 刘海涛, 伍蓉, 等译. 北京：中国中医药出版社, 2020：3.

[12] 崔隽. 从心理学角度谈医患沟通技巧. 医院管理论坛, 2006（10）：49-52.

[13] 修昔底德. 伯罗奔尼撒战争史. 何元国译. 北京：中国社会科学出版社, 2017：119-120.

医学技术与疾病防治

——人类抗疟史对疫情防控的启示

姚 靓*

疟疾是一种古老的疾病，早在人类诞生前就已经存在。直到 19 世纪末，法国军医拉维朗（Charles Laveran）和英国热带病医生罗纳德·罗斯（Ronald Ross）等科学家透过显微镜等科学手段才第一次揭开了疟疾是由疟原虫和蚊子传播致病的秘密，并由此诞生了现代疟疾防控的主要方法——病媒控制法。从此，人类从最初的被动逃离转为与疟疾正面对抗。通过消灭蚊子和配以奎宁、氯喹等治疗药物，人类在抗疟战役上取得了突破性的进展。然而，现代科技和医学的进步没有能够完全根除疟疾对人类的威胁。在 21 世纪，疟疾仍然在世界上很多地区肆虐。特别是在经济发展落后的非洲撒哈拉沙漠以南地区，疟疾发病和死亡人数占全球的 90% 以上，每年有将近 3 亿—5 亿人口感染，接近 100 万人死亡。即使在已经根除疟疾的美国，疟疾也有零星散发，甚至还有少数死亡。

既然人类已经摸清了疟疾传播、感染和致病的机理，发明了杀虫剂和抗疟药，找到了病媒控制法等有效的抗疟手段，为什么疟疾在今天仍然是一个严重威胁人类健康的传染病？人类与疟疾长期斗争的经验和教训对我们当下肆虐全球的新冠肺炎这一新传染病的防治有哪些启示？本文围绕 20 世纪五六十年代世界卫生组织发起的"全球根除疟疾计划"（Global Malaria Eradication Programme），讨论了病媒控制如何在第二次世界大战后成为人类抗击疟疾的最重要的方法。通过对"全球根除疟疾计划"在发展中国家

---

* 姚靓，北京大学医学人文学院助理教授。

失败的案例的分析，指出社会和经济等医学技术之外的因素在全球疾病防治中发挥了重要的作用。最后，结合当前全球抗击新冠肺炎疫情的形势，提出全球新冠肺炎疫情的防控远比单纯的医学技术突破更为复杂。防疫抗疫需要世界各国齐心协力，从体制机制、经济发展、全民健康、公正公平等多方面、多维度统筹考量，综合施治。

一、疟疾病媒控制法的兴起

对于疟疾这一古老的瘟疫，人类最初的方法是躲避和逃离。17世纪耶稣会士发现了含有奎宁的金鸡纳树树皮，为人类抗疟提供了一个强大的武器。19世纪末，当科学家发现疟疾是由蚊子传播后，以消除疟蚊为目的的病媒控制成为人类抗疟的又一重要手段，并取得了很大成绩。例如，巴拿马运河的成功开凿在很大程度上得益于美国人成功的蚊媒控制。19世纪末，巴拿马地区的热带雨林气候曾经让法国的运河开凿队饱受疟疾之苦。由于工程队的病死人数巨大，法国不得不终止运河开凿。1906年，美国接手巴拿马运河开凿权后，为了避免重蹈法国人的覆辙，在工程开始前对运河周边的水塘和河流进行了综合治理。他们填埋了工人住所和村庄周围200米以及运河区域5千米范围内的水塘和沼泽，抽干了区域内约260平方千米的积水，并定期在河面喷洒煤油。在清除蚊虫繁殖地的同时，他们还免费给工人装上了纱窗和发放奎宁。美国的蚊媒控制有效控制了运河区域疟疾的传播，巴拿马运河工程最终得以如期完成。[1]

不过，20世纪中叶以前，病媒控制是不是一个有效可行的控制疟疾的方法一直存在争议。首先，大规模的环境治理不仅费用高昂，而且需要具备有关蚊子习性的专业知识。例如，1930年在阿根廷北部修建大型排水工程就没有能够阻止疟疾的传播，因为当地的伪点翅按蚊（*Anopheles pseudopunctipennis*）喜欢在光照充足、有大量水藻的小溪和河流边繁殖，而不喜欢（已被排水工程治理的）沼泽和水塘。[2]其次，欧洲利用奎宁抗疟的方法同样取得了很大成效。20世纪初，意大利等欧洲国家以政府补贴的方式向民众大规模分发奎宁。虽然当时仍然存在大量的疟疾死亡人口，但是这一数字和此前相比大大降低，而且成本大大低于大规模的环境治理。[3]

病媒控制最终成为人类抗击疟疾的最重要的方法出现在第二次世界大

战结束后。一方面，随着生物学的发展，人类对蚊子的认识更加透彻。科学家发现蚊子的品种很多，生活习性也不一样。按蚊中有的品种偏爱人血，有的偏爱动物血，而只有吸食人血的按蚊才会传播疟疾。同时，洛克菲勒基金会的弗雷德·索帕（Fred Soper）两年内成功消灭了巴西的冈比亚按蚊，为病媒控制提供了有力的佐证。冈比亚按蚊产于非洲，1931年通过海运无意中进入巴西东北部，造成了巴西疟疾的暴发。1939—1941年，弗雷德·索帕通过清除蚊子繁殖地、在住所和车等人类常住空间用烟熏驱赶蚊子，有效地控制了疟疾传播。另一方面，冷战的国际政治环境让英美等政治家认为安装纱窗、治理环境等提高人民生活水平的抗疟方法带有社会主义倾向。同时，第二次世界大战期间抗生素、无线电等现代科技的飞速发展，让他们相信现代科技才是解决疟疾传染的关键手段。最终，杀虫剂DDT的发明更坚定了他们对科技的信心。

第二次世界大战期间，进入东南亚太平洋战区的同盟国军队深受疟疾之苦。他们采用填埋沼泽、清理死水、环境消毒等一系列措施来预防疟疾。但是，对于移动着的军队而言，这些措施的成效并不明显。为了找到简单有效的方法保护热带环境中的部队和难民，同时考虑到保障战时农业粮食增产的需求，以美国为代表的西方国家集中进行了杀虫剂的研发，并于1942年研制出了DDT。这一新型杀虫剂不但对蚊虫的杀伤力极强，而且室内喷洒后的残留毒性能够在墙壁上保持数月。也就是说每半年喷洒一次，甚至一年一次就能达到很好的除蚊效果，从而大幅降低了病媒控制的成本。随后，DDT在欧洲和拉美一些国家的抗疟除蚊运动中表现出色，让提倡病媒控制的专家们信心倍增。[4]

到了20世纪50年代，流行病学家乔治·麦克唐纳（George MacDonald）通过数学模型计算，模拟了蚊子、疟原虫、人类宿主之间的关系，首次把病媒控制法用精准的数字语言量化出来。他的专著《疟疾流行病学与防治》（*The Epidemiology and Control of Malaria*）中罗列了影响疟疾传播的所有变量：按蚊相对于人类人口的数量比、蚊虫叮咬人类的倾向、感染性叮咬的比例、疟原虫在蚊子体内繁殖的周期时长、蚊子寿命大于一天的概率、人类康复的比率。通过数学分析，麦克唐纳认为蚊子的寿命是最关键的变量。也就是说，只要缩短蚊子寿命，疟原虫就无法成功繁殖，疟疾传播就可以阻断。他用传播数指标 R_0（每个感染者在被感染期间平均会传染给多少人）来表征疟疾的传染力，并计算出只要有效除蚊，R_0 将会降到 1 以下，即一个疟疾病例只能感染不到一个人。这个时候，疟疾传播就被控制了。[5]麦克唐纳的数学模型为 20 世纪 50 年代世界卫生组织根除疟疾提供了理论基础。至此，人类的疟疾防控完全转向了病媒控制法。

二、世界卫生组织的"全球根除疟疾计划"（1955—1969 年）

1955 年第八届世界卫生大会提出了"全球根除疟疾计划"（Global Malaria Eradication Programme）。基于麦克唐纳的数学计算和之前的成功抗疟经验，计划认为只要集中投入资源，利用 DDT 全面清除疟蚊，疟疾的传染路径就能被阻断。由于雌性按蚊进入室内吸食人血后会停留在墙壁上休息，所以世界卫生组织专家认为 DDT 的喷洒主要集中于室内的墙壁。用 DDT 在目标地区保持几年的无蚊期，同时配合使用氯喹等抗疟药物治疗疟原虫携带者，一段时间后疟原虫失去了蚊子作为中间宿主，便无法继续繁殖和感染新人群，最终消亡。当感染人口数量降低为零或接近于零时，停止 DDT 喷洒。当目标地区疟疾感染人群全部治愈且没有新发病例后，表明该地区的疟疾已被彻底根除。此时，目标地区进入疟疾防控的成果维护阶段，防止外围输入性疟疾，并一直持续到疟疾在全球消亡。[6]

世界卫生组织估计花 5—8 年时间就能实现全球抗疟的胜利。虽然世界卫生组织内部对"全球根除疟疾计划"存在诸多疑虑，例如，DDT 是否安全，疟疾多发的发展中国家是否有相应的人员和组织配备，资金是否充足，等等。但是，由于战后科学主义的兴盛和冷战背景下美国经济学家罗斯托（Walt Rostow）的线性经济增长和发展理论的盛行，世界卫生组织最终通过了"全球根除疟疾计划"的决议。①之后，世界卫生组织深入各疫情国，帮助各地启动抗疟项目并提供技术指导。联合国儿童基金会也提供了相应的物质支持。在抗疟计划实施的 14 年里，世界卫生组织共花费了大约 14 亿美金。其中，美国是最大的资金赞助方，其余一部分来自各疫情国政府。

---

① 也有学者认为 1955 年的"全球根除疟疾计划"是世界卫生组织内部成员国之间政治博弈的结果，是为美国等西方发达国家政治、经济利益服务的。参见汤蓓. 伙伴关系与国际组织自主性的扩展：以世界卫生组织在全球疟疾治理上的经验为例. 外交评论，2011，28（2）：122-132.

全球抗疟活动中，18 个国家在 1970 年完成消灭疟疾任务；8 个国家在 1970 年之后陆续完成消灭疟疾任务；最终，该计划参与国中有一半以上的国家完成世界卫生组织的"全球根除疟疾计划"目标。其他参与国的疟疾病发率和病死率也在"计划"执行期间大大降低。然而，这并没有完成世界卫生组织预设的全球根除疟疾的目标。通过分析可以发现，在"全球根除疟疾计划"运动中成功消灭疟疾的国家和地区仅限于三类（表 1）：第一类是欧美等发达国家。这些国家经济实力雄厚，人民的受教育程度和生活水平较高，更容易配合世界卫生组织的全球抗疟行动。第二类是海岛型国家和地区。这类地区领土面积小，地理位置相对孤立，一旦清除了本土疟疾后，输入性疟疾更易控制，可以有效防止疟疾的反复。第三类是东欧等社会主义国家。这些国家虽然经济不发达，但是建立了相对完善的公共卫生基础设施和通信系统。这些基础设施能够在停止 DDT 喷洒后的抗疟成果维护阶段及时预防和治疗外源性输入病患。此外，地理、气候、水文等自然因素也影响着全球抗疟的版图。在参与"全球根除疟疾计划"的成员中，地处温带和亚热带的国家和地区在抗疟运动中的表现较好。

表 1 1970 年完成抗疟工作的地区[7]

经济发达国家	海岛型国家和地区	社会主义国家
意大利	格林纳达	保加利亚
荷兰	圣卢西亚	波兰
美国	特立尼达和多巴哥	罗马尼亚
澳大利亚	多米尼克	南斯拉夫
文莱	波多黎各	匈牙利
新加坡	维尔京群岛	古巴
葡萄牙	古巴	
西班牙	牙买加	
	毛里求斯	
	留尼汪岛	

虽然在抗疟运动中很难完全将气候和流行病学的影响与社会和经济条件产生的影响分开，但值得注意的是，世界卫生组织发起的"全球根除疟疾计划"中，所有失败的国家都是热带国家，并且都是经济落后、缺乏基础医疗设施建设的地区。这些国家和地区抗疟失败的最为重要的原因之一是蚊子和疟原虫出现了抗药性。事实上，1955 年世界卫生组织讨论"全球

根除疟疾计划"之初，一部分专家已经发现了少数蚊虫出现了耐药性，反对大面积用药。全球抗疟战役开始后，在热带经济不发达地区，由于用药方法和用量问题，耐药性蚊虫数量陡然上升。一些学者的研究显示，局部、短时间内大量出现耐药蚊虫，与当地的社会和经济因素密切相关。经济落后地区单一依靠世界卫生组织的资助，抗疟缺乏充足资金。一些国家和地区由于资金有限，DDT喷洒面积太小。一些地方为了让有限的药水喷洒更大的面积，不按比例地把DDT用水稀释。还有一些地方缺乏严格的市场监管，DDT质量参差不齐，有些甚至出现在了黑市交易中。在疟疾多发的发展中国家，大部分DDT喷洒人员文化程度低、缺乏相应培训，导致药物喷洒不到位。DDT的非正确喷洒，仍然可以杀死对药物特别敏感的蚊子，但增加了具有一定耐药性蚊子的存活率。幸存的蚊子不断繁殖，把耐药基因继续传递，并在药物压力下逐渐增强。一段时间后，蚊子种群就出现了极强的抗药性。

在南亚和拉美，经济模式和经济利益导致DDT长期使用，同样也造成了蚊子抗药性增加。在中美洲北部的萨尔瓦多（El Salvador），当地与世界卫生组织合作，用DDT来抗击太平洋沿岸平原的疟疾，在一段时间内取得了显著成效。疟疾的控制带来了当地棉花经济的复苏和繁荣，棉花种植面积迅速扩大。为保证棉花的产量和出口，当地庄园主长期大量使用DDT以保护棉花免受病虫害。到1958年，"全球根除疟疾计划"启动仅仅不到三年，昆虫学家发现萨尔瓦多的疟疾主要传播媒介白魔按蚊（*Anopheles albimanus*）失去了对包括DDT在内的所有主要有机氯化物的敏感性。四年后，研究者在墨西哥南部也发现了类似的棉花种植与蚊子抗药性增加相互关联的现象。在印度，库态按蚊（*Anopheles culicifacies*）和溪流按蚊（*Anopheles fluviatilis*）两种当地主要的疟疾传播蚊子也出现了广泛的抗药性，特别是在新近利用杀虫剂来保证作物高产的农业区域，当地蚊子的抗药性更为明显。[8]

1969年，当世界卫生组织放弃了"全球根除疟疾计划"时，已有56种按蚊对DDT产生了抗药性。针对这一情况，公共卫生官员只能改用有机磷、氨基甲酸酯或拟除虫菊酯类杀虫剂。这些杀虫剂虽然对控制疟疾也很有效，但价格比常用的杀虫剂要高很多。例如，广泛代替DDT的马拉硫磷的价格是DDT的5倍；有的DDT取代药价甚至是DDT的20倍。由于杀虫剂价格过高，一些国家和地区为了减少成本，减少了药物喷洒面积和频次，大大降低了灭蚊效果，导致疟疾很难控制。一项针对21个拉美国家抗疟情况的研究表明，如果室内的药物喷洒低于有效水平，疟原虫的年增长指数则大大增加。[9]如果说热带地区不正当的DDT使用很大程度上是由经济原因导致的，那么20世纪七八十年代以来，西方社会环保主义运动的兴起更让这些地区的DDT的使用遭遇窘境。1962年蕾切尔·卡逊（Rachel Carson）的《寂静的春天》一书点燃了环保主义运动，推动了发达国家对DDT的禁用，以及与之相伴的全球范围内DDT的大量减产。然而，由于DDT仍然是最有效而且最便宜的杀虫剂，这些改变给经济落后地区的抗疟活动带来了更大的经济负担。

除了蚊子对DDT产生了抗药性之外，"全球根除疟疾计划"在热带和亚热带地区还加速和增强了疟原虫对氯喹的抗药性。氯喹是20世纪最有效并且最便宜的抗疟药物。恶性疟对氯喹敏感度的下降，给全球抗疟计划带来了巨大的困难。抗氯喹恶性疟原虫不仅不易被杀死，而且它们侵入红细胞的裂殖子的成熟速度比不抗氯喹恶性疟原虫更快。也就是说，在一个同时感染了抗药性和非抗药性恶性疟原虫的患者身上，抗药性疟原虫能够侵入更多的红细胞，传播得更快。抗氯喹恶性疟原虫在按蚊等传播媒介体内完成有性生殖的速度也比不抗氯喹的虫株快。[10]1957年，科学家在泰国首先发现了抗氯喹恶性疟原虫虫株。之后，疟原虫对氯喹的抗药性很快在南亚、东南亚、大洋洲、亚马孙盆地、非洲的部分亚热带地区和南美的沿海区域扩散开来。

和蚊子对DDT产生抗药性一样，氯喹的不合理使用加速了抗氯喹疟原虫的出现。在20世纪五六十年代世界卫生组织发动的"全球根除疟疾计划"中，氯喹常常作为一种预防性药物，直接或间接地分发给东南亚、东非、拉美等疟疾多发地区的人民。这些人群中其实已经有很多人感染了疟疾，但他们接受的氯喹剂量不足以消除血液中的寄生虫，这为抗药性虫株提供了生存机会。研究显示，大规模药物分发的地理位置与出现抗氯喹病例的地点有很高的关联度。[11]此外，在"全球根除疟疾计划"行动期间，氯喹成为地方药店的常用药。但是，一些地方对药物缺乏监管，造成了药物滥用、质量参差不齐等乱象。一些药店为了盈利，擅自售卖低于指定剂量的氯喹药剂。而且，发展中国家的很多居民通常缺乏足够的医疗卫生知识。一些居民因为生活贫困，常常擅自减少氯喹服用量来节约开支。这些都是疟原虫产生抗药性的原因。

位于泰国和柬埔寨边界的佩林市（Palin）在"全球根除疟疾计划"下的抗疟史生动地展现了疟原虫耐药性形成的社会生物学机制。佩林是一个出产红蓝宝石的宝石开采中心，也是东南亚最早出现疟原虫耐药性的地区。佩林的矿石开采业吸引了柬埔寨、泰国、越南、缅甸、孟加拉国等周边各国的贫困农业人口前来开采宝石。这些矿工大多来自疟疾不是非常严重的地区，所以他们中80%对疟疾没有免疫力。然而，采矿业造成了地表出现无数矿坑，在地下水渗透和雨水冲刷下严重积水，给当地的大劣按蚊（Anopheles dirus）创造了良好的繁殖场所。同时，矿工的生活条件简陋，常常睡在露天或者简易棚中，裸露的皮肤直接暴露在疟蚊之下。在20世纪四五十年代，矿区出现了疟疾的大暴发，80%的病例是恶性疟。

在佩林市的疟疾防控中，世界卫生组织建议的DDT灭蚊法的效果不是很明显，因为大劣按蚊不喜欢栖息在人类居所。因此，当地只能依靠氯喹抗疟。但实际情况是，氯喹的功效由于矿工自身身体的免疫情况、药物的分配方式、新矿工的持续涌入等因素大打折扣。没有免疫力的矿工一旦感染疟疾之后，症状表现会非常严重，需要大剂量的氯喹来杀死体内的疟原虫。不幸的是，1955—1962年，当地政府在抗疟运动中把低于治疗剂量的氯喹以预防药物的形式大量派发给矿工。在疟疾高发人群中反复使用低剂量氯喹，只消除了那些对药物最敏感的疟原虫，更多有抗药性的虫株存活下来，形成了疟原虫的抗药性。另外，一部分生活贫困的患病矿工，没有钱按时足量服用氯喹，进一步加剧了疟原虫的抗药性。最后，在人口流动极大的矿区，每月都有大量不具备免疫力的新矿工从外地涌入。他们大量使用非治疗剂量的氯喹，使抗疟药物达到了几乎对疟疾无效的程度。到1973年，佩林市90%的恶性疟对氯喹产生了抗药性。随着矿工季节性返乡流动，抗药性疟疾进一步从泰国和柬埔寨边界扩散到周边区域，甚至整个南亚和东南亚。[12]由此可见，佩林市的疟疾对氯喹的抗药性不是一个不可避免的自然选择的结果，而是由经济发展模式、矿区雇工情况和药物派发方式等综合形成的。

"全球根除疟疾计划"在热带国家失败的另一个原因是单一依靠自上而下的组织方式，没有能够充分调动群众和基层的力量。疟疾其实是一种地方病，如果不了解地方的生态以及采取适合当地的防控方式，防疫很难成功。世界卫生组织的抗疟战役在全球运用了统一的模式，缺乏弹性和灵活性。抗疟专家没有去了解不同社会文化背景下，特别是农村、山区等偏远地区的人们对DDT药物喷洒的态度，没有做足够的先期教育和提示。例如，一些地方人们早出晚归，白天大门紧锁，DDT喷洒人员无法进入，入室喷洒不到位。另一些地方，人们讨厌DDT和煤油的味道，在喷洒人员离开后立即重新涂抹墙壁除味，降低了喷药的效果。此外，进入室内喷洒药物本身也是一件麻烦的事，因为需要居民移除墙壁挂饰、搬挪家具。遇到人们不愿意配合时，喷洒人员有时会强行实施，造成人们的抵触。抗疟失败的更大的原因是抗疟人员没有根据地方实情进行本土化施策。比如，柬埔寨山区的房屋常常是用茅草搭建的、四周通透的棚亭，几乎没有适合DDT喷洒的实墙表面。DDT喷洒在游牧社会也遇到了类似的难题。在这些蚊子习性不是在室内叮咬和栖息的地区，世界卫生组织的DDT灭蚊法遇到了很大的困难。[4]

最后，世界卫生组织"全球根除疟疾计划"的失败还在于对贫困热带地区国家的抗疟活动缺乏持续和充足的资金支持。从20世纪60年代中期开始，全球抗疟的资金和人员配备逐年下滑，70年代后达到谷底，不到峰值时期的10%。计划执行之初，世界卫生组织对抗疟需要的时间和花费过于乐观，认为一次性投入大量资金，在5年左右就能够获得全球抗疟的全面胜利。然而，实践中时好时坏、反复不断的疫情，让很多出资者失去信心。一些人认为，如果抗疟工作能够在当初预定的时间期限内成功，那么资金是足够的。但是疟疾在一个又一个热带贫困国家中反复，出现了巨大的资金缺口。捐助者也不愿意在这个看不到希望的问题上投入更多资金。即使在取得抗疟胜利的国家，实际的花费达到平均每人2美金，也大大超过了世界卫生组织最初的每人11美分的预算。根除疟疾之后用于监控和防止疫情再次暴发的费用更是一个庞大的数字。[13]

世界卫生组织抗疟资金在20世纪60年代末开始急剧减少也和冷战的国际政治大背景有关。美国是"全球根除疟疾计划"的主要赞助者。从1963年开始，为制裁斯里兰卡政府的社会主义倾向，美国停止了对其一切外援资助。当时世界卫生组织的抗疟运动在斯里兰卡已经取得了阶段性成功，每年仅有6例新增疟疾患者。在外援停止后的第5年，疟疾在斯里兰卡再次暴发，1968年时病例增至了100万人。同样，1972年与巴基斯坦武装冲突后，印度与苏联签订了友好条约。之后，美国大幅削减了对印度的国际医疗援助，给印度的抗疟工作带来了极大的资金压力。[14]当发展中国家的抗疟活动变得主要依赖于当地政府的财政支持时，原本就资源有限的国家对是否应该优先投资抗疟产生了动摇。值得注意的是，对于很多疫情国政府而言，抗疟计划的部分成功已经给他们带来了经济好转和政治稳定，疟疾变成了仅仅是社会底层贫困阶级的困扰。继续投入大量资金去根除和防控已经不能带来更大的边际效益，地方政府持续抗疟的积极性大大降低。最终，世界卫生组织于1969年宣布"全球根除疟疾计划"失败。

三、疟疾在全球范围内的反弹（1970—1990年）

世界卫生组织"全球根除疟疾计划"失败后，很多国家从20世纪七八十年代开始出现了大量的疟疾反弹。印度1960年已经成功地把疟疾发病数从1947年的7500万例降至几千例，但是疫情在70年代初反弹，1989年达到了200万例。抗疟项目开始前，东南亚的疟疾发病总数约为1.1亿—1.15亿人。1965年这一数字一度降低到10万例，但到1975年又回升到700万。[14]在非洲南部，20世纪末期的疟疾发病率是60年代抗疟运动时期数字的4倍。根据世界卫生组织的统计，全球疟疾死亡率最低的时期是20世纪60年代初，之后逐渐回升，其中死亡率增长最快的地区是撒哈拉以南的非洲。[14]这些数字的上升看似是世界卫生组织"全球根除疟疾计划"失败的直接结果，实质上反映了更深层次的疾病与人类社会之间的互动关系。

地处南非和莫桑比克边境的斯威士兰是非洲大陆南部的一个农业国，在20世纪50年代的"全球根除疟疾计划"中取得了良好的成果。经过几年的DDT喷洒后，当地疟疾感染人口数量下降到近乎零。1956年，当地停止了两年内无新增病例地区的DDT喷洒。1958年，只有之前抗疟措施没有覆盖到的位于斯威士兰和莫桑比克大约15英里的中间地带还继续喷洒DDT。1959年，医学专家认为斯威士兰的冈比亚按蚊已基本绝迹，当地的疟疾基本清除。可是，70年代末，斯威士兰的疟疾病例再次上升到每年1000例。经过研究发现，斯威士兰的疟疾反弹不是因为蚊虫出现了抗药性，而是因为当地社会的生产生活环境给疟疾的重新传播创造了条件。随着疟疾的控制和消除，斯威士兰开始大兴农田水利，大量种植甘蔗，疟疾也随之悄然复燃。1960年，在当地种植园及其周边已经出现了零星的疟疾病例。1967年和1972年出现了种植园地区两次疫情峰值。到了70年代末，斯威士兰的疟疾病例已经扩散到了甘蔗种植园之外的地区。

疟疾在斯威士兰的复燃首先因为甘蔗种植园的水利灌溉系统缺乏良好的维护和管理。种植园地区的水渠常常溢出或渗漏，造成了大大小小的水塘，为蚊子提供了繁殖场所。种植园内工人的住宿和卫生条件较差，增加了人们被蚊子叮咬的概率。雨水过后，工人住所附近的积水更多，蚊虫叮咬更厉害。然而，庄园主没有给工人住处安装防蚊纱窗，也没有用杀虫剂灭蚊。其次，疟疾在斯威士兰甘蔗园卷土重来与大量的人口流动密不可分。种植园吸引的大量来自莫桑比克周边地区的季节工，在缺乏严格的入境卫生防疫检查的情况下，把疟疾再次带入斯威士兰。20世纪50年代末到60年代，斯威士兰的矿业、林业和农业飞速发展，急需大量劳动力。由于甘蔗种植园的工作和生活条件差，收入没有竞争力，加班和拖欠工资现象严重，当地居民大都不愿去甘蔗园工作。种植园主为了利润最大化，不愿意提高工资和劳动生活条件来吸引当地劳动力，转而把视线投向拥有大量贫困失业人口的莫桑比克周边地区。这些地区贫穷落后，公共卫生设施和防疫条件极差，疟疾频发。随着劳工移民的进入，疟疾再次进入斯威士兰。当地政府为了振兴经济，对莫桑比克的移民劳工问题始终睁一只眼，闭一只眼。70年代斯威士兰经济衰退，甘蔗种植园内的莫桑比克劳工移民数量开始下降，但此时疟疾已经在全国范围内流行开了。[15]

巴西的农业发展同样给疟疾的控制带来了困难。在"全球根除疟疾计划"实施阶段，巴西的疟疾得到了一定的控制，1970年全国的疟疾病例曾降至52 000例。但从20世纪80年代开始，疟疾发病数迅速回升，每年接近170 000人。1990年达到了年发病数630 000之多。需要指出的是，巴西的疟疾发病率存在地理分布极不均衡的现象，大约99%的疟疾患者来自亚马孙丛林区域。从历史上来看，亚马孙地区早在17世纪就出现了疟疾，但是该地区疟疾大规模的暴发却始于19世纪末，源自亚马孙橡胶工业的兴起和热带雨林的破坏。

热带雨林的橡胶工业吸引了大量的东北部人口。特别当干旱和饥荒发生时，去橡胶园里打工的人更多。20世纪六七十年代，在巴西政府鼓励亚马孙丛林地区更紧密地融入巴西经济的政策鼓励下，人类对热带雨林的侵蚀更加严重。巴西的经济融合政策有两个目标：一是通过人口在与邻国接壤的大片森林里定居来确保国家边境安全，二是通过开辟新土地用于农业定居，来缓解威胁国家和社会稳定的农民无地和贫困问题。广袤的亚马孙丛林为政府提供了土地供应的巨大资源。巴西政府首先修通了亚马孙丛林地区的高速公路，鼓励周边建立中小型农场。1970—1980 年，大约有100万移民在新土地定居，开辟了大约 30 000 个新农场。成千上万的劳工涌入亚马孙地区的金矿产区，加剧了森林的破坏。政府大规模拓荒的同时，新农业社区发展所需的基础设施建设却没有跟进，尤其缺乏充足的公共医疗和卫生服务设施。

亚马孙丛林地区环境的改变给疟疾的大规模传播创造了条件。当地主要传播疟疾的蚊子达林氏按蚊（*Anopheles darlingi*）喜欢在河流的边缘和雨季时河流泛滥形成的水塘里繁殖。新开拓地区中排水不良的道路、矿坑、农田等为蚊子提供了更多的繁殖场所。破坏森林导致水土流失，抬高了河床，形成了沙堤，大大降低了河流蓄洪能力，更易形成水塘。随着森林砍伐和生态破坏，野生动物消失了。蚊虫缺少了动物宿主，把目标转移到人类。和长期暴露在野外的亚马孙土著居民不同，来自其他地区的亚马孙新移民对疟疾几乎没有免疫，因为早先的"全球根除疟疾计划"基本控制了巴西大部分地区的疫情。新移民的住所不但靠近蚊虫的繁殖场所，而且房屋简陋，既没有实墙用于灭蚊药的喷洒，又缺少纱窗等防蚊措施。经济上的窘困让新移民对疟疾缺乏重视，即使感染后也常常没钱或不能及时购买治疗药品。当疟疾在亚马孙丛林地区蔓延开来后，被感染的移民发现他们身体虚弱，无法进行正常的农耕活动。经过一到两季的耕作，很多人放弃了农耕，另寻出路。一些人去了亚马孙地区的金矿区，更多的人离开了亚马孙丛林回到家乡。此时，疟疾随着人口流动，在巴西进一步扩散。一些原本已经清除了疟疾的地区在 20 世纪 80 年代又重新出现了疫情。[16，17]

四、全球抗疟计划的再启动以及对当下新冠肺炎疫情防控的启示

1989 年美国圣选戈的一位银行家被确诊感染了疟疾。他的墨西哥裔园

丁同时也被确诊为疟疾感染者。原来这位携带疟疾的移民劳工首先感染了当地的蚊子，蚊子叮咬了银行家，把疟疾传给了他。银行家和墨西哥劳工分别代表着不同的地域经济发展史，这一历史在美墨边境两侧产生了截然不同的生活水平和健康状况。然而，在全球化过程中，疟疾把这两个地区紧密地联系在了一起。[18]20世纪七八十年代，疟疾在全球范围的复燃再次受到了世界卫生组织的重视。1992年102个国家聚集在阿姆斯特丹讨论全球疟疾的复燃和应对。会议决定发起新一轮全球疟疾防控战略（Global Strategy of Malaria Control）。新战略吸取了此前"全球根除疟疾计划"的经验，取消了依靠杀虫剂喷洒和分发抗疟药物这样的单一的技术主义做法，而把疟疾防控与社会经济因素结合起来，考虑了防疫的常态化和可持续性问题，采用了综合、多维和整体的防控措施。除了世界卫生组织，还有公共卫生组织之外的国际组织，包括联合国发展项目、世界银行、联合国儿童基金会等，也加入到新一轮的全球抗疟行动中。

世界卫生组织过去抗疟的一个经验是，随着疟疾的消退，它越来越成为一种暴发于贫困和弱势人口中的疾病。在很多国家，这些社会边缘人群常常被政府忽视，妨碍了抗疟的常态化和持续性。为了全面抗击疫情，新一轮全球抗疟行动特别关注了防疫的可持续发展。在病媒控制上，新的抗疟行动利用杀虫剂处理过的蚊帐取代了单一的室内药物喷洒。在一些特别贫困的地区，国际红十字会把这种蚊帐纳入了健康保险，并把售价降低到每顶0.36美金。在抗疟药物分配上，新一轮抗疟行动把孕妇和儿童等易感人群放在了首位。预防疟疾药物的服用有效防止了孕妇的早产和流产。对于儿童疟疾患者早发现、早治疗，降低了新生儿和儿童的死亡。此外，在世界银行、联合国开发组织的协助下，全球抗疫行动积极加强疫情国的基础医疗设施建设，同时采取联合用药的方法，防止蚊虫的抗药性。[4]尽管如此，依靠国际组织外援启动的新一轮全球抗疟在当地是否具有可持续性，仍有待时间检验。

从20世纪人类的全球抗疟史来看，人类与疟疾的对抗离不开科学技术的突破，也离不开经济和社会的支持。在医学生物学上，疟疾是一种媒介传染病；在地理分布上，它是一种热带病。而疟疾这一热带病的性质不仅是由自然气候定义的，还反映了人类经济生产和社会生活水平不均衡的全球地理区域分布。在人类漫长的历史中，疟疾的发生、消亡和复燃与人类活动导致的环境改变息息相关，展现了一部生动的疾病的人类生态史。除了疟疾，人类社会的很多疾病，包括当下蔓延全球的新冠肺炎，一次又一次地重现了人类活动在疾病传播中扮演的重要角色，一次又一次地警示着我们人与自然的密切关系和全球人类命运共同体的深刻内涵。

和疟疾一样，新冠肺炎在一些发达国家也显示出了疾病的社会经济属性。以死亡人数最多的美国为例，所有新冠肺炎死亡人口中，1/3是黑人，1/3是拉美裔移民，他们都是处于美国社会最底层的贫困人口。在疫情暴发之初，他们没有钱去做核酸检测，无法及时发现病源、及时隔离。患病后，他们没有医疗保险，也没钱负担美国昂贵的治疗费用。疫苗无疑是抗疫斗争中振奋人心的大好消息，但是，即便有了疫苗，有了突破性的医学技术是不是一定能彻底消灭新冠病毒呢？新冠病毒会不会和疟原虫一样，在强大的杀虫剂和抗疟药物的双重压制下仍能顽强生存呢？人类抗疟史的经验告诉我们，技术之外的经济社会因素对疫情的防控同样重要。严格来说，疫苗研发是科学研究，而疫苗的大规模接种才是真正的抗疫。疫苗研制成功后，如何在短时间内进行全球大规模生产和分配？如何解决贫困人口、国家和地区的疫苗分配和接种问题？在不同的社会经济环境中如何保证正确的疫苗接种？假如疫苗接种措施不当，新冠肺炎病毒会不会像蚊子和疟原虫一样出现对疫苗的抗药性？出现了又如何解决？这些看似科学和医学的问题，实际上掺杂了复杂的经济和社会因素。

正当世界卫生组织和世界各国人民激烈抗击新冠肺炎时，特朗普把美国疫情的暴发归罪于世界卫生组织的失责，并宣布暂停对世界卫生组织的经济资助。从人类抗击疟疾的经验可以看出，全球范围内持续的、常态化的抗疫是人类取得疟疾防控的关键，这需要每一个国家和地区的支持和配合。20世纪五六十年代"全球根除疟疾计划"的失败可以说很大程度上是发达国家独善其身的结果。目前，新冠肺炎已经蔓延全球。虽然有了疫苗，如果世界各国不通力协作，新冠肺炎会不会和疟疾一样变为一种与贫困相关的"热带病"？如果真的发生了，在经济全球化的今天，它将会和疟疾一样不断反弹，持续威胁整个人类健康。因此，人类在面对瘟疫时，只有摒弃政治偏见、经济私利和文化差别，团结合作、共同努力才能取得疫情防控的最终胜利。

参 考 文 献

[1] 范文豪. 巴拿马运河的前世今生：历经曲折、前景难测. https://www.thepaper. cn/newsDetail_forward_1708683 [2020-06-05].

[2] Carter E D. Development narratives and the uses of ecology：malaria control in northwest Argentina，1890—1940. Journal of Historical Geography，2007，33（3）：619-650.

[3] Snowden F M. The Conquest of Malaria：Italy，1900—1962. New Haven：Yale University Press，2006.

[4] Packard R M. The Making of a Tropical Disease：A Short History of Malaria. Baltimore：The Johns Hopkins University Press，2007：168-169，218-222，278，279.

[5] MacDonald G. The Epidemiology and Control of Malaria. Oxford：Oxford University Press，1957.

[6] Centers for Disease Control and Prevention. The history of malaria：an ancient disease. https://www.cdc.gov/malaria/about/history [2020-06-05].

[7] Gramiccia C，Beales P F. The recent history of malaria control and eradication// Wernsdorfer W H. McGregor I. Malaria：Principles and Practice of Malariology. Edinburgh：Churchill Livingstone，1988.

[8] Chapin G，Wasserstrom R. Agricultural production and malaria resurgence in central America and India. Nature，1981，293（5829）：181-185.

[9] Robert D R，Laughlin L L，Hsheih P，et al. DDT，global strategies，and a malaria control crisis in South America. Emerging Infectious Diseases，1997，3（3）：295-302.

[10] Wernsdorfer W H. Epidemiology of drug resistance in malaria. Acta Tropica，1994，56 （2-3）：144.

[11] Payne D. Did medicated salt hasten the spread of chloroquine resistance in Plasmodium falciparum? Parasitology Today，1988，4（4）：112-115.

[12] Verdrager J. Localized permanent epidemics：the genesis of chloroquine resistance in Plasmodium falciparum. Southeast Asian Journal of Tropical Medicine and Public Health，1995，26（1）：23-28.

[13] Najera J A. Malaria control：achievements problems and strategies. http://apps. who.int/iris/bitstream/handle/10665/66640/WHOMAL99.1087.pdf；jsessionid=5694D7 36E64F66F908F4626F4E301710?sequence=1 [2020-09-02].

[14] WHO. Malaria，1982—1997. Weekly Epidemiological Record，1999，74（32）：265-272.

［15］Packard R M. Agricultural development，migrant labor and the resurgence of malaria in Swaziland. Social Science and Medicine，1986，22（8）：861-867.

［16］Sawyer D. Economic and social consequences of malaria in new colonization projects in Brazil. Social Science and Medicine，1993，37（9）：1131-1136.

［17］Singer B H，de Castro M C. Agricultural colonization and malaria on the Amazon frontier. Annals of the New York Academy of Sciences，2001，954：184-222.

［18］CDC. Transmission of Plasemodium vivax malaria：San Diego County，1988 and 1989. Morbidity and Mortality Review Weekly，1990，39（6）：91-94.

公共卫生与国家能力

——天花的消灭

潘龙飞[*]

人类的文明史是一部与传染病积极斗争的历史。从传说时代直至今日，传染病一直是人类健康的重要威胁。2020年初暴发的新冠肺炎是对全人类公共卫生防疫体系的又一次重大考验。中国作为最早受疫情冲击的国家做到了对疫情的积极应对，展现了强大的国家能力。虽然新冠肺炎疫情得到了初步遏制，但人类与新冠肺炎的斗争还远未结束。人类目前唯一彻底消灭的传染病是天花。本文拟从人类与天花的斗争史出发，探讨天花病毒为何能最终被人类消灭，并分析国家能力对于传染病防治的决定性作用。

一、历史上的天花

天花是一种由天花病毒引起的人类传染病。患者一般在染病后的12天内，出现包括发烧、肌肉疼痛、头痛等近似普通感冒的症状。几天后，其口咽部分的黏膜会长出红点，身体多处地方亦会长出皮疹。天花病毒的可怕之处在于，它不仅有较高的致死率和致残率，患者即使痊愈也会留下疤痕而影响外在形象，这种"麻脸"的毁容形象增加了人类对于这种疾病的恐惧感。天花的传染性很强，很容易造成全民大流行，无分贵贱，都有极大概率感染，英国女王伊丽莎白一世、中国的康熙皇帝、俄罗斯皇帝彼得二世及彼得三世均曾为天花患者。

天花在何时何地起源尚属未知，但可追溯的历史记载至少有3500年。

---

* 潘龙飞，北京大学医学人文学院讲师。

公元前1500年的一份印度医学文献即记载了一种疑似天花的疾病，古埃及法老拉美西斯五世（卒于公元前1145年）的木乃伊上亦有天花的痕迹。[1]据猜测，前往印度的埃及商人在公元前1000年时将天花传入了印度，自此之后天花便成为困扰当地逾两千年的本土病。中国最早关于天花病情的明确记录源于晋代著名医学家葛洪的著作《肘后救卒方》，书中记载："比岁有病天行发斑疮，头面及身须臾周匝，状如火疮，皆戴白浆，随决随生。不即疗，剧者数日必死。疗得瘥后者，疮瘢紫黑，弥岁方灭，此恶毒之气也。"葛洪所描述的"恶毒之气"所表现出的症状，正是天花的特征，该书的成书时间大约是公元300年。[2]该疾病后来又由中国传入日本，公元735—737年日本的一次天花大流行夺走了当地近1/3人口的生命。[3]

古代欧洲与埃及有着频繁的战争和贸易往来，但关于天花的记述却鲜见于欧洲同时期的文献当中。无论是新、旧约的《圣经》还是古希腊及古罗马的文献，均没有提及天花或疑似天花的疾病。欧洲早期的医学经典《希波克拉底文集》也没有关于天花的记述。天花在中世纪于欧洲集中出现于文献记载中，10—12世纪十字军东征期间天花开始在欧洲大流行，此时的天花在十字军攻打的中东地区已经成为常见病。后来的欧洲殖民活动使得天花遍布世界各地。天花先是于1509年传入伊斯帕尼奥拉岛的加勒比岛，后在1520年透过入侵墨西哥的西班牙人蔓延至美洲大陆。疾病重创了当地的原住民，成为西班牙成功征服阿兹特克及印加帝国的主因之一。天花的流行也曾造成了北美印第安原住民和澳洲原住民的大批死亡，死亡率甚至接近90%。到了18世纪中期，天花已成为全球主要的流行病。此时的欧洲，每年约有40万人死于天花，是当时造成人口死亡最多的疾病。[3]

二、从人痘免疫到牛痘免疫

人类对于天花最早的免疫学实践来源于中国。中医中一直有朴素的"以毒攻毒"的哲学观念。中国古代医家发现，只要是得过天花并且存活下来的人，终生不会再复得。于是在唐代就有医家让感染天花而病情较轻的患者与健康的人进行接触，使天花病毒在小范围内传播。这个实践取得了一定成效，约80%—90%的人可以存活下来，成为中国最早的免疫学朴素尝试之一。而到了宋代，更加安全的人痘接种法开始出现，大大降低了免疫过程的死亡率。具体方法是把天花病患者身上的痘痂制浆（脓），以小刀蘸取痘痂制浆并割破受种者的皮肤，使之产生免疫力，以预防天花。从现代医学观点看，这是一种典型的减毒疫苗。[4]

人痘接种在明清时代已经相当普及，当时的中国医家发明了多种人痘接种法进行免疫实践，主要有四种方法：第一是痘衣法，即取天花患儿贴身内衣，给健康未出痘的小儿穿着2—3天，以达种痘之目的。第二是痘浆法，即取天花患儿的新鲜痘浆，以棉花蘸塞入被接种对象的鼻孔，以此引起发痘，达到预防接种的目的。第三是水苗法，即取痘痂20—30粒，研为细末，和净水或人乳三五滴，调匀，用新棉摊薄片，裹所调痘苗在内，捏成枣核样，以线拴之，塞入鼻孔内，12小时后取出。第四是旱苗法，即取天花患者痘痂研极细末，置曲颈银管之一端，对准鼻孔吹入，以达到种痘预防天花的目的。现在看来这些方法都体现了现代免疫学实践的基本思路：利用灭活或减毒的病毒感染健康人，以使得健康人体内产生对于病毒的免疫力。[5]

中国的人痘接种法在中东地区得到了广泛传播，在欧洲被接受得比较晚，虽然17世纪已经有海员开始利用这种从远东学习的技术，但人类当时在知识层面还不能说通这一技术的原理，因而该技术在欧洲被长期视为巫术。在英国贵族玛丽·蒙塔古（M. W. Montagu）的努力下，这一技术后来逐渐在欧洲得以推广。玛丽的哥哥在1713年死于天花，她自己虽然逃过一劫，但也在脸上留下了永久的疤痕，天花在她心中留下了永久性的创伤。1716年，玛丽作为英国驻奥斯曼帝国大使夫人来到伊斯坦布尔，并在伊斯坦布尔见证了当地的人痘接种技术。当地人用小刀割破天花患者的脓疮，再用带有毒脓的小刀割破健康人的皮肤。通过广泛的调查，在了解到这种技术的高成功率之后，玛丽命令使馆的医生在1718年给自己的儿子进行了类似的手术。回到伦敦后，玛丽想广泛推荐这一方法，但遭遇了当地医疗机构的抵制。1721年天花再次肆虐英国，她给自己的女儿接种了人痘，并再次推广人痘接种法。最终，英国当年用7名死刑犯进行了人痘接种实验，在验证7人都获得免疫力之后，人痘接种法在英国和欧洲大陆得以推广。当然，人痘接种法不是完美的。人痘虽然可以被认为是减毒疫苗，但在接种过程中接种者确实感染了天花，大部分人接种人痘只会有轻微的感冒症状，而免疫能力差的接种者在接种之后可能无法产生足够强大的免疫力，这使得他们最终成为恶性天花的患者。同时，人痘接种者也有感染他人天花的可能。[6]

人痘接种法固然可以在很大程度上防止天花的大流行，但它并不完美。而天花的牛痘疫苗发明则是天花最终得以消灭的核心技术因素。18世纪的英国乡间流行一个民间传说：一个人只要曾经染上牛痘，就不会再染上天花。挤牛奶的女工多数都曾感染牛痘，的确也很少患上天花。当时的乡村医生爱德华·詹纳（Edward Jenner）注意到了这个传说，他意识到倘若传说属实，那么以牛痘接种代替人痘进行接种将更为理想。毕竟，感染牛痘并不致命，而感染天花的风险还是比较大的。

在詹纳的时代，系统化的学院医学教育还没有普及，大部分医生还是学徒式的培养方式。詹纳没有受过学院派的医学教育，他在伦敦一名外科医生手下学徒后回到了乡间行医。在当时，英国大学的医学教育供给严重不足，而社会上对于有学位的医生认可度更高，因而没有受过学院教育的詹纳通过类似今天同等学力申请学位的方式用重金申请了圣安德鲁斯大学的医学学士学位。或许，正是因为没有受过学院派的医学教育，詹纳并不循规蹈矩。作为乡村医生的詹纳经常为乡民接种人痘，他在1796年的一次接种中进行了一次大胆的实验：他以接种牛痘浆的方法，用一把清洁的柳叶刀在一名八岁男孩的两只胳膊上划了几道伤口，然后替他接种牛痘，预防天花。男孩染上牛痘后，六星期内康复。之后詹纳再替男孩接种天花，结果男孩完全没有受感染，证明了牛痘可以使人对天花产生免疫。今天我们知道，牛痘病毒结构与天花类似，人体接种牛痘之后会产生抗体，这些抗体同样能够识别天花病毒并对天花病毒进行免疫。而詹纳的这一实验无论在今日还是当时都是存在巨大的伦理争议的：如果詹纳当时不是一名乡村医生，而是一名在大城市执业的受过完整医学教育的医生，可能他断然不会在患者不知情的情况下进行自己的实验。但他的实验成功了，他也因此流芳千古，成为现代疫苗之父。詹纳将他的方法称为 vaccination，vacca 是拉丁文中"牛"的意思。后来，这个词在英文中的含义变为"疫苗接种"。牛痘苗的发明彻底改变了人类对于天花的免疫态势，从此天花的防疫不再是技术层面的问题，而是国家能力层面的问题。[7]

三、免疫国家能力的形成

1796年牛痘接种法就被发明了，但人类却在184年之后的1980年才宣告彻底消灭天花。从天花被消灭的历程看，免疫技术已经成熟之后，社会如果要进行成功的免疫学实践必须依赖国家的强干预。1800年，詹纳就将疫苗送到了新西兰，展开了新世界的防疫工作。1803年，西班牙国王下令展开"包密斯远征"计划，力求将牛痘天花疫苗运送到其在菲律宾及美洲的殖民地以便进行有效的防疫工作。1813年，美国国会通过的《疫苗法案》保证了当地的普罗大众拥有接种牛痘疫苗的权利。四年后，荷属东印度地区建立了非常严格的防疫方针，确保牛痘苗的广泛接种。英属印度也展开了疫苗接种计划：他们希望在欧洲人员的监管下，让印度医护人员为大众注射疫苗。不过，英国在印度与缅甸的防疫工作成效不彰。虽然有相关的法律及教育工作，但仍有很多民众更愿意相信传统的人痘免疫。1832年，美国联邦政府通过了美洲原住民疫苗接种计划，开始广泛为受天花之苦的原住民接种疫苗。1842年后，英国政府全面禁止人工种痘术并开始推行强制接种疫苗的法案。1843—1855年，美国各州分别开始推行天花疫苗的强制接种，虽遇到一部分人的反对，但防疫工作还是能顺利进行的。1897年，美国扑灭了天花；到了1900年，多个北欧国家亦宣布扑灭天花；1914年，所有先发工业国的天花已经基本被扑灭，天花成为一种罕见传染病。[8]

在牛痘苗被发明之后，先发工业国成功扑灭天花用了大约100年。从这百年的免疫实践看，决定免疫实践成功的是国家能力。国家能力是指国家将自己的意志、目标转化为现实的能力。[9]在牛痘苗被发明初期，是否接种疫苗是一种个人选择，接种疫苗依然是一种个人向市场购买的服务。这使得虽然免疫技术已经非常成熟，但没有负担能力或者没有防疫意识的国家的民众依然享受不到技术进步所带来的红利。改变这一局面的是国家层面的强制免疫接种，欧洲的民族国家逐渐形成之后，国与国之间的竞争日趋激烈。保证国民的健康就是保障国家的经济能力和战争动员能力，因而欧洲各国和美国后来纷纷走上了国家强制疫苗接种的道路，对于疫苗接种采取了严格的登记制度。德国和法国在此时甚至推行了卫生警察制度，利用警察机构这一强力国家机器来推行疫苗接种。第一次世界大战前，欧洲众多先发工业国的国家能力已经达到了历史前所未有的巅峰，国家机器在历史上从未如此强烈地干预和影响居民的生活，民族主义也达到了前所未有的高潮，而天花也在此时基本在先发工业国被扑灭。

在国家能力较弱的第三世界国家，扑灭天花的过程仍然一波三折。由于南美当时除阿根廷、巴西、哥伦比亚及厄瓜多尔等国外，大部分国家仍然并不具备较强的国家能力，无法自行进行强制性的天花免疫，因而泛美卫生组织在20世纪50年代开始，推行了覆盖整个南美的天花扑灭行动，采取免费提供疫苗和志愿者协助接种等方式推进南美的天花免疫。苏联卫生部副部长维克托·日丹诺夫（Виктор Жданов）曾在世界卫生大会上呼吁全球展开扑灭天花行动，该项建议于1959年获得通过。在这期间，第三世界国家每年仍有约200万人因天花而死。可惜，该计划成果令人失望：非洲及南亚次大陆的疫情毫无起色。1966年，国际天花扑灭机构正式成立，世界卫生组织加大资金援助额至每年240万美元，并采用由捷克流行病学家卡雷尔·拉斯卡（Karel Raška）提倡的新疾病监测机制监测天花。20世纪50年代前期，第三世界每年约有5000万名天花患者。要降低疫症的严重性，所有新确诊患者均需被隔离，而曾与其有紧密接触的人士亦均需接种疫苗。计划执行初期，社区病例监测不足是世界卫生组织面对的最大问题。大量新增天花个案并没有被上报，患者因而无法得到适当的治疗。为此，世界卫生组织设立了国际医疗顾问团队，专门负责协助各国政府进行健康监控及制定遏制政策。在1973年之前，所有疫苗均由苏联及美国提供，两国也向第三世界国家派出了大量的医疗志愿者进行援助，中国也在此期间派出了大量的医疗志愿者帮助其他第三世界国家。第三世界国家的天花疫情最终在70年代末得到了有效遏制。[10,11]

中国是最早开展人痘免疫的国家，但在新中国成立前，天花依然是广泛流行的恶性传染病。虽然中国是第三世界国家，但天花的控制和消灭完全依赖自力更生，并不依赖国际援助。国民政府早期，中国的免疫学科研水平是走在世界前列的，但由于此时中国的国家能力较弱，虽然牛痘苗的制法不难、门槛较低，也只是在少数精英社区得到了接种。到了1937年全面抗战爆发后，为了应对剧烈人口流动造成的传染病大流行，国民政府才开始广泛地为内迁人员和军人接种牛痘苗。新中国成立后，牛痘苗迅速得到广泛接种。在国家医疗条件不充裕的情况下，新中国通过短期培训赤脚医生和基层干部结合户籍登记强制疫苗接种等方式迅速遏制了天花疫情，到 1961 年彻底在中国（不包含台湾）境内消灭了天花。中国的成功免疫实践最终促成了 1978 年世界卫生组织的《阿拉木图宣言》，世界卫生组织确立了"人人享有健康"的新战略目标，这一新方向是中国倡导初级卫生保健模式的成果。中国正是凭借着国家深入基层的组织方式用极小的成本广泛提高了人民的健康水平。[12]

四、结语

天花是人类目前为止唯一彻底消灭的传染病。这一几乎与人类文明史共存的传染病得以被最终消灭依赖两方面因素。一方面，人类发明了完美的天花病毒疫苗——牛痘苗，这使得一旦接种，天花便不再会侵扰人类。对于某些变异较快的顽固流行病，比如流感，我们依然没有可以进行长期免疫的疫苗。另一方面，更加重要的就是强大的国家能力。全世界的常见传染病控制都需要依赖疫苗的强制接种和有效的疫情监控和隔离措施。天花的消灭并不依赖民众的自觉和市场化的购买疫苗接种服务。在牛痘苗问世后的 50 年，这种缺乏国家强力干预的自主免疫都未能阻止天花肆虐。在国家能力较强的先发工业国和中国，天花的扑灭都是依赖政府深入基层的强干预完成的，而大部分第三世界国家则不具备强大的国家能力，并不能将政府意志在基层实现。这些国家扑灭天花主要依赖世界卫生组织和来自中美苏等国的援助。本质上，是这些国家并不具备强大的国家能力，而他们的公共卫生事业则由世界性组织和国际援助代劳了，本质上体现的是"世界政府"的组织能力。

2020 年新冠肺炎疫情在中国暴发，而中国也在较短时间内迅速有效地控制了疫情。即使在有效疫苗尚未大面积接种的空窗期，在免疫学基础研究和具体技术层面较中国更为先进的欧美发达国家，却在疫情遏制方面显得并无中国高效。从天花病毒的扑灭过程我们看到，免疫学实践高度依赖可靠的技术和强大的国家能力，在免疫技术还未成熟之前，强大的国家能力有利于有效的社会组织。在免疫技术成熟之后，强大的国家能力有利于免疫技术的全面铺开。人类文明前进的过程中，制度与价值的争论终将喋喋不休，而无可争议的是，公共卫生的成功实践仰赖强大的国家能力。

参 考 文 献

[1] 世界卫生组织. Ramses V：earliest known victim? https://apps.who.int/iris/bitstream/handle/10665/202495/WH_1980_May_p22-26_eng.pdf[2020-09-17].

[2] 梁景宝. 再论天花传入中国之时间. 湖北第二师范学院学报，2017，34（6）：31-34.

[3] Hennein S S. Smallpox and its eradication. Journal of the American Medical Association，1988，260（4）：559-560.

[4] 李约瑟，马伯英，林群. 中国和免疫学的起源. 中医药学报，1983，（4）：8-14.

[5] 孟庆云. 从即毒消灾到种痘免疫：种痘术的发明及传播. 南京中医药大学学报（社会科学版），2004（4）：209-211.

[6] 博伊姆勒，张荣昌. 药物简史：近代以来延续人类生命的伟大发现. 桂林：广西师范大学出版社，2005.

[7] Riedel S. Edward Jenner and the history of smallpox and vaccination. Baylor University Medical Center Proceedings，2005，18（1）：21-25.

[8] Hopkins D R. The Greatest Killer：Smallpox in History. Chicago：University of Chicago Press，2002.

[9] 王绍光，何焕荣，乐园. 政策导向、汲取能力与卫生公平. 中国社会科学，2005（6）：101-120.

[10] Henderson D A. Principles and lessons from the smallpox eradication programme. Bulletin of the World Health Organization，1987，65（4）：535-546.

[11] 世界卫生组织. Development of the global smallpox eradication programme. http://zero-pox.info/bigredbook/BigRed_Ch11.pdf[2020-09-17].

[12] Brazelton M A. Mass Vaccination：Citizens' Bodies and State Power in Modern China. Ithaca：Cornell University Press，2019.

疾病的多面性

——历史上的梅毒知识与医疗文化

庞境怡[*]

　　15世纪末开启的大航海时代将世界日益紧密地联系在一起，全球化开始初露端倪，海上贸易和殖民活动使得人类的跨文化传播开启崭新的篇章。在此过程中，不仅是财富、人员、物产的往来，还有病菌——未知的新兴疾病，尤其是传染性疾病将距离遥远的人群联系起来，性病性梅毒（syphilis）即其中的典型个案。就医学发展而言，梅毒被近代西方医学界称为"客观研究现代疾病的首个例证"。[1]新疾的出现迫使医生在面临燃眉之急时不得不修正原有的盖伦医学理论，以适应对它的解释。①同时，疾病除了是单纯的生物学事件外，亦可转化为复杂性事件，由其引发的"蝴蝶效应"搅动起固有医学知识与社会的调适、革新。[2]围绕梅毒命名、起源、治疗药物等方面的议题除体现医学理论的转变与厘革外，亦是一个个高度关联的"世界历史"复杂事件，更由于梅毒独特的性传播方式而使其颇具社会文化属性。在全球化开启的伊始，新型传染病如何将不同区域的人类交缠在一起？东西医学知识又将如何跨文化、跨区域交遇？本文以梅毒为例，试从疾病溯源、命名、治疗等方面关注其在东西方的社会医疗文化，亦希冀回溯历史，能对理解当下新型传染病有所助益。

　　* 庞境怡，北京大学医学人文学院博士后。

　　① 16世纪初在欧洲盛行的梅毒被多数医学史家认为是对原有的盖伦学说的一次挑战。具体可参见Pusey W M A. The History and Epidemiology of Syphilis. Springfield：Charles C Thomas，1933：53；卡斯蒂廖尼. 医学史. 程之范主译. 桂林：广西师范大学出版社，2003：398；Porter R. The Greatest Benefit to Mankind：A Medical History of Humanity. New York：W. W. Norton & Company，1997：174.

一、恶疾从何而来：梅毒之起源

1494 年的冬季，在意大利那不勒斯城突然流行起一种疾病，虽然每个患者的症状不尽相同，但都存在以下症状：手脚处剧烈疼痛、皮肤溃烂（通常从生殖器开始溃烂），严重者会烂掉鼻子、嘴唇等。[3] 由于当时正值意大利战争期间（1494—1559 年）[1]，随着军队的撤离，这场恶疾迅速在欧洲大陆扩散。1495 年法国、德国、瑞士相继出现此病；1496 年扩散至英格兰、荷兰、希腊；1497 年波及苏格兰；1499 年传播至波兰、匈牙利；1500 年蔓延至俄罗斯；1505 年前后（弘治末年）传入中国广州，1512 年（永正九年）传入日本。医学史家常将这一恶疾等同于现在称为"性病性梅毒"这一病种最早的概念。

然而，没有人知道它是如何在 15 世纪末突然出现的，这一直是医学史上颇具争议性的话题。早期的参与者主要集中在欧洲医学界，20 世纪初，美国、日本、中国等开始加入这场病原溯源的队伍中。

尽管梅毒最初暴发于欧洲，但关于其源头的追溯却在百余年里横跨了各大洲。最初，欧洲医生认为，"这种新疾像其他瘟疫一样，是由一些外在的、普遍性的原因而导致的"，"一些人认为是受星座或行星的负能量所致，一些人认为是由雨水和洪水所引起的瘴气所致"。[4]136-137 当时意大利曾极为流行一种解读，即将梅毒的出现归咎于 1485 年木星、土星和金星的会合所致，他们称这次邪恶的行星会合将毒素传遍了整个宇宙，从而引致这场可怕的瘟疫。[5] 无独有偶，早期中国医家也曾以天干地支推演，将杨梅疮[2]的出现归咎于五运六气，"近世当是土运，是以人无疾而亦疾，此与胜国时多热不同矣。如俗称杨梅疮，自南行北，人物雷同。土湿生霉，当曰霉疮"。[6]

在梅毒起源的诸多假说[3]中，最深入人心的当属"美洲起源说"，即认为梅毒早在美洲印第安人中存在，15 世纪末，在哥伦布船队发现美洲后，他们中的某些船员感染了梅毒，并将其带回欧洲，最终导致梅毒的盛行。

---

① 15 世纪末，意大利的强邻法国、西班牙争夺亚平宁半岛斗争的激化，终于导致了持续半个多世纪的意大利战争。梅毒最早就是在这场战争中暴发的。关于意大利战争具体可参见赵克毅，辛益. 意大利统一史. 开封：河南大学出版社，1987：47-48.

② 中国传统医学更常称这一疾病为"杨梅疮"。

③ 关于欧洲梅毒起源，大抵有四种假说："美洲起源说/哥伦布带回说""旧大陆起源说""折中说""非洲或雅司理论"。关于此可具体参见龚缨晏的《五百年来西方学术界关于梅毒起源问题的争论》。

"美洲起源说"的兴起源自三位西班牙学者及其著作：最早明确将哥伦布与梅毒相关联的历史学家奥维多（Gonzalo Fernandez de Oviedo，1478—1557）撰写的《西印度群岛自然及历史总论》（Historia Generaly Natural de las Indias，1535年）、医师德伊斯拉（Rodrigo Dfazde Isla，1462—1542）的《蛇疾疗法》（Tratado Contra el mal Serpentino，1539年）以及陪同哥伦布第二次旅行到新大陆的一位商人的儿子拉斯·卡萨斯（Bartolome de las Casas，1474—1566）的《西印度群岛史》（Historia de las Indias，1527—1562年）。[3,7]自16世纪40年代起，美洲开始被认为是梅毒病原的故乡之一。

18世纪中期，法国医生阿斯特吕克（Johanne Astruc，1684—1766）即是坚定的"美洲起源说"的拥护者，并在此基础上进一步描绘出梅毒在全球的传播路径。他在六卷本《性病论》（De Morbis Venereis Libri Sex，英译为A Treatise of Venereal Diseases，1736年）中描绘了梅毒自美洲由哥伦布船队带回意大利，再经由战争迅速传至全欧，而后蔓延至亚洲（中国、印度、日本等地区）的传播路径。[4]77-121中国（抑或更大范围上的亚洲）开始被卷入这场漫长的关于梅毒起源的争论中。

事实上，支持美洲起源说的文字史料并不完全可靠。譬如尽管奥维多在《西印度群岛自然及历史总论》中明确列出了哥伦布航行中携带梅毒回国的乘客名字，但据考证，这部分的叙述并不真实。[7]188-191同时，并无直接的证据显示当时这些船员从美洲女性处感染了梅毒。[8]19世纪末，古生物病理学家又声称在美洲大陆找到一些古印第安人遗骸，表示其遗骸上存有感染梅毒的痕迹[9]，尽管这一发现同样未必可靠，但文献与实物携手宣称美洲即梅毒的故乡，似乎增加了这一假说的真实性。[10]

至19世纪，随着欧洲医学界对梅毒的了解加深，"地方性梅毒"（endemic syphilis/ bejel）①概念的兴起，引发了医生们对因非性交途径传染梅毒的重要性的争论。医学家们越来越倾向于相信梅毒在世界上无处不

---

① 地方性梅毒（endemic syphilis），又称非性病性梅毒，现代医学研究表明地方性梅毒是由一种与梅毒螺旋体很难区别的病原体引起的急性和慢性感染，但不属于性病，其病原体为苍白密螺旋体地方亚种（Treponema pallidum subsp. endemicum），临床特点是出现类似于后天梅毒样黏膜损害、扁平湿疣、骨损害、树胶肿，但罕见初期下疳。主要流行于非洲北部、亚洲西部及地中海东部一些干旱贫瘠、经济落后地区的游牧或半游牧人群中。参见马亦林，李兰娟. 传染病学. 上海：上海科学技术出版社，2011：636；袁兆庄，张合恩，苑勰. 实用中西医结合皮肤病学. 北京：中国协和医科大学出版社，2007：275。

在，它在不同的时代、国家拥有不同的病名，并以不同的表现形式存在。当时的主流观点认为在世界上存在的不同形式的梅毒，会随着种族、气候或土壤的特殊性而发生改变。[11]医学家们开始在世界范围内找寻在前哥伦布时期（pre-Columbian）梅毒的踪迹，以证实这是一个古老的疾病。此时，亚洲以历史悠久的形象登上梅毒史的舞台。它不再被认为是一种外来的新疾，欧洲医学界坚信在这一拥有古老文明的大地上，这场恶疾必然也是"古已有之"。[12]

其时欧洲医学界关于世界梅毒起源的议题里，又夹杂了些许种族优越感，近代西方医学知识被用来矮化亚洲，且合理化其不平等的社会地位。他们认为这一疾病传播率取决于文明的高低程度，"在古代，梅毒在亚洲、欧洲传播率应比在西印度群岛更高……（其传播率）遵循文明的发展程度，或是伴随人类的聚集而扩散。即使在今天，文明国家的梅毒传播率要高于野蛮人群"。[13]同时，他们又认为从亚、非地区的"低等"人种、文明落后、肮脏之地感染的梅毒，会令白种人陷入更大的危险。欧洲是文明的缔造者，带来文明的同时也意味着将疾病扩散至亚非地区，而在这场全球性的瘟疫中，却又是欧洲遭受着来自落后地区的苦难。

20世纪伊始，伴随梅毒的致病原——梅毒螺旋体（又称苍白螺旋体，*Treponema pallidum*）及其他密螺旋体①的相继发现，梅毒起源开始新一轮的争论，并进而演化成致病性密螺旋体的分类问题。[14]986早年流行于非洲热带地区的雅司病（yaws）②等密螺旋体病被认为是这场恶疾的始作俑者，称为"非洲/雅司理论"[15]，即梅毒是欧洲人把非洲和欧洲的细菌在美洲混合后，带至新大陆的众多灾难之一。18世纪美洲流行的一本医学小册子《人人都是自己的医生》（*Every Man His Own Doctor，or the Poor Planter's Physician*，1730年）曾建议用同一种方法治疗雅司病与梅毒："因为两病的症状极为相似，很有可能其一就是其二的嫁接延伸。"[16]同时，这一假说也被解读为是罪恶的奴隶制的一个大陆间微生物报应模式的教训。[17]

这场关于其起源的争论早已不是一个简单的医学问题，诚如美国学者约

---

① 密螺旋体属主要包括3种：可以引起梅毒和非性病性梅毒的苍白螺旋体（1905年），可以引起雅司病的极细螺旋体（1905年），以及可以引起品他病的斑点病密螺旋体（1938年）。这三种病原体本身在显微镜下难以分辨，并且它们所导致的疾病都适用同一种方法治疗。

② 雅司病系由一种与梅毒致病原苍白螺旋体极为相似的极细螺旋体所致的全身性传染性疾病，主要流行于热带地区，通过皮肤的直接接触所致，儿童及青少年多见。

翰·伯纳姆（John Burnham）所言，梅毒的历史是充满争议的地雷战。[18]

二、恶疾源自他处：梅毒之病名

尽管梅毒起源尚未盖棺定论，但自其兴起之初，各国/地区对于梅毒的种种称谓，却似乎都在传递这样一个讯息：恶疾必源自他处。虽则现代医学中的梅毒术语syphilidis（英译为syphilis）一词创制于1530年，源自意大利医学家、诗人弗拉卡斯托罗（Girolamo Fracastoro，1478—1553）[①]的《西菲利斯：法兰西病》（*Syphilis sive Morbus Gallicus*），一篇专描述梅毒的著名医学诗歌。[②]但该词在18世纪后期还尚未被广泛使用，在19世纪末20世纪初细菌学发展之前，该词的使用一直比较模糊，常被用于指代性病性梅毒以外许多其他症状。[19]

对于这场声名狼藉的恶疾，各国都颇有默契地将此归咎于邻国（特别是敌国），认为这是从别的国家/地区传染而来的，他们不惮以最坏的恶意对邻国进行地图炮攻击。土耳其人将它称为"基督徒病"，而在西班牙，它又被叫作"土耳其疮"；在意大利，它被称为"法国病"；法国人则命名为"那不勒斯病"[20]；在英国，它叫"法国病"、"法国痘"或"大痘（great smallpox）"；在俄国，又被称为"波兰病"；而波兰则称它为"德国病"；在日本，则名"唐疮"，"或曰是病初异国人传肥前州，倡妓自是蔓延海内，故名唐疮"[21]；中国医家称此为"广疮"，意味着早期远离中原政治、经济、文化中心的蛮荒之地——岭南须为此承担恶名。炎热、潮湿本是该地的气候实情，却被医家视为威胁生命的主要外在因素。明代医家李时珍直言此病始自岭南，"盖岭表风土卑炎，岚瘴熏蒸，饮啖辛热、男女淫猥"[22]。

---

① 弗拉卡斯托罗，意大利著名的医学家、诗人、天文学家、地质学家，其生平具体可参见西格里斯特. 伟大的医生：一部传记式西方医学史. 柏成鹏译. 北京：商务印书馆，2014：84-94.

② 诗篇讲述了一个被诅咒的故事：至日时节，天狼星（Sirius）的光芒炙烤着大地，天干地旱，寸草不生，一位名为Syphilus的青年牧人不忍看着自己的牛羊因此死去，质问神灵为何没有保护羊群，为它们提供凉爽的住所，Sirius恼羞成怒，在投射大地的光芒中负载了能引起瘟疫的毒菌和恶毒的诅咒，于是当光芒投射大地时便感染了空气、水域，Syphilus因此成为首个被传染的人。这首诗刊行于1530年的维罗纳（意大利的城市），共包含了三部分，第一部分主要涉及疾病的来源与病因，第二、第三部分主要为治疗，其中第三部分提到一种来自美洲的"愈创木"可以治疗梅毒。有研究表明这首诗的写作时间比刊行的时间要早得多，大约在1512年前后，而其中讨论愈创木疗法部分或为后人增补。此故事内容据1911年刊行的英译本Hieronymus Fracastor's Syphilis, From the Original Latin, A Translation in Prose of Fracastor's Immortal Poem. The Philmar Company, 1911：53-56.

这些繁杂的病名似乎都在无声地控诉着一个"真理"——恶疾必源自他处。

梅毒恐怕是世界上拥有最多病名的疾病，在其术语抉择与最终确定的历程中，除医学知识内核的厘革推动作用外，非医学因素亦对此产生一定程度的影响作用，尤其是在早期梅毒术语的选择上，而此时的医学知识尚未有重大变革。在 15—16 世纪的欧洲，鉴于当时意大利文艺复兴的声势和作为欧洲文化霸主地位，"法国病"（morbus gallicus，英译为 French disease）在众多病名中占据绝对的地位。诚然，对于法国人而言，这不是一件令人愉快的事，但他们在撰写梅毒的相关著作时被迫使用这一术语。[23] 阿斯特吕克曾愤愤道："期望能够消除这一投射在我国身上的恶名，并希望能创造新的病名，以此来回应那位首先使用'法国病'这一称呼的人。"[4]6 1527 年，法国医生 Jacques de Bethencourt 首次在其题为 *Nova penitentialis quadrigesima necnon purgatorium in morbum Gallicum sive venereum*（《法国病或性病的炼狱和四旬斋期的新忏悔》）的著作中提出，梅毒既然是由通奸、性行为所致，那么，将其命名为 morbus venerus（英译为 venereal disease），"维纳斯的病"（the malady of venus）或"性爱的病"（venereal disease）较之"法国病"（morbus gallicus）更为合理。[23] 1553 年，图卢兹的 Auger Ferrier 提议采用"阴部痛"或者 lues hispanica；1560 年，位于巴黎的 Antoine Chaumette 将其命名为 morbus venereus；1563 年，同样是巴黎医生 Leonardo Botallo 称之为 lues venerea（英译为 venereal infection/ venereal disease）。[19]923 18 世纪中后期正值法国成为启蒙运动的中心，这场继文艺复兴之后的第二次思想解放运动使得法国成为世界科学中心，最终 lues venerea 一度成为欧洲医学界指代梅毒的新术语。

在中国，据笔者粗略统计，它拥有 50 余个病名，"棉花疮""时疮""杨梅花"等都被用以指代这一疾病，但传统医家更常使用"杨梅疮"一词。现代医学术语中的"梅毒"①概念始自近代西方医学入华，其相关术语的中文译制过程更涉及了医学知识变革、学术话语权、异质文化的本土化等多个因素。

---

① "梅毒"一词在明清时期的传统医籍中并不多见，且表示疾病病因，而非作为疾病的专用术语，这与现代医学中作为病名出现的"梅毒"一词显然是有所区别的。

初时承担术语译制的主要是新教传教士，syphilis 和 venereal disease①被译做"生疗"[24]，该词或源于广东方言，晚清学者金武祥在《粟香随笔》中曾提及"粤人以杨梅疮毒为疗"。[25]早期英粤辞典中亦有作"syphilis，生疗"。[26]其后，医学传教士高似兰（P. B. Cousland，1860—1930）参照《康熙字典》，创制了新译词"癙"。[27]但上述两个术语均未能延续，前者在传统医学范畴里并无任何与性病相关的含义，更多的是一种地方方言的口语化表达；而后者使用的冷僻字，也在一定程度上限制了国人对此的接纳度。

1931 年，民国政府教育部（科学名词审查委员会）正式确定 syphilis 译作"梅毒"，源自日译词"梅毒"/"霉毒"。[28]而该日译词实则又受到传统医学中"杨梅疮"/"霉疮"的影响。这不仅是一次文化上的回流、融合，也表明本土文化、观念在一定程度上左右选择何种译词更为恰当，个体之间共有的、相互关联的观念和知识亦会影响译词抉择。而最终的结果更意味着近代国人自身西医实力、影响力的增强，西方医学传教士/医生实力式微，其设立的医学术语亦随之失去优势。

三、恶疾如何应对：梅毒之治疗

梅毒带给人们的极度恐惧，除表现在各国/地区在其起源、命名问题上的各种推诿外，如何疗疾更是首先需要解决的关键问题。为了对抗梅毒，长期以来人们尝试了各种方法。颇有意思的是，尽管中、西医学在其病因解释上有所不同，但双方在药物的应用上却基本保持一定的同步性。

早期，双方都曾不约而同地使用汞剂，它是世界梅毒治疗史上无法回避的重要元素，尽管对于抑制梅毒确有些许成效，但同时又因汞剂所带来的灾难性副作用而颇具争议。

在欧洲，早期汞疗法是将患者裹在毯子中，放在热浴盆里或用火烤，让患者不停出汗，随后给予汞剂，通过内服或外敷于化脓伤口处进行治疗，过程中还须配合"饥饿疗法"。[29]在中国，医家较常使用一种名为"轻粉"的炮制品，由汞、白矾、食盐制作而成，因"轻盈如雪，腻滑如

---

① 现代医学中 venereal disease 对应的译词为"性病"，指代一系列以性接触为主要传播方式的传染病，包括有梅毒、淋病、阴道滴虫病等在内的 20 余种疾病。19 世纪时，venereal disease 和 syphilis 在使用上并没有明确界限，两者常混用。

粉，色纯白无间"[30]得名。同时，医家常将轻粉与其他药物混合共研制成丸剂，如七宝槟榔散①、秘传除厉散②、点药方③等，通过内服或施以熏法、敷法等治疗方式。

　　然而无论内服还是外用，长期、过量使用汞剂都易造成中毒。急性汞中毒的主要症状——流涎，却在很长时间里被医学界认为是毒素排出、梅毒好转的迹象。中国传统医学言"轻粉乃盐矾炼水银而成，其气燥烈，其性走窜，善劫痰涎、消积滞。故水肿、风痰、湿热、杨梅毒疮服之，则涎从齿龈而出，邪郁暂开而愈"。[31]欧洲医生们亦认为患者需流3品脱（约等于1500毫升）的唾液，才能使梅毒毒素从身体中排出。[29]

　　所幸，他们都意识到使用汞剂只能粉饰一时太平，长期、过量服用将酿成更大的危害。清代医家顾世澄曾在《疡医大全》（1760年）中，细致地列举了十三条曾患杨梅疮服药愈后复发的症状表现，并将其一律归为轻粉所致，呼吁医家及患者须知晓轻粉之害，并引以为鉴。[32]同样在欧洲，一些对汞疗法持反对意见的医生们认为，所谓梅毒的三期症状，诸如侵犯骨、关节、淋巴结，或许并不是梅毒的病变，而完全是由汞中毒而引起的；一些医生虽承认上述症状属于梅毒的三期病变，但同时，他们又认为若不使用汞剂干预，则不会出现这些症状。[33]

　　除汞剂外，尚有两种草本药物亦是20世纪前用于治疗梅毒的重要药物。一是源自美洲的愈创木（Guaiac wood），一种主要源自美洲热带海岸地区的常青灌木、乔木，曾被誉为"生命之树"。关于其药效的美誉最早源于1506—1516年的西班牙和葡萄牙。成稿于1517年的 *De cura morbi gallici per lignum guaycanum* 是当时介绍愈创木可用于治疗梅毒的首份文字记录，著者波尔医生（Nicolaus Pol，1467—1532）断言这种药物仅存在于新大陆（美洲），并且约有三千名患有梅毒的西班牙人在尝试各种药物均无效的情况下，服用愈创木后神奇地痊愈。其时德国著名的人文主义者、文学家赫顿（Ulrich Ritter von Hutten，1488—1523）就是坚定的愈创木拥护者，他

---

　　① 方药组成：槟榔、密陀僧、雄黄、轻粉、黄连、黄柏、朴硝。参见（明）孙一奎. 赤水玄珠. 周琦校注. 北京：中国中医药出版社，1999：617.

　　② 方药组成：陈老鳖甲、轻粉、杏仁。参见（明）程玠. 松厓医径. 沈钦荣校注. 北京：中国中医药出版社，2015：119.

　　③ 方药组成：轻粉、杏仁、冰片。参见（明）王肯堂. 证治准绳. 吴唯，等校注. 北京：中国中医药出版社，1997：1181.

声称伊斯帕尼奥拉岛[①]上的居民经年遭受梅毒的侵害，全仰赖愈创木予以治疗。[34]他在《梅毒日记》中记录了自己所历经的11次痛苦的汞剂治疗，当愈创木流行后，他声称正是此药让自己彻底、无痛苦地痊愈，并热情地鼓励所有梅毒患者追随他的医疗模式。[35]

颇有意思的是，愈创木盛行之时亦是梅毒美洲起源论兴起之日。16世纪40年代论述美洲起源论的三部著作都无一例外地提及了愈创木。在大部分人口是虔诚信徒的国家/地区，当时的人们普遍信奉神在任何疾病盛行之地，必定会提供这种病的治疗药物。[36]美洲既然提供了这种特效药，必然也是梅毒的起源地。反之，梅毒起源于美洲又为愈创木疗法提供声誉，建立有利可图的愈创木贸易。相较于汞剂的灾难性副作用，愈创木则是相对无害的药物，加之当时社会名流的引荐，愈创木迅速风靡全欧，被认为是梅毒治疗中奇迹般的存在，在此后数世纪里占据了绝对的地位。药物贸易伴随疾病起源的传说，两者相互交缠为梅毒史的书写添上独特的一笔。

另一种草药则是源自中国的草药——土茯苓，又名"冷饭团""硬饭团""山硬硬"等。16世纪初引入欧洲，早期葡、西文献中常以Pao de China为标识，意为"中国的面包""中国的粮食"[37]，它又被称为"中国根"（China roots）[②]。1535年因治愈了西班牙国王查理斯五世（Charles V）的痛风而广为人知。[38]

近代解剖学奠基人维萨里（Andreas Vesalius，1514—1564）曾著有《关于中国根的书信》（*Vesalius：The China Root Epistle*，1543年），首次向西方医学界介绍了中国根的详细使用方法。[39]早期欧洲医学界对"中国根"有详细论述的著作，当属葡属印度首席医官（chief physican）加西亚·德·奥尔塔（Garciada de Orta，1501/1502—1568年）的《印度香药谈》（*Colóquios dos simples e drogas da India*），该书于1563年在果阿出版。

---

① 伊斯帕尼奥拉岛（Hispaniola）：海地岛的旧称，西印度群岛的第二大岛。1492年哥伦布抵达时命名为伊斯帕尼奥拉岛，意为小西班牙岛，又称圣多明各岛。

② 尽管"中国根"现在普遍被认为即"土茯苓"，奥尔塔在《印度香药谈》中也称中国人呼此灌木为Iampatam，此译音相当于汉语"冷饭团"，即"土茯苓"的别名。然而值得商榷的是，当时中国作为其出口国，大约直到李时珍《本草纲目》（1578年）才开始注意区分土茯苓、萆薢、菝葜。早期本草典籍中大多认为土茯苓即为萆薢，而萆薢又常与菝葜相混。既然作为出口国本身对土茯苓都未能明确辨别，又如何保证彼时出口至海外的中国根即土茯苓呢？确切而言，"中国根"应泛指菝葜类植物。

自出版后，虽在本国未受重视，却风靡欧洲各国，拥有多种译本。[①] 据悉，1534年，奥尔塔从葡萄牙初来印度时携带了大量的愈创木，这一新草药在当地颇受欢迎，让他赚得盆满钵盈。但在愈创木供应的尾声时，印度兴起了中国根热，掀起这股热潮的是一位坎贝（Cambay）[②]贵族，声称自己在无任何忌口的情况下[③]，用中国根治愈了梅毒。[38]378 奥尔塔还提出根据所处地域、气候等差异，欧洲人应该用自身本土的方式使用这一草药，譬如"在中国根的汤剂中加入鸡肉，或者与面包混搭"。[38]378, 384

在日本，土茯苓又被称为"山归来"，一说大禹在行山途中，饥饿乏力，得此充饥方能安然归来[40]；一说梅毒患者因受人冷眼躲入山中，偶然间服用此根治愈，从山中归来，故称山归来。[41]它是17—18世纪唐船赴日贸易搭载最多，且价格昂贵的汉方药材。[42]较之中国医家，日本汉方医家颇为关心、强调土茯苓的产地，认为产自澳门和广东当属上乘，"用手指撮之，觉似有粉薄者"，而产自琉球则"硬而不佳"，仅可补缺。[43]

尽管其时大多数的中国医家或许尚未知悉土茯苓在海外的种种美誉，但它确实已经成为享誉全球的梅毒要药。[44]作为新疾的梅毒随着海上丝绸之路传入中国，随后来自中国的土茯苓与其相关的中医药知识又反向流播至东南亚、欧洲等。梅毒流播与土茯苓、愈创木贸易的相互交织，勾勒出大航海时代开启的疾病与医药文化的大交流。

四、结语

15世纪是一个伟大的航海、充斥着淘金梦的时代，此前相互隔离的人们日益紧密地联系在一起，其间还包括病菌，暴发于那不勒斯的这场恶疾即是例证。初时，各国都不惮将此恶名归咎于邻国。法国人纵使拒斥将梅毒称为"法国病"，但因意大利在文艺复兴时的绝对地位，仍不得不在著作中使用该术语。同样，关于其起源问题的探讨，有人声称："梅毒是贪婪的

---

① 此处使用的版本是据菲卡略（Conde de Ficalho）的校注本英译，Garcia da Orta, Colloquies on the Simples and Drugs of India. London: Henry Sotheran and CO.43 Piccadilly, W and 140 Strand, W. C, 1913. 有关《印度香药谈》可参见董少新. 奥尔塔《印度香药谈》与中西医药文化交流. 文化杂志（澳门），2003，（49）：97-110.

② 坎贝，印度旧邦名和古吉拉特邦城市名，位于西部坎贝湾北端。

③ 相较之下，愈创木的服用方法较为烦琐，需长期禁食后，以浸剂服用一个月。

欧洲人使美洲遭受不幸的报复"[45]；亦有人秉持"美洲起源说"是对"美洲的侮辱"。[46]追索病源早已不再是一个简单的医学问题。

梅毒在全球范围内的流行给人类带来无限的恐慌。人们发现人类原始的本能欲望"性"可能会致染疾病——一种如影随形、会致命的全身性疾病，甚至遗祸子孙。自15世纪起，一方面，人们在公共卫生、伦理道德上思考如何阻遏梅毒的散布。其时疾病的蔓延在欧洲产生了禁欲倾向，这种与性相关的疾病，很容易让人将其视为来自原罪的惩罚。禁欲不再只是停留在纸面上，越来越多的信徒身体力行。[47]在中国，传统医家更直言此病"盖得之于嫖妓，与有毒之女两相酣战而中毒也"[48]，并提出"子之所慎斋战疾，然亦不可自恃而不加之意也"[49]，男性如何约束自身成为避免致染疾病的关键。

另一方面，人们持之以恒地在全球范围内找寻对抗这一传染病的方法。早年穿行于各大洲的大帆船船长们将源自美洲的愈创木、中国的土茯苓输入欧洲，使其成为兴极一时的梅毒要药。1910年，由德国生产的首个化学药品砷制剂洒尔佛散上市，该药是五百余年来首个对付梅毒的特效药。同年，它即在中国上市开售。而当时着力引荐的即是中国医家丁福保（1874—1952），近代中医大家恽铁樵（1878—1935）亦曾向患者推荐注射洒尔佛散。[50]无论是身处怎样的医学体系，医学背景、疾病认知上的差异并未阻滞药物的流通，医学最根本、最简单的目的仍然是努力治愈疾病。

参 考 文 献

[1] Pusey W A. The History and Epidemiology of Syphilis. Springfield：Charles C. Thomas，1933：30.

[2] 白爽. 聚焦欧美疾病史研究的社会价值. 中国社会科学报，2019-11-25（7）.

[3] 龚缨晏. 五百年来西方学术界关于梅毒起源问题的争论. 南国学术，2017，7（2）：331-342.

[4] Astruc J. A Treatise of Venereal Diseases. London：W. Innys and R. Manby，1737.

[5] 凯特·凯利. 科学革命和医学：1450—1700. 王中立译. 上海：上海科学技术文献出版社，2015：83-84.

[6] 韩懋. 韩氏医通. 上海：上海科学技术出版社，1959：4.

[7] 塞·埃·莫里森. 哥伦布传. 陈太先，陈礼仁译. 北京：商务印书馆，2014：187-

213.

[8] The Origin of syphilis：new world or old? The British Medical Journal，1926，2
（3442）：1235.

[9] Syphilis and anthropology. The British Medical Journal，1877，2（876）：530-531.

[10] Crosby A. The early history of syphilis：a reappraisal. American Anthropologist，
1969，71（2）：218-227.

[11] Bulkley L. Syphilis in the Innocent（syphilis insontium）：Clinically and Historically
Considered with A Plan for the Legal Control of the Disease. New York：Bailey &
Fairchild，1894：xiii，5.

[12] Syphilis in China. The China Review：or Notes and Queries on the Far East，1889，
xviii（3）：198；Cooper A. Syphilis and Pseudo-syphilis. London，J&A，Churchill，
11，New Burlington Street，1884：1-2；Hill B. Syphilis and Local Contagious
Disorders. London：Smith，Elder，&CO，15，Waterloo Place，1881：8.

[13] Buret F. Syphilis in the Middle Ages and in Modern Times，Syphilis Today and Among
the Ancients. London：F. A. Davis，1895：iii-iv.

[14] 基普尔. 剑桥世界人类疾病史. 张大庆主译. 上海：上海科技教育出版社，2007.

[15] Hunson E. H. Treponematosis and African slavery. British Journal of Venereal Disease，
1964，40（40）：43-52.

[16] Tennent J. Every Man His Own Doctor，or the Poor Planter's Physician. B. Franklin，
1730：47.

[17] 洛伊斯·N. 玛格纳. 医学史. 2版. 刘学礼主译. 上海：上海人民出版社，2017：
199.

[18] 约翰·伯纳姆. 什么是医学史. 颜宜葳译. 北京：北京大学出版社，2010：66.

[19] Kiple K. The Cambridge Historical Dictionary of Disease. Cambridge：Cambridge
University Press，2003：313.

[20] Buret F. Syphilis in Ancient and Prehistoric Times，Syphilis Today and Among the
Ancients. London：F. A. Davis，1891：28-30.

[21] 橘尚贤. 霉疮证治秘鉴. 尊心堂藏版. 安永五年丙申暮秋（1776）：4.

[22] 李时珍. 本草纲目（金陵本）. 北京：人民卫生出版社，2018：1062.

[23] Frith J. Syphilis：its early history and treatment until penicillin，and the debate on its
origins. Journal of Military and Veterans' Health，2012，20（4）：50；Oriel J. The
Scars of Venus：A History of Venereology. London：Springer，1994：16.

[24] Devan T. The Beginner's Firstbook in The Chinese Language［Canton Vernacular］.
HongKong：Printed at the "China Mail" Office，Pottinger Street，1847：123.

[25] 金武祥. 粟香随笔. 南京：凤凰出版社，2017：984.

[26] Bridgman E. Chinese Chrestomathy in Canton Dialect. Macao：S. Wells Williams，1841：506；Chalmers J. An English and Cantonese Pocket-Dictionary. Hong Kong：Kelly &Walsh，Limited，1891：254.

[27] Cousland P. An English-Chinese Lexicon of Medical Terms. Shanghai：American Presbyterian Mission Press，1908：351-352.

[28] 医学名词汇编. 拉·英·德汉对照. 科学名词审查会，1931：464.

[29] 玛丽·道布森. 疾病图文史. 苏静静译. 北京：金城出版社，2016：46.

[30] 卢之颐. 本草乘雅半偈. 刘更生，蔡群，朱姝，等校注. 北京：中国中医药出版社，2016：402.

[31] 李中梓. 本草通玄. 付先军，周扬，范磊，等校注. 北京：中国中医药出版社，2015：108.

[32] 顾世澄. 疡医大全. 清乾隆二十五年刻顾氏秘书本：72-74.

[33] Coulson W. A Treatise on Syphilis. London：John Churchill and Sons，New Burlington Street，1869：199-200.

[34] Munger R. Guaiacum，the holy wood from the new world. Journal of the History of Medicine and Allied Sciences，1949，4（2）：196-229.

[35] Shea J. 'Two minutes with venus，two years with mercury'：mercury as an antisyphilitic chemotherapeutic agent. Journal of the Royal Society of Medicine，1990（83）：392-395.

[36] Parascandola J. From mercury to miracle drugs：syphilis therapy over the centuries. Pharmacy in History，2009，51（1）：14-23.

[37] 卜弥格. 卜弥格文集：中西文化交流与中医西传. 爱德华·卡伊丹斯基，张振辉，张西平译. 上海：华东师范大学出版社，2013：442.

[38] Garcia da Orta. Colloquies on the Simples and Drugs of India. London：Henry Sotheran and Co.，1913：380-381.

[39] Vesalius. Vesalius：The China Root Epistle：A New Translation and Critical edition. Cambridge：Cambridge University Press，2015：27-28.

[40] 墒政邦. 土茯苓说. 日本国立国会图书馆藏抄本.

[41] 竹生太一. 藥草と毒草の図解. 竹生英堂大正八年（1919）：132.

[42] 蔡郁蘋. 梅毒·妓女·山归来：十七～十八世纪东亚贸易文化交流之一环. 成大历史学报，2013，44：145-186；李庆. 16—17世纪梅毒良药土茯苓在海外的流播. 世界历史，2019（4）：136-151，157.

[43] 香川修德. 一本堂药选. 日本享保十六年（1731）：50.

[44] Cheng W C. Putchock of India and Radix China：herbal exchange around maritime Asia via the VOC during the 17th and 18th centuries. Journal of Social Sciences and Philosophy，2018，30（1）：75-117.

[45] Jones J. Explorations of the Aboriginal Remains of Tennessee. Washington：Smithsonian Institution，1876：67.

[46] The Origin of Syphilis. The British Medical Journal，1930，3627：70-71.

[47] 刘丽荣，黄凤祝. 美狄亚的愤怒：对欧洲政治、社会与艺术的沉思. 上海：同济大学出版社，2011：187-190.

[48] 陈士铎. 洞天奥旨. 2 版. 柳长华，刘更生，李光华，等点校. 北京：中国中医药出版社，2006：157.

[49] 汪机. 汪石山医学全书. 2 版. 高尔鑫主编. 北京：中国中医药出版社，2015：86.

[50] 恽铁樵. 恽铁樵医书合集. 天津：天津科学技术出版社，2010：607.

什么是疾病？

张　鑫[*]

　　若干年后的历史课本上，"疾病"作为2020年的一个关键词是跑不掉的了。其实，也不单单是2020年，伴随着微信和脸书等社交媒体的繁荣，与疾病相关的信息开始滚雪球似地渗透到我们生活网络中的几乎每一个缝隙。表面上看，这些信息数量的增长应该也的确导致了我们对疾病概念的理解日趋深入，但事实真的如此吗？有关疾病概念这一问题，生物学哲学家们已经进行了多年的讨论，但通过本文的介绍我们可以看到，迄今为止我们依然无法找到一个令人满意的进路。所以，至少从哲学的视角上看，疾病概念是我们最熟悉的陌生人，我们谈论它、恐惧它、经历它和憎恶它，但它的真实面目却依然隐藏在黑暗之中，等待着我们进一步的发掘。

一、为什么要谈什么是疾病？

　　今天的时代是一个"多病"的时代。这一点至少体现在以下两个方面。站在学术的角度上来说，基因技术的发展让科学家们识别出越来越多的疾病易感基因，这些基因与传统致病基因的区别是，一个个体携带一个或几个易感基因并不意味着该个体一定会罹患相关的疾病，反过来，一个患有相关疾病的个体也未必携带与该疾病相关的全部甚至大多数易感基因。比如，以癌症来说，有些癌症患者在发病之前并不携带任何的癌症易感基因，而某些健康个体却可能携带某个甚至多个癌症易感基因。易感基因的大量发现导致了越来越多携带疾病易感基因的健康个体（即身体没有

　　* 张鑫，北京大学医学人文学院博士后。

发生任何病理性变化）开始被归类为患者，因为在基因中心论盛行的当下，携带一个"坏基因"跟携带一个病态器官并没有什么本质的区别，甚至于，携带坏基因比携带病态器官更为可怕，因为病态器官在今天的技术条件下可以部分切除或替换，但基因治疗在今天的技术条件下还依然是一个美好的期望。与此同时，这些携带易感基因的患者会跟传统患者一样，主动地或者在医生的建议下寻求医学上的干预。比如，某些携带乳腺癌易感基因的女性会选择预防性的乳腺切除。

站在非学术的角度上来说，"多病"时代体现在当下不断涌现的各种新鲜病名之上。"拖延症"、"直男癌"和"懒癌"等新鲜名词的出现当然是这个时代的一种自我调侃，然而值得注意的是，调侃遍数多了就有可能弄假成真，这就好像有些谎话说多了连自己都会相信一样。比如，针对这些新鲜"疾病"，各类媒体上已经开始出现一些所谓的治疗方法和治疗专家，而更令人感到有趣的是，科学家也已经开始把目光投向这些新鲜疾病之上，试图找到这些疾病的脑科学成因以至基因成因。由此观之，在不久的将来，人们很可能真的会找到各种各样譬如拖延症基因等"奇葩"基因，到那时，我们没准真的会弄假成真，搞出一大批货真价实的"奇葩"患者出来。届时，罹患率最高的疾病恐怕就既不是高血压也不是癌症，而是拖延症和懒癌之类的"奇葩"疾病了。

无论如何，这是一个"疾病成灾"的时代，略显夸张地说，现在的每个人或多或少地都会说自己"有病"。在这样的背景之下，谈论什么是疾病这个问题似乎是有点自讨苦吃，或者至少是有点无病呻吟，因为说到底，谁还不知道自己有没有病呢？就是自己不知道，医院里那么多的医生和设备，花上一上午的工夫体检，什么病不就都能找到了？话的确是如此，但我们也千万不要忘记，人往往会在自己熟悉的领域翻船。比如说，对于刚刚学会开车的人来说，我们往往不用担心他会发生什么事故，容易发生事故的恰恰是那些开了一阵子车，以为自己对开车这回事了如指掌的人。再比如说，我们都有这样的体验：明明十分熟悉的一个字，只要盯着它看上一分钟，或者重复地写上几十遍，这个字似乎就变得奇形怪状了起来，到最后我们甚至可能完全忘记这个字到底是怎么写的。这些例子都表明，熟悉一件事情并不代表理解一件事情，甚至于，我们越是熟悉一件事情，越可能不理解这件事情。

　　这一类现象不仅发生在上面提到的两个生活情景中，在科学情景中我们同样能够找到它们的踪影。托马斯·库恩（Thomas Kuhn，1922—1996）在其代表作《科学革命的结构》一书中曾经指出，科学的发展并非我们通常认为的那样是一个连续的过程，即后人的科学理论是对前人科学理论的延续和发扬。相反，库恩认为科学的发展实际上是一个离散的或者说断裂的过程，也就是说，就同一研究主题来说，后人的科学理论与前人的科学理论实际上是没有太大的连续性的，它们代表着两种范式，而这两种范式就像两种不同的语言那样，具有相当程度的不可通约性。[1]当科学家们处在某一范式之下时，他们往往会在潜意识中认为这一范式里的一切都是理所当然的，因此，当一些跟范式相抵触的现象发生时，他们往往首先不会想到去质疑范式，而是会去质疑这些现象的可靠性。而当一种新的范式试图取代现有的范式时，现有范式下的科学家往往会做出最顽强的抵抗，因此，新旧范式的迭代绝不是一个心平气和的延续和发扬的过程，它在绝大多数情况下是一场声势浩大的革命过程，这便是库恩提到的科学革命。把这一理论应用到我们当下的讨论主题之中，今天的生物医学同样是一个既有范式，而我们对于疾病概念的理解当然也就是这个范式中的一部分。身处这个范式之中，我们当然认为自己对疾病概念的理解是理所当然的，是没有必要去花时间讨论的。然而，从历史的角度看，这个范式也只是过去、当下和未来众多范式中的一个，因此我们在当今范式下对疾病概念的理解绝非我们想象的那样理所当然和不可取代，而这就构成了我们讨论疾病概念的第一层必要性。

　　讨论疾病概念的第二层必要性在于，疾病概念的模糊可能让我们冤枉健康，也可能让我们放过疾病。在生物医学之中，我们的直觉告诉我们，疾病概念绝非处处充满模糊，因为对于某些身体状况来说，它是正常状态还是疾病状态是无须多言的。比如，对于高血压、糖尿病和癌症这些疾病来说，我们很少会去讨论它们是不是疾病，因为它们的器质性病变在我们今天的检验手段下一览无余。然而，对于某些身体状态来说，它究竟是属于疾病状态还是健康状态，这里面有着极大的争议和讨论空间。比如，关于很多精神疾病是否真的属于疾病，相关领域的学者们（包括脑科学家、心理学家、认知科学家、哲学家和伦理学家等）有时会持有截然不同的看法。以小儿多动症为例，小儿多动症的典型症状包括注意力不集中、多动和抑制冲动能力差。现代医学把小儿多动症归类为精神疾病，但爷爷奶奶们对此都难免或多或少地有这样的疑问：小儿多动症的症状不就是一个孩子的典型特征吗？怎么就成了一种病态呢？事实上，有的学者指出，在美国，小儿多动症这个疾病的产生很可能在一定程度上是社会因素作用的结果。例如，随着美国中小学校课堂容量的不断增加，控制课堂秩序已经成为很多老师的痛点，相信这一点我们国人也是深有感触的；与此同时，美国中小学生的学业表现（尤其是考试得分）对其未来教育选择以至职业选择的作用不断增强，这一点在国内同样表现尤为突出（尽管这一情况在升学就业多元化的今天已经得到了一定程度的缓解），比如"高考"这个词，不论是在我们的记忆中还是在当下，它都与"命运"、"人生"和"关卡"这些严肃异常的名词有着难分难解的关联。在这样的背景之下，学校需要听话的孩子，因为这有助于其高效和安全的管理；与此同时，家长也需要听话的孩子，因为人们通常认为这样的孩子才会有好的课业表现。这样一来，具有小儿多动症症状的孩子自然就成了学校和家长眼中的"问题儿童"。

　　面对这些儿童，我们有很多解决问题的方案，比如，我们可以减少课堂容量，让老师能够把更多的精力分配到每个孩子身上。再比如，我们可以创造更多的升学和就业出路，让课业表现不再跟个人命运有着那样难分难舍的关联。不过，要做到这些往往不是一朝一夕的事情，而现代人（或者说大部分时代的人）都追求所谓的"效率"，我们不希望等到我们和我们的子女老去之后才看到问题的解决，相反，我们要的是立竿见影和雷厉风行。于是，部分学者认为，这就构成了把小儿多动症疾病化的根本动因，因为一旦这些问题少年的问题变得不再是社会问题，而是医学问题时，那么这个问题的解决（至少在表面上看起来）就会立即变得轻松很多，毕竟，相比于改变某些固有的社会现象来说，通过医学干预来改造自我要来得干脆和省事得多。

　　当然，我们必须明确的是，以上观点仅仅是众多观点的一种，我们并没有打算因此就否定小儿多动症是一种疾病，也并没有说小儿多动症就是某种有意识或无意识的社会建构的产物，笔者在此处举出这种观点仅仅是为了说明，关于什么是疾病，或者说，关于疾病和健康的区分，我们并非在任何情况下都是黑白分明的，而一旦我们的判断发生偏差，它将带来的是我们不愿见到的种种或大或小的人间悲剧。比如，如果某些精神疾病的确是疾病，而我们由于疾病概念的模糊将其误认为是健康状态，那么这就意味着我们将剥夺全部相关患者恢复健康的权利，并把"无病呻吟"这个名词无情地跟这些可怜的人们关联在一起。这一点对我们来说并不陌生，比如，抑郁症在今天已经被大多数国人认定为一种严重的精神疾病，但回到几十年前，如果有人宣称自己患有抑郁症，他将受到何等的社会目光呢？从另一个角度来看，如果一个人明明处于健康状态，但我们却偏偏因为自己的价值取向而硬说他处于疾病状态，那么这又将是一种何等可怕的情形呢？事实上，这种情形在精神疾病领域是极有可能发生的，因为从目前来看，精神疾病的判定标准跟其他疾病有很大的差异，后者的判定标准主要是各种具有特异性的器质性病变，而前者的判定标准往往是一些行为症状。对于器质性病变来说，它的判定相对客观（比如，一个肿瘤在那里就是在那里）；而对于行为症状来说，它的判定就往往具有很大的弹性空间，而在这个弹性空间中，医生主观方面的各种因素往往能够微妙地影响诊断结果。一旦某个健康人因为某个医生的主观因素被判定患有某种精神疾病，这个"病人"将要承受的各种压力将是我们很容易想到的。更加可怕的，就像很多影视作品已经反映过的那样，这些"病人"很可能被迫进行相应的治疗，这种被迫可能是来自外界的被迫（比如强制性治疗），但它更有可能是来自"病人"内心的被迫，即"病人"也因为接受了某种价值取向而认为自己处于一种非正常的疾病状态，他们表面上主动地寻求治疗，但实际上却是不知不觉地被某种社会价值取向所强迫。

由此可见，讨论什么是疾病这个问题一方面当然是理论问题，但它绝不是纯粹的理论问题，它的解决或者说讨论的确能够直接地跟我们的现实生活发生关联，毕竟，今天的精神疾病发病率不断攀升，而我们既不想明明深受疾病折磨却得不到相关的医疗帮助，也不想明明身心健康却因为自己的某种个性而被打上"精神病"的标签。

二、有关疾病的实在论和建构论之争

在哲学领域中，实在论和建构论是两个出镜率极高的名词。事实上，在很多问题的讨论上，哲学家们都会首先分成实在论和建构论两个派别。举个例子来说，就科学理论而言，哲学家们就分为实在论者和建构论者。

一方面，实在论者认为，科学理论描述的就是世界本身的样子，这些理论藏身于世界上形形色色的现象之中，而科学活动所要做的就是像考古学家那样努力地去挖掘这些理论。另一方面，建构论者认为事情并非那么简单，他们认为世界中原本并没有什么绝对正确的理论等待着我们去发掘（或者更温和一点，我们至少不能够确定地说世界上存在这样的理论），科学理论完全是科学家建构出来的，其目的仅仅在于让我们对这个世界有一种理解的感觉。这样一来，不同的科学理论也就没有对错之分，它们的区别仅仅在于，它们提供的是理解世界的不同方式。

有趣的是，上述有关科学理论，或者更广义地来说，上述有关世界的实在论和建构论都能够在我们的身体上找到各自的来源。比如，按照现代脑科学的观点，我们观察世界的过程大致如下：世界中的各种刺激（比如颜色和声音）作用在我们身体的感受器之上，这些刺激被我们的感受器转化为我们身体能够识别的信号形式（比如电信号）并被传输到我们的大脑，我们的大脑通过对这些信号的处理获得关于世界的认识。显然，在这种理解模式之下，我们的大脑就像一面镜子，而我们之所以感觉到有一个外部世界存在，我们之所以感觉到这个外部世界中存在某些规则，其原因在于真的有一个外部世界映射到了这面镜子之中。不难看出，这正是上面提到的实在论者的观点，即外部世界（连同有关这个世界的一切科学理论）都是真实存在的。

另外，按照最新的脑科学研究，若要让人的大脑产生某种主观体验，我们未必需要真的有一个对应的外部世界。比如，理论上说通过刺激人的大脑我们可以让人产生一切我们现有的主观体验（比如视觉和听觉）。这样一来，我们对外部世界及其中各种规则的体验并不能够确保真正存在一个外部世界，或者这个外部世界中真的存在某些等待我们发现的规律。显然，这对应的正是笔者在前文中提到的建构论观点。所以，正如笔者在前面说的，实在论和建构论在某种程度上都源自我们身体的某些特点，笔者猜想这也就是为什么实在论和建构论之分在各个哲学领域中广泛存在的原因之一吧。

我们还是回到正题之上，看一下哲学界中有关疾病的实在论和建构论。[2]实在论认为，所谓疾病就是人体功能的失常，而这种失常是实实在在地存在于身体之中的，它并不随着人的价值判断而发生变化。显然，这种实在论观点是目前的主流观点，因为我们现在诊断疾病靠的都是各种白纸黑字的诊断报告，有就是有，没有就是没有，至少在表面上看是不掺杂任何价值判断的。不过，建构论认为事情远没有如此简单，持有此类观点的哲学家认为，当我们说一种身体状态属于疾病时，我们仅仅是在表达一种集体的价值判断，即我们不喜欢这种身体状态。[3]具体来说，建构论者认为，疾病状态说到底不过是一些与健康状态不同的身体状态，而我们之所以把这种不同归类为疾病，原因就在于我们厌恶这些身体状态。也就是说，在建构论者看来，疾病和健康本质上不过是个体差异性的体现，无所谓好坏，但因为我们讨厌某些身体状态，于是我们就把疾病的帽子扣在了它们身上。

以肥胖为例，肥胖当然会使得某些代谢疾病的发病率增加（比如高血压和糖尿病），但就肥胖本身而言，我们为什么在今天将其视作一种疾病呢？按照建构论者的观点，肥胖不过是一种跟苗条不同的身体状态，而我们之所以将其视作一种疾病，是因为在今天的社会当中，肥胖被放到了鄙视链的末端位置。这样的说法当然十分激进，不过细想起来也并非一点道理也没有。比如说，肥胖表面上来看是一种身体状态，因此它所涉及的价值判断也不过是审美层面上的，然而只要我们稍作观察就不难发现，尽管肥胖本身是一种身体状态，但它反映出来的却是一个个体多个层面上的特质。比如说，按照惯常的思维，一个人之所以肥胖，首要原因在于饮食无度和缺乏运动，而在很多人眼中，这两点一下子就能够反映出一个人自律性的缺乏。再比如，肥胖的另一个常见诱因在于不懂得所谓的营养搭配，而在不少人的眼中，这一点反映出的是一个人对生活质量的潦草追求，换句话说，这样的人通常被认为过得太粗糙。于是，稍加思考之后我们就会发现，表面上看，人们是在审美层面上厌恶肥胖，而实际上人们却是在更深的层面上厌恶肥胖。一个简简单单的身体状态竟然受到了我们在如此多层次上的厌恶，由此我们便很难对疾病建构论持完全否定的态度，也就是说，当我们把一种身体状态归类为疾病时，尽管我们未必像建构论所认为的那样完全出于自身的好恶，但这里面一定是或多或少地掺加了种种价值判断的。说到底，即便我们是极端的实在论者，认为疾病完完全全地就是身体功能的异常，但不可否认的是，疾病一定伴随着我们主观的痛苦感受，而我们对这种痛苦感受的负面价值评判无疑是我们把相应的身体状态归为疾病的原因之一。

事实上，在今天的医学哲学领域，纯粹的实在论和顽固的建构论已经不再常见，取而代之的是一种温和的调和理论。也就是说，首先我们必须承认的是，疾病源自某些实实在在的功能障碍，尽管我们今天的技术手段还不能够对这些功能障碍实现完全的洞悉。与此同时，我们有必要承认的是，疾病的判定同样掺杂了我们种种的价值判断，也就是说，我们之所以把一种身体状态归类为疾病，至少在一定程度上是因为我们不喜欢这种疾病状态。说到这里我们不禁会问：把价值判断掺杂到疾病判定中不是一件很危险的事情吗？的确，不恰当的价值判断就是偏见，而一旦我们在判定疾病中加入了偏见，这将是一件极其可怕的事。然而，至少在目前的技术条件下，忽视价值判断，完全依靠化验指标来判定疾病同样是有一定问题的，因为它会让医学丧失它本应具有的温度。对于相当一部分人来说，我们都有过或者听人说过这样的经历，一个人觉得自己的身体十分不舒服，然而，经过一系列的化验检查，医生在这个人身上没有发现任何显著的器质性病变，于是，这个人就被医生告知他根本没有病，进而失望、疑虑甚至愤怒地离开医院。事实上，站在物理主义的角度上来说，一个人若感觉十分不舒服，那么这种不舒服一定源自身体的某些器质性改变，而之所以现有的化验手段发现不了这些改变，笔者认为其中一个不可否认的原因就是，今天的化验手段尽管神乎其神，但它依然存在着各种各样的盲点，这一点在对很多疾病的早期诊断上尤其如此。这样来说，当医生在判定疾病时，如果他完全把患者对身体感受的主观价值判断（即喜欢当下的身体状态，或厌恶当下的身体状态）置之不理，那么一些值得注意但却无法被当前化验手段发现的病变就有可能从我们的眼前溜过去。此外，退一万步讲，即便这个人仅仅有痛苦感受，体内却没有任何器质性病变，作为医生是否也有责任和义务缓解这个人的痛苦感受，或者至少对其痛苦感受表示认同呢？所以，对疾病的判定一方面当然不能走到实在论的对立面，但另一方面，我们也应当考虑到患者的主观价值判断，只有这样，医学才不仅仅是对人体机器的修补，而是对一个人身体和心灵的温暖关怀。

三、两种疾病实在论

在今天，实在论是主流的疾病理论，因此我们将在这部分中对主要的两种疾病实在论进行一个描述。前文提到，实在论认为所谓疾病就是某一身体功能的失常，那么，接下来的一个很自然的追问就是：如何判定某一身体结构或机制的功能是什么呢？根据对这一问题的两种回答，疾病实在论也分为平均观点和历史观点两类。

我们首先来看一下平均观点。[4, 5] 以心脏为例，我们如何来判定其功能呢？一种可能的进路如下。首先，站在进化的角度来看，人体这个系统的目的在于生存和繁殖。其次，心脏可以产生很多效应，比如，它可以泵血，也可以产生心音，那么心脏的何种效应有助于人体的生存和繁殖呢？显然，泵血活动可以做到这一点，而心音的产生通常来说被认为不能做到这一点。于是，我们判定心脏的功能在于泵血。但事情到这里还没有结束，因为如果我们把心脏的功能判定为泵血，那么按照实在论，一个心脏只有不泵血时才算是发生了病变，只要它还在泵血，我们就不能说它发生了病变。显然，这是十分荒谬的一个结论，而之所以得到这样一个荒谬的结论，其原因在于我们以上对于心脏功能的判定太过于粗线条了。心脏的功能不能只是"泵血"这样一个定性的描述，它应该是一个对"泵血"这一效应的定量描述。例如，它每次泵出多少血？它泵血的频率如何？有了这样的定量描述，我们就不能说一个心脏只要还在泵血就算是功能正常，因为它可能泵血泵得太少了，或者，它可能泵血泵得太快了。

不过，要对功能进行一个定量描述，我们需要解决一个重要的问题，即个体差异性。还是以心脏为例，人群中心脏的泵血频率有极大的个体差异性，那么我们应当选择哪个数值作为正常心脏功能的定量指标之一呢？面对这个问题，一个很直接的答案就是取平均数，而这也就是疾病实在论的平均观点的核心思想。不过，这个平均数的取法还是有一些讲究的，因为如果我们在全部人类范围内取平均数，那么对于健康的老年人来说，他们的指标一定位于这些平均数之下，而这显然是有问题的。于是，平均观点认为，我们需要分层取平均数。比如，我们可能按照年龄对人群分层，然后在各个年龄层中取平均数，以此作为各个年龄层正常功能的定量指标，当一个处于该年龄层的个体低于这个平均值时，我们就可以判定他患有疾病。

疾病实在论的第二种观点被称作历史观点，这种观点在生物医学中并不为人们所熟知，但在哲学家的圈子内确是一种十分重要的疾病理论。[6]

人体的各种身体结构和生理机制在很大程度上是自然选择的结果，而一个结构和机制之所以能够在自然选择中胜出，原因很大程度上在于它产生了某种效应，而这种效应让携带该结构和机制的个体的适合度高于其他个体。历史观点认为，这种效应就是这个结构和机制的功能。比如说，还是以心脏为例，在一种并不确切的意义上来说，心脏之所以今天依然存在于我们人体之中，其原因在于心脏的泵血效应导致具有心脏的个体具有较高的适合度，因此这些个体被自然选择过程保留了下来。所以，按照历史主义的观点，泵血功能就是心脏的功能。当然，如果我们想获得心脏功能的定量指标，我们就需要知道在久远的自然选择过程中，心脏泵血功能的哪些指标赋予了相关个体较高的适合度，而这些指标便可以作为正常心脏功能的定量指标。历史观点和平均观点并非截然不同，比如，两种观点都同意，一个结构和机制的功能一定有助于生物体的生存和繁殖。然而，两种观点又具有极为明显的差异。比如，对于平均观点来说，它对功能的判断在于对现有人群取平均值，因此当人群发生变化时，功能的定量指标也就会发生变化；而对于历史观点来说，它关注的永远是某一结构和机制是为什么能够保留至今的，而这并不会因为人群的变化而发生变化。

在描述完这两种主要的疾病实在论观点之后，一个很自然的问题就是：哪一个是正确的呢？这个问题至少在目前的哲学界还没有一个肯定的答案，因为细究起来，两个理论都存在各自的反例。不过，这并不影响我们在此处的目的，因为本文的目的并不是支持或反对某一特定种类的疾病理论，而是通过对各种各样疾病理论的描述表明，疾病概念并非我们认为的那样不证自明，围绕着它我们值得展开太多的思考。

四、结语

"疾病"这个词在今天已经被滥用了，事实上，现代人有多少每天不吃上一两粒药呢？哪怕仅仅是一两粒维生素。然而，"疾病"这个词是不应该被滥用的，因为它牵扯到太多强有力的社会价值判断，稍有不慎，后果不堪设想，这一点尤其体现在精神疾病领域，但在非精神疾病领域也并非没有踪影。比如，今天各种疾病的易感基因被炒得满天飞，很多人就是因为查出患有易感基因而进行了预防性的治疗，这些治疗有的是有较为夯实的依据的，但更多的却是我们的一厢情愿，因为目前的生物学研究已经发现，一个或几个基因的突变并不能预测某一疾病的发生，疾病的发生取决于整个基因组这个内环境和整个生存空间这个外环境。由此看来，讨论何为疾病虽然属于理论范畴，但其意义绝不仅仅局限在书本之上。本文简单介绍了哲学界中几种主要的疾病理论，其目的不在于把某一疾病理论确定为正确的疾病理论，而在于通过一种抛砖引玉的方式引发我们对于疾病概念更深层和更广泛的思考。这样的思考当然是科学家和医生的事，但它同时也是我们哲学工作者的事，是社会学家的事，是人类学家的事，更是我们每一个社会个体的事，因为在这个信息时代之中，我们每个人都是"疾病"含义的缔造者，同时也都不同程度地受到疾病概念的影响。

参 考 文 献

[1] Kuhn T S. The Structure of Scientific Revolutions: 50th Anniversary Edition. Chicago: The University of Chicago Press, 2012.

[2] Murphy D. Concepts of disease and health. http://plato.stanford.edu/archives/spr2015/entries/health-disease/[2016-03-01].

[3] Hacking I. Mad Travelers: Reflections on the Reality of Transient Mental Illnesses. Cambridge, Mass.: Harvard University Press, 2002.

[4] Boorse C. Health as a theoretical concept. Philosophy of Science, 1977, 44 (4): 542-574.

[5] Boorse C. On the distinction between disease and illness. Philosophy & Public Affairs, 1975, 5 (1): 49-68.

[6] Wakefield J C. Evolutionary versus prototype analyses of the concept of disorder. Journal of Abnormal Psychology, 1999, 108 (3): 374-399.

鼠疫与文明冲突

曾　点*

人类历史上出现过许多重大的传染病，这些传染病引发了令人胆战心惊的疫情，世界面貌甚至为之一变。而鼠疫（plague）就是其中之一，论起知名度，恐怕没有其他传染病能出其右。讨论鼠疫的历史，有多种视角，学界的研究也极为丰富，但如果从更宏观的层面出发，可以发现鼠疫的肆虐总是穿插或隐含着文明之间的碰撞，乃至激烈的冲突。所以，"文明冲突"（clash of civilizations）也是观察鼠疫历史的一个窗口。

一、引言

2019年末以来，新冠肺炎疫情泛滥，给全世界都带来了巨大的挑战。短期内，众人所谈论的、新闻里报道的，还有网络中传播的，只要是有关传染病的信息，主题几乎都是新冠肺炎。但是，回顾2019年末，是不是还有什么关于传染病的消息也在那么几天搞得大家比较紧张呢？

是的，2019年末中国北方曾出现过鼠疫的身影。11月初，先是有一则未经证实的言论通过社交媒体流传，内容是首都医科大学附属北京朝阳医院已经隔离管制了，不再收诊患者，其原因正是收治了鼠疫病例。几天之后，经过官方媒体披露，这则言论果然被证实了。确切的消息是，早前，内蒙古自治区有两名肺炎症状患者因为在本地一直无法治愈，被转来了北京治疗；而这两名患者经过检测，被确诊为鼠疫病例。与此同时，内蒙古自治区又出现了确诊的鼠疫病例。随后，有关部门开始采取一系列的公共

---

* 曾点，北京大学医学人文学院博士后、助理研究员。

卫生措施。[1]其一，搜寻确诊病例的密切接触者，并对他们进行隔离观察。其二，防控鼠疫的扩散，尤其是在出现确诊病例的内蒙古自治区展开了具体的行动，而北京市的一些单位也在积极推动灭鼠工作。一些北京市民还曾收到过提醒：近期少吃牛羊肉。

其实，这几例鼠疫的出现并不是难以理解的。2019年春夏时节，蒙古国境内小规模地暴发了鼠疫疫情，而引起疫情的原因是人食用野生动物[2]；内蒙古自治区和蒙古国接壤，鼠疫又会在野生动物之间传播，所以，内蒙古草原的野生动物携带鼠疫杆菌是完全有可能的。因此，内蒙古自治区的居民也极有可能因为接触或食用了野生动物而染病。

由于措施及时又得当，2019年末中国出现的鼠疫被迅速地控制住了，中国社会对那几个零星鼠疫病例的记忆似乎也转瞬即逝了，恐怕很多身处南方的人更是毫无印象的。但是，出现鼠疫病例，无论多寡，都是一桩重大的公共卫生事件，一旦处理不好，将会造成巨大灾难。这是历史告诉人类的经验。

因此，1989年，中国颁布实施了《中华人民共和国传染病防治法》，迄今做过两次修订。根据《中华人民共和国传染病防治法》，中国的法定传染病分为甲、乙、丙三类，现一共包括39种。甲、乙、丙三类传染病的严重程度依次递减，甲类是最严重的，仅有两种，即鼠疫、霍乱。简而言之，鼠疫是中国法定传染病中的"老大哥"。按法律规定，对甲类传染病的患者、病原携带者要进行隔离治疗，对其密切接触者要进行医学隔离观察。具体地，鼠疫患者的密切接触者需进行为期9天的医学隔离观察。此外，为了疫情控制的需要，还可采取进一步的防控措施。[3]

二、什么是鼠疫？

（一）鼠疫杆菌的发现

2019年末的中国出现了鼠疫病例只是一缕历史的微澜，但回顾更久远的时代，鼠疫却掀起过滔天巨浪，直到人类社会开启了20世纪的大幕，它才逐渐被有效地控制了起来。19世纪末，鼠疫杆菌（*Yersinia pestis*）的发现对人类科学地回答"什么是鼠疫"这个问题至关重要，而对"什么是鼠疫"做出科学的回答正是此后有效地控制鼠疫的基础。

鼠疫的致病菌是鼠疫杆菌，又称"叶氏杆菌"，之所以这样命名是为了纪念鼠疫杆菌的主要发现者亚历山大·叶尔辛（Alexandre Yersin），而鼠疫杆菌的发现与中国还有着莫大的关联。

叶尔辛，中文亦作"叶赫森""耶尔辛"，是瑞士人，但他后来加入了法国国籍。他曾在法国最知名的高校——巴黎高等师范学院学习，师从著名的生物医学家路易斯·巴斯德（Louis Pasteur），并取得了博士学位。后来，他又加入了巴斯德研究所。1890年，作为医生，他受雇去了法属印度支那（现越南、老挝、柬埔寨）；1894年，中国香港暴发了十分严重的鼠疫，他被法国政府和巴斯德研究所派去香港做调查，也正是这次香港之行促使他发现了鼠疫杆菌。[4]

不过，几乎是同期，还有一位十分著名的生物医学家也在香港调查鼠疫，那便是北里柴三郎（Kitasato Shibasaburo）。他是科赫（Robert Koch）的学生，而科赫则是与巴斯德齐名的德国生物医学家，也是病原体研究之"科赫法则"（Koch's postulates）的提出者。1894年，北里受命于日本政府赴香港调查当地的鼠疫。结果，他也发现了病原体。但是，因为他的研究样本受到过污染，因而他的研究结果也遭到质疑[5]，故而鼠疫杆菌以"叶（尔辛）氏"（Yersinia）为名。

（二）鼠疫的科学概念

理解一个疾病的概念，首先需要建立一定的历史反思意识。所谓的"历史反思"，便是把个人的思考代入特定的历史或社会语境（context）之中。作为现代人，或者说受过科学教育的人、掌握了科学知识的人，我们现在所谈论的疾病是不是我们所"要"谈论的疾病，亦即反思"名"与"实"的关系——"它是不是它"。比如，"鼠疫"这个概念是现代医学对鼠疫这种疾病的定名，因而，"鼠疫"这个概念乃是现代医学的语境中所定义的一种疾病，但这个术语是否真的等同于它所指代的疾病呢？换言之，作为概念的"鼠疫"是"名"，作为疾病的鼠疫是"实"，但这里的"名"与"实"完全匹配吗？

科学，更贴切地说是现代医学，直接告诉大家，二者完全匹配；大家也因"科学"的名义，而毫无保留地认同了。然而，大家忽略了一个简单的事实，即人类认知鼠疫的方式有很多，而科学只是众多方式之一。人类认识疾病的语境是多样的，科学的语境中会形成"鼠疫"这个概念来指代鼠疫这种疾病，那么，对鼠疫的相关理解也便限定于科学的语境之中；除了现代科学的语境，历史上还有其他的知识语境，因而人类对鼠疫也会有不同于科学的认知。

鼠疫杆菌的发现是现代医学的一大突破，故而现代医学对鼠疫的定义也与鼠疫杆菌直接关联。以科学的方式来理解，鼠疫即由鼠疫杆菌所导致的一种烈性传染病[①]，其中，除了"鼠疫杆菌"之外，"传染病"也是值得注意的关键词。不过，鼠疫不是普通的传染病，而是烈性的传染病，因为历史已表明，它的病死率非常之高，而且传染力特别强。

鼠疫杆菌是现代科学的发现，而直至今日，对鼠疫的认定也基本是通过病理学的方式比对鼠疫杆菌来实现的。以2019年末中国出现的鼠疫病例为例，他们的确诊方法正是检测体内是否感染了鼠疫杆菌，而这也是人类认识鼠疫这种疾病的所谓"科学的"方法。

现代医学对传染病也做出了定义，即包含三要素：传染源、传播途径和易感人群。鼠疫的传染源有两类，一类是啮齿类动物，较典型的是灰鼠、旱獭；另一类则是跳蚤。古代的鼠患很严重，"鼠疫"之名中之所以有"鼠"，乃因为这种疾病会由啮齿类动物广泛传播，而"鼠"是人类最熟悉的啮齿类动物。所以，"鼠疫"尽管是现代科学对一种疾病的定名，但它其实也是一个俗名。相比于啮齿类动物，跳蚤是鼠疫更大的传染源，最重要的原因是跳蚤更容易接触人。啮齿类动物会患鼠疫，但对它有免疫力，并不会死。跳蚤则对鼠疫没有免疫力，它以吸血果腹，吸了啮齿类动物的血后，体内便很大概率会携带鼠疫杆菌。携带了鼠疫杆菌的跳蚤要是又去吸人血，那人便会感染鼠疫杆菌。跳蚤的数量大，繁殖力强，而且体型微小，比老鼠要难消灭得多；生活环境只要不够清洁，便极有可能滋生跳蚤。所以，跳蚤带来的鼠疫传播风险特别大，这也意味着消除鼠疫，除了要研究有效的药物，还要打造高质量的公共卫生事业——不仅是改善公共卫生，而且是倡导卫生的个人生活方式，比如养成勤洗澡的习惯等。显而易见，鼠疫的传播途径便是接触啮齿类动物和跳蚤了。而大部分人对鼠疫

---

① 关于鼠疫的科学概念，这里参考的是世界卫生组织（WHO）的定义，https://www.who.int/health-topics/plague#tab=tab_1；本文中关于鼠疫的科学知识，参见美国疾病控制与预防中心（CDC）网站的plague专题，https://www.cdc.gov/plague/faq/index.html。

均没有免疫力，故而人类都是鼠疫的易感人群。

基于生理学理论，现代科学又把鼠疫分为三种类型，分别是腺鼠疫（bubonic plague）、肺鼠疫（pneumonic plague）和败血性鼠疫（septicemic plague）。腺鼠疫是鼠疫杆菌感染淋巴腺后引起的鼠疫，淋巴腺是人的免疫器官，遭到鼠疫杆菌攻击后，人便会发高烧；肺鼠疫则是鼠疫杆菌感染肺部后引起的鼠疫，表现为肺炎症状，人会咳嗽得厉害；败血性鼠疫一般是前两种鼠疫发展到后期的形态，它的一大临床表现是肢端紫黑，乃至全身紫黑——这是由于人的血液循环功能遭到破坏引起的。因鼠疫而死的人身体是呈紫黑色的，所以，鼠疫才有了"黑死病"（black death）之称。仍以2019年末中国出现的鼠疫为例，其中既有腺鼠疫，也有肺鼠疫。纵然现代医学发展到了今天，鼠疫也尚未离人类远去。

（三）鼠疫的"非科学"概念

认识疾病要有历史反思的意识。既然现代医学呈现了鼠疫的科学知识，那么，现代科学诞生之前的人——没有受过现代科学熏染的人——所理解的鼠疫又会是什么样的呢？至少不会是"鼠疫杆菌造成的一种传染病"，因而，关于鼠疫，会有"前现代的"（premodern）或"民间的"（folk）说法。

鼠疫的英文 plague，其实最早也并非专指鼠疫，本意乃"瘟疫"。瘟疫是难以用科学定义的，因为它是人类对关于重大疾病之体验的宽泛总结。人类自诞生以来，瘟疫便如影随形，不论是天花，还是鼠疫、霍乱，古代人均通称为"瘟疫"；即使是现代，面对眼下肆虐的新冠肺炎，许多农村或山区的人也仍然会习惯性地将之与有关瘟疫的历史记忆对应起来。所以，瘟疫是一个"非科学"的概念（注意：是非科学概念，而不是伪科学概念），表征着一种科学之外认识疾病的方式。

但不管怎样，"瘟疫"一词还是有效地表达了传染病的一些特点。中国古代文献中，传染病一般叫作"疫""大疫""时疫"。其中，也许某一些是鼠疫，但具体分辨需要做严谨的考证，如《后汉书》记载了"（延光）四年……是冬京师大疫"；又如宋代医书《伤寒总病论》中曾记载了一种病死率很高的病，云："温病发斑，赤斑者五死一生，黑斑者十死一生，大疫难救，黑奴丸主之。"[6]这种"温病"看症状与败血性鼠疫有几分相似，但是不是鼠疫却又难说。所以，研究历史上的鼠疫是很难的，最大的困难是难以分辨究竟文献里的"疫"、"死状黑紫"或plague是不是鼠疫。

"黑死病"是西方社会对鼠疫的特有说法，主要是因为中世纪后期的大瘟疫给欧洲人普遍造成了难以磨灭的印象——无尽的死亡与紫黑色的尸体，并世代传承。后来经过科学研究，那场大瘟疫被认定为鼠疫，故而鼠疫与"黑死病"对应了起来，因此中世纪的欧洲人也只知道"黑死病"而并不知道鼠疫。

科学研究对于厘清很多疾病史的问题大有帮助，比如对于历史文献中记载模糊的鼠疫，将之作为一个科学问题来研究，也许能得到一定程度的解答。有研究者便借助基因分析的手段对鼠疫的起源做过科学研究：以考古收集的鼠疫杆菌为样本，经过基因分析后，得出了一些推测性的结论。其中的一个推测是鼠疫发源于中国，通过商路或者人类迁移才传播到了其他地区。[7]当然，这样的结论证据有限，因为该研究中基因分析的样本数量十分有限。不过，一些历史研究，尤其是医学史、人类史，缺少自然科学家的帮助确实是无法完成的。

（四）社会史视野下的鼠疫与文明冲突

鼠疫本身的历史虽然仍不一清二楚，但大家普遍认同，人类历史上有过三次大的鼠疫流行。第一次大流行发生于6世纪，起源于埃及的西奈半岛，经巴勒斯坦而波及欧洲所有国家，死亡近1亿人；第二次发生于14世纪，即著名的"黑死病"，波及了欧亚两洲及非洲的北海岸，仅欧洲就死亡了2500万人，占当时欧洲总人口的1/4；第三次发生于19世纪末至20世纪初，至少波及32个国家，死亡1200万人——清末的"东北大鼠疫"正是这一次鼠疫大流行的一个高潮，死亡人数共计6万余人。

鼠疫大流行不仅仅是一种科学上定义的"传染病"的大暴发，它还有丰富的社会内涵。其实，任何一种疾病的出现，由于它对人类和社会有影响，都意味着它不单纯是一个科学知识的问题，而是一个社会与科学知识纠缠在一起的问题。就鼠疫这类对人类社会有巨大威胁的烈性传染病而言，更是如此。

三次大的鼠疫流行，都造成了旧有社会秩序的崩坏或冲击，而且推动了新的社会秩序的建立，而这一破一立之中就穿插着文明冲突，比如西罗马帝国的灭亡、东罗马帝国的衰落、阿拉伯帝国的崛起、中世纪的到来、阿拉伯帝国的倾颓、蒙古的征战、明清的更替、清末的国际国内政局等。

研究科学技术与社会关联的领域被称作STS（Science，Technology and Society），即"科学技术与社会"。这个领域强调以社会的维度来分析科学技术，而将这样的理念运用于医学史就形成了医学社会史（social history of medicine）。①要是具体到疾病史，乃至鼠疫的历史，那么，文明冲突便是其社会史的书写方式之一。

1992年，政治学家福山（Francis Fukuyama）出版了成名作《历史的终结及最后之人》（*The End of History and the Last Man*），书中提出了一个"历史终结论"的命题——把西方的资本主义社会制度认定为历史的终点，即"在所有社会的发展模式中，都有一个基本程序在发挥着作用，这就是以自由民主制度为方向的人类普遍史"。[8]但这一命题遭到了其老师亨廷顿（Samuel Huntington）的质疑，亨廷顿以"文明冲突论"为立足点预测未来世界格局的发展，认为文明之间的冲突不仅不会消失，而且还将持续。他的判断很大程度上是基于他的历史认知——"文明之间最引人注目的和最重要的交往是来自一个文明的人战胜、消灭或征服来自另一个文明的人。这些交往一般来说不仅是暴力的，而且是短暂的，且仅仅是断断续续地发生的。"[9]尽管福山和亨廷顿思考的是冷战后的政治格局，但无论是"历史终结论"，还是"文明冲突论"，都体现了对宏大历史的观照。而"9·11"事件的发生，以及近年来"伊斯兰国"等极端组织的出现，似乎都证明了"文明冲突论"的胜利和"历史终结论"的破产。

如果把文明冲突的视角从现实主义的鼓噪拉回到历史研究中，特别是纳入医学史、疾病史中，将会发现以文明冲突为线索来书写一段疾病的社会史是可能的，而本文把对鼠疫的历史思考与文明冲突结合起来正是这样一种尝试。

三、三次鼠疫大流行与文明的碰撞

对鼠疫的认识需要作历史反思，而历史反思的路径有很多，文明冲突的视角即是其中之一。人类历史上的三次鼠疫大流行都透露着文明之间的碰撞，呈现了医学史与社会史的统一。

① 关于"医学社会史"，参见杜志章. 关于医学社会史的理论思考. 史学月刊，2006（2）：15-23。

（一）查士丁尼大瘟疫（Plague of Justinian）

1. 基本概况

公元 541—542 年，东罗马帝国（拜占庭帝国）暴发了大瘟疫，史称"查士丁尼大瘟疫"。这是人类历史上有记录的第一次鼠疫大流行。[10]这场鼠疫之所以冠以"查士丁尼"之名，是因为当时在位的罗马皇帝是查士丁尼大帝（Justinian I，527—565 年在位）。"查士丁尼大瘟疫"使东罗马帝国的人口减少了 1/3，由约 4000 万下降到了 2600 万，首都君士坦丁堡（今伊斯坦布尔）中 40% 的居民死去。其实，这场鼠疫一直延续到了 7 世纪，特别是沿着海陆贸易网络传到了西欧地区。

查士丁尼大帝统治下的东罗马帝国地跨欧、亚、非三洲，包括了埃及北部、亚平宁半岛（今意大利）、巴尔干半岛、近东地区的土耳其（小亚细亚半岛）、中东地区的地中海沿岸等。查士丁尼大帝在位期间是东罗马帝国版图最大的时期之一。罗马帝国本只有一个，无东者与西者之分，但由于统治区域广大，加之地方势力林立，逐渐形成了以罗马为统治中心的西部罗马帝国和以君士坦丁堡为统治中心的东部罗马帝国；君士坦丁堡是罗马皇帝君士坦丁堡大帝（Constantine the Great，306—337 年在位）统治时所建的，又名"新罗马"。公元 476 年，西罗马帝国为北方蛮族所灭，罗马落入了哥特人手中，君士坦丁堡随即成为罗马帝国的唯一统治中心，但这也意味着东罗马帝国面对着严峻的外部局势。6 世纪中期，帝国北边有蛮族和匈奴的威胁，东边则是迎面而来的波斯帝国（萨珊王朝）。东罗马帝国的北部会有匈奴压境与中国汉代对匈奴的用兵有莫大关系，西汉时，匈奴被汉朝军队赶到了漠北地区，部分匈奴人开始西迁；东汉时，汉朝继续对漠北地区用兵，匈奴不得不全部西迁。经过长途跋涉，匈奴最终西迁至中欧地区，亦即巴尔干半岛以北，对南边的东罗马帝国形成了威胁。

第一次鼠疫大流行被认为发端于埃及。541 年，鼠疫以埃及的贝鲁西亚、亚历山大——均是交通枢纽——为中转站，沿海陆贸易网侵袭君士坦丁堡和整个东罗马帝国。随后，又扩散至西欧。543 年，法国西南部暴发鼠疫；547 年，鼠疫传至不列颠群岛；6 世纪末，鼠疫横扫法国的马赛、亚威农、里昂等地。

2. 东罗马帝国的衰落

这场鼠疫带来的最大损失是人口，而人口的大衰减又直接影响着社会的发展。有充足的人口，才能从事生产劳动，进而创造财富；有了生产的剩余，才能开展贸易活动，推动经济增长，从而积累战争的本钱。所以，对于东罗马帝国而言，查士丁尼大瘟疫的后果有显著的三方面：第一，税收大降，国家不够富了——此前，这是一个有财力恢复西罗马帝国部分领土的国家；第二，从事生产的人不足，更不会有多余的人去当兵，所以，帝国的军队实力也大降，国家不够强了——没有力量扩张领土了，而反过来，周边势力尤其是北方蛮族和波斯帝国的威胁就更大了；第三，区域整合的凝聚力减弱，东罗马帝国很大，维持其内部的统一，除了依靠国家力量，还需要打造有力的经济网络，而帝国与西欧地区的密切联系，除了宗教方面，还需要有强大的贸易纽带来保障，但是，这次鼠疫大流行导致了地中海和欧陆的贸易大衰退，东罗马帝国作为本区域中心国家的地位摇摇欲坠，而帝国内部各地区的经济联系也趋于松散。

查士丁尼大帝是一位十分有作为的皇帝，他的理想是重建昔日辉煌的罗马帝国。[11]为了实现这个理想，他采取的对外政策是与东边的波斯帝国维持和平，从而腾出手来攻击北边的哥特人即灭亡西罗马帝国的元凶。后来，他收复了亚平宁半岛——罗马帝国过去最辉煌的统治地区；此外，他还对外扩张领土，把北非和伊比利亚半岛南端纳入了东罗马帝国的版图。对内，他最突出的政绩则是编定了《查士丁尼法典》，它是罗马法的最高成就，也是现代法学体系中大陆法系民法的参照。但是，鼠疫中断了他恢复罗马帝国荣耀的征途。

鼠疫袭来时，东罗马帝国正陷入战争之中，而且腹背受敌，东面是波斯的大军——波斯撕毁了与东罗马帝国的和平协议，西面则是与哥特人尚未结束的战争。

查士丁尼本人也患了鼠疫，但最后大难不死。这一经验进一步强化了他本人的神学信仰，因而对帝国的统治更为强调宗教的作用，即加大对基督教的依赖。长期以来，查士丁尼大帝实施的都是宗教不宽容政策。他镇压异教徒，而他神学信仰的强化无疑也更大程度地强化了这样的镇压，这导致民众的信仰神经紧绷，而帝国与其他非基督国家的关系无法缓和。

由于战争和鼠疫，从6世纪后期开始，东罗马帝国的社会呈现出基督教教义中的"世界末日"想象，整个社会蔓延着死亡的阴影，缺乏生机与活力。东罗马帝国对国家的治理也随之走向保守，国家发展步入低潮，从而造就了中世纪给人的"黑暗"的印象。所以，中世纪的到来与鼠疫的大暴发不无关系。

3. 潜在的文明碰撞：阿拉伯帝国崛起

查士丁尼大帝是最后一个力图恢复罗马帝国昔日辉煌的罗马皇帝，但查士丁尼大瘟疫过后，再没有人能去实现这个理想了。然而，东罗马帝国的衰落却给了其他文明尤其是阿拉伯帝国以崛起的机遇。[12]此后，阿拉伯帝国和东罗马帝国的冲突一直延续到了第二次鼠疫大流行时期。另外，由于宗教观念的增强，同时，阿拉伯帝国的势力不断扩张，对东罗马帝国的威胁日益增加，十字军东征被提上了日程。

600年时，阿拉伯民族还是部族势力，集中分布于阿拉伯半岛的红海沿岸，以商贸为业。6世纪后半叶起，由于鼠疫大流行、埃及的混乱以及东罗马帝国和波斯帝国之间的连年战争，原先的"波斯湾—红海—尼罗河"商路无法通行了，于是，商团改走更为安全的途经阿拉伯半岛的陆路。阿拉伯民族的一大聚集地麦加因此繁荣了起来，它地处商路的中段，正处于一个"十字路口"——东到波斯湾，西至红海，北往叙利亚，南通也门。

610年左右，伊斯兰教先知穆罕默德开始在麦加传教，随后，伊斯兰教的影响力不断增长，直至阿拉伯帝国的建立。阿拉伯帝国建立之后又逐步扩张领土，最终成为又一个地跨欧亚非的大帝国。

（二）"黑死病"

1. 蒙古帝国西征与"黑死病"

1346—1350年，"黑死病"侵袭欧洲，它的死亡率高达30%，直接导致欧洲的人口急剧下降。由于"黑死病"的大暴发，欧洲约有2500万人死亡，而欧洲以外也有几千万人死亡。此外，这次鼠疫的大流行断断续续，一直延续到了17世纪中期，也就是现代来临的前夜。[13]

在第一次鼠疫大流行中，文明之间通过"此消彼长"微妙地发生了碰撞，而第二次鼠疫大流行中则呈现出更激烈的文明冲突，因为"黑死病"肆虐欧洲与蒙古帝国的西征有直接关系。其实，战争正是文明冲突最激烈的方式。

对于"黑死病"的来源，其实有争议，但被较多人同意的是中亚说，即"黑死病"发端于中亚。蒙古帝国的西征以东亚为起点，路过中亚后才踏足欧洲，由此"黑死病"从中亚传了过去。

蒙古帝国的西征一共有三次：第一次（1219—1223年）于成吉思汗在位时发动，成吉思汗为主帅，灭西辽、花刺子模、亚美尼亚、格鲁吉亚和阿塞拜疆，并越过了高加索山，击破钦察人各部；第二次（1236—1242年）于窝阔台汗在位时发动，以拔都为主帅，征服了东欧地区的多国，也击溃了波兰、匈牙利的抵抗，部分军队远达威尼斯和巴尔干半岛；第三次（1256—1260年）于蒙哥汗在位时发动，主帅为旭烈兀，灭木剌夷、阿拔斯王朝（阿拉伯帝国）和叙利亚的阿尤布王朝。蒙古帝国由此成为一个地跨欧亚的庞大帝国，其疆域东至日本海、东海，西至地中海，南至印度洋、波斯湾。

但是，第三次西征后，蒙古帝国内部争夺汗位，走向了分裂。忽必烈尽管得胜了，却未获得一致承认。蒙古帝国根据血统分作了五部分，成为元朝和四个汗国，即窝阔台汗国、察合台汗国、金帐汗国、伊尔汗国。

蒙古人在中亚至黑海一带建立的国家便是金帐汗国。金帐汗国曾把境内克里米亚半岛上的商贸港卡法卖给意大利地区的热那亚共和国，但后来想通过战争手段夺回来，于是发生了对于第二次鼠疫大流行至关重要的"卡法之战"。

1347年，蒙古人久攻卡法而不下；同时，蒙古军队中又暴发了鼠疫。因此，蒙古人决心发动一场"细菌战"，即把军队里死于鼠疫的士兵尸体用投石机投入卡法城中。不久，城中瘟疫大起，卡法城也不攻而破。同时，城中的商人也乘船沿"黑海—君士坦丁堡（博斯普鲁斯海峡）—地中海"的路线返回意大利地区，不幸的是，他们也把鼠疫带上了船，并带到了东罗马帝国和意大利。[14, 15]从此，鼠疫又一次大范围、大规模地暴发，并不断由东向西传播，而君士坦丁堡、威尼斯等城市是最先经历地狱般景象的地方：1347年，"黑死病"传入热那亚、威尼斯等地；1348年，又传到法国、西班牙和不列颠；1348—1350年，再东传至神圣罗马帝国和斯堪的纳维亚国家；1351年，则传入俄罗斯西北部地区。

2. 文明碰撞中的"黑死病"

尽管有人质疑蒙古人攻打卡法城引发"黑死病"的说法，但无论怎样，大家普遍认同的是蒙古帝国的西征从中亚带来了"黑死病"，换言之，鼠疫是以战争这种文明冲突的方式实现了中世纪后期在欧洲的大暴发。战争会导致民族的大迁徙，从而加速人口流动，这使得鼠疫更容易扩散；而鼠疫又反过来推动了民族的迁徙和人口的流动，因为一旦一个地方暴发了鼠疫，民众都会外逃——投亲靠友或者寻找同一族群，而这也潜在地开发了"民族国家"的意识，揭开了近代社会的一缕曙光。

以"黑死病"为载体，文明在冲突中激烈对抗，但同时也部分地走向了融合。比如，阿拉伯人把西方的一些知识带到了中国，而中国的许多物产和技术也被带去了欧洲，特别是火药、造纸术——它们为欧洲率先开始近代化奠定了物质基础；又如，马可·波罗等人来华，向西方传递了"东方世界是美好天堂"的信息，而那时的西方则是"黑死病"泛滥的人间地狱，这又刺激了"大航海运动"的兴起。

"黑死病"通过文明冲突而被呈现，本身也造成了巨大的社会破坏，但它还对文明的发展产生了一些客观的助推力，从而塑造出新的社会秩序。其一，政治格局的重新洗牌。伴随着"黑死病"在欧洲的肆虐，东罗马帝国于1453年被奥斯曼帝国所灭亡；阿拉伯帝国也已被蒙古帝国摧毁，而蒙古帝国也陷入了分裂。本来由几个统一大帝国所拼凑而成的欧亚大陆又沦为了多个地域区块。由于"黑死病"带来了死亡，欧洲内部的政治势力也得到了重整，新的民族国家出现，旧的一些王国则退出了政治舞台。其二，"科学革命"迎来了黎明。一方面，由于"黑死病"造成了人口衰退，社会生产力剧烈下降；为了推动社会发展，就必须改进生产技术，提高生产效率，以应对人口衰退引发的经济危机。另一方面，人类此时的知识积累已达到了"科学革命"的要求。其三，孕育出"文艺复兴"和"宗教改革"两场运动，进一步推动了世界的近代化。"黑死病"造成了信仰危机：民众本来都信仰上帝的救赎，也认为"黑死病"只有有罪的人才会得，但是后来发现，教士本身也会得"黑死病"，于是，教会的权威受到了质疑；由于死亡的人太多了，民众陷入了末世的绝望之中，反而产生了"今朝有酒今朝醉"的想法，这思想虽然很消极，但却把人从宗教神学的桎梏中拉回到了现实世界，使得人思考人本身，思考现实，思考当下。[13]"文艺复兴"和"宗教改革"随即来临。

3. 明清易代与"黑死病"

明末的瘟疫也被认为是"黑死病"的余波，而明朝的灭亡也与明末的瘟疫有很大的关系。[16]《明史》载："（崇祯）十六年……京师大疫，自二月迄于是月，死亡日以千计，诏尽释轻系，发内帑千金资太医院医疗，又二万金五城收瘗。召张应京建醮禳之不止，日晡惊传鬼出，民间夜击铜铁器以驱厉祟，声达大内不能禁。"[17]《明史纪事本末》又载："（崇祯）十七年……京师内外城堞凡十五万四千有奇，京营兵疫，其精锐又太监选去……"[18]这表明，1643—1644年的北京瘟疫流行，而防守的明军也大量染病，战斗力不堪一击。因此，李自成的农民军能很快地打败明军，并攻入了北京城。这才有了崇祯皇帝煤山自缢。

但是，农民军攻占北京后，鼠疫未绝，故而农民军也大量染病；同时，满洲军队则正朝山海关黑云压城而来。此后，农民军抵挡不住满洲军队的攻势，只能撤出北京。于是，清朝取代了明朝。也正是明末鼠疫大暴发期间，一部系统的中医传染病专著《温疫论》诞生了，该书至今仍有十分丰富的研究价值。

"黑死病"推动明清易代的时期，萦绕于西方人头顶的"黑死病"阴影也仍未被驱散，特别是还暴发了"伦敦大瘟疫"。与中国出现了《温疫论》不同，西方还坚持着以惯常的方式由"瘟疫医生"来治疗"黑死病"。

"瘟疫医生"是"黑死病"肆虐时期欧洲各地专门医治患者的医师。他们会戴着具有防传染功能的鸟喙状面具来治疗病患，因此被称为"鸟嘴医生"（doctor beak）。这些医师往往没受过多少医学训练，也缺乏临床诊断能力，然而，由于当时欧洲人手奇缺，所以这些医生是各个城镇相当珍贵的资产。"鸟嘴医生"身穿长袍，会使用一种木制的拐杖碰触患者治病；此拐杖也被用于鞭打患者以赦免他们的罪，因为当时的人们相信罹患"黑死病"是不受上帝庇佑的恶人，而唯有透过鞭笞，患者才能从上天的惩罚中获得救赎。[13]但这个职业其实并不受民众欢迎，因为它代表着死亡；而后来的许多艺术作品中，"鸟嘴医生"的形象也往往象征着"死神"。

（三）清末鼠疫

1. 面对鼠疫：清政府 vs 港英当局

第三次鼠疫大流行是清末鼠疫，它从19世纪中期一直持续到20世纪初；1910年的东北鼠疫是清末鼠疫的高潮，也是人类迄今最后一次大规模的鼠疫，而治理东北鼠疫的过程中，亦有文明冲突的影子。

清末鼠疫发端于19世纪中期的云南，那时本地已出现鼠疫病例；同时，又发生了回民事变，虽然被清政府镇压了，但是大量人口从云南往两广流动。于是，云南的鼠疫由人口流动带去了两广，随后又带去了香港；而香港已发展为重要的国际贸易中转站，因而鼠疫由香港又通过海路传播到了世界其他地区。[19]叶尔辛发现鼠疫杆菌的机缘正是鼠疫传到了香港并于1894年暴发。

19世纪后期，欧洲、北美已实现较高程度的近代化，有较为完备的公共卫生体系，又有发达的医学，故而受这次鼠疫的影响不大，而中国、印度这些不发达的人口大国则遭殃了，约有1200万人死于这次鼠疫。

晚清的中国并未建立公共卫生体系，面对鼠疫，束手无策，只能加大对人口流动的控制——历朝历代应对时疫的传统政策；对鼠疫患者的救治则基本依靠民间力量，尤其是本地医师，并采取土法。

相比之下，港英当局对1894年香港的鼠疫则应对得更为积极，也非常有效——应对的方式是科学的、现代的。首先，调查了鼠疫的来源。此前，广州已暴发了严重鼠疫，死者有几万人，而广州和香港交通往来频繁，因此，香港鼠疫应该是从广州传来的。其次，颁布了卫生条例，宣布香港是鼠疫疫区。这是国际性检疫制度在香港的适用，既封堵了鼠疫的输入，也防止了鼠疫向外扩散。最后，采取了技术手段，包括：隔离患者，并在专门病房加以救治；合理地处理病亡者的尸体，即集中焚烧；对公共区域消毒，还开展灭鼠行动等。[20]

面对鼠疫，清政府完全不能与港英当局相提并论。不过，对1910年的东北大鼠疫，清政府则选择了积极干预，因为其中掺杂了复杂的国家利益，而且牵涉着国际政治的考量，而清政府治理东北大鼠疫也给中国着手建立现代的卫生防疫体系提供了契机。

2. 东北大鼠疫中的文明冲突

东北大鼠疫从1910年11月持续到次年4月共半年，波及69个县，造成了6万余人死亡。这场鼠疫的来源是旱獭。起先，俄国远东地区出现了鼠疫，有华工染病身亡，于是俄国大量地驱逐华工；随后，有已患鼠疫的两名华工回到了满洲里，并入住旅店；不久，这家旅店暴发了鼠疫疫情。时值年末，东北地区的大量劳工又都是来"闯关东"的，遂纷纷回乡，那时东北已建成了西出满洲里入俄国，东达绥芬河，南经长春至奉天（今沈阳）的呈"T"形的中东铁路。乘坐火车，满洲里的劳工一路南返，因此，鼠疫也被带上了火车，并沿着铁路线传播和暴发。[16]

哈尔滨是中东铁路"T"形的交叉点，人口流动最大，故而疫情最严重，该城的傅家甸在三个月内约有5000人死于鼠疫；长春是另一个鼠疫的重灾区，有约2000人死于鼠疫，而沈阳及大连、天津、北京也都出现了死亡病例。

鉴于这样的局势，清朝实际的最高统治者隆裕太后于1910年12月底决定治理东北的鼠疫——标志性事件是任命了伍连德作为全权总医官对此负责。伍连德是马来西亚华侨，也是剑桥大学的医学博士，对传染病、细菌学很有研究。他于1907年便被清政府聘为天津陆军军医学堂的副监督，因而才会被隆裕太后赋予这个使命。①

清廷决定治理东北大鼠疫的原因有三：一是东北是清廷的"龙兴"之地，祖宗的宝地发生鼠疫，清廷不能置之不理；二是东北鼠疫流行对北京也构成了一定的威胁，况且北京已出现了鼠疫疫情；三是东北处于日俄两国的中间地带，而日俄两国对东北又虎视眈眈，更糟糕的是，日俄两国都迅速地要求介入鼠疫的防治，为了防止日俄两国借口此事侵占东北或攫取其他利益，清政府必须有所动作。

东北的鼠疫由俄国传入，俄国有名义介入；而对于日本来说，19世纪末以来，俄国便是本地区内最大的竞争者，故而为了遏制俄国也必然要求介入。

日俄两国的矛盾由来已久，甲午战争后，日本本来割占了辽东，但是俄国出面干涉了，才未成功。②日俄相争是甲午战争以后东北面临的国际局势。1904年，日俄之间爆发了那场与中国无关但战场却是东北的"日俄战争"。日俄战争中，俄国败北，并与日本签订了《朴次茅斯条约》，俄国的利益遂受到了限制，但是俄国并不甘心；同样地，因为一些利益未能完全

---

① 关于伍连德本人，参见王哲著. 国士无双伍连德. 福州：福建教育出版社，2011；关于伍连德治理东北大鼠疫的过程，参见伍连德著. 鼠疫斗士——伍连德自述（上）. 程光胜，马学博译. 长沙：湖南教育出版社，2011。

② 即"三国干涉还辽"。

被满足，日本也并不甘心，而且日本侵占东北的野心未曾动摇。所以，两国在东北都有利益，也一直僵持着。东北大鼠疫的暴发给了两国掠夺中国主权、干涉中国内政，或者说进一步捞取利益的机会。[21，22]

防疫、检疫或公共卫生，都是主权的一部分内容。"主权"不是一个空洞的抽象概念，而是一个有具体内容的实质概念。"主权"是关于现代国家的观念，因而理解"主权"需要建立新的"国家"框架——区别于中国传统的国家观念。现代国家与传统国家在制度层面有很大的不同，比如传统国家并不重视公共卫生，也没有相应的制度，故而也无防疫主权之说，而现代国家，尤其是建立了较完备的公共卫生制度的英美等国，对于防疫的认知已十分深刻了——不是简单的公共卫生措施，而是直接关涉国家利益的重大政治事务。[19]

所以，清政府主导1910年东北大鼠疫的治理是对国家主权的维护。这也意味着清政府逐渐认同了现代的国家观念，并在具体层面积极实践着现代国家的一些制度。此外，由于主动做出了应对，清政府有充分的理由拒绝日俄两国插手东北的鼠疫治理，这也为后来伍连德防疫工作的顺利展开奠定了基础。尽管外国势力对防疫工作仍有很大影响，但伍连德也能有效地落实他的想法。

通过解剖，伍连德发现东北大鼠疫的类型是肺鼠疫，所以基本的防疫措施是戴口罩，为此他还特别发明了著名的"伍氏口罩"。除了给民众发放口罩，伍连德治理东北大鼠疫的具体措施还包括隔离疫区（如傅家甸封城）、铁路全线停运、严格控制民众串门以及焚烧病亡者尸体。1911年初，他还在哈尔滨建立了中国第一个鼠疫研究所，这大概也是中国建立的首个传染病研究机构。

3. 东北大鼠疫：疾病、政治与国家制度的现代化

1911年4月18日，经过有效治理，东北的鼠疫被完全消灭。5天后，隆裕太后代表清政府正式发布诏书，宣告了这个消息，这意味着中国成功地治理了东北大鼠疫，而伍连德在东北的防疫工作也结束了。不过，1911年的4月还有些别的特殊之处。4月3—28日，有11个国家的专家参加的"万国鼠疫研究会"在奉天召开。这是中国第一次举办的国际性学术会议。作为东北大鼠疫的防疫总医官，伍连德担任了会议的主席。所以，清政府是在会议期间宣告成功治理东北大鼠疫的。无论是有意为之，还是巧合，

其中都透露出丰富的政治考量，学术与政治在特殊的历史条件下不可避免地被关联在了一起。

"万国鼠疫研究会"虽然是讨论鼠疫的学术会议，但因为有11个国家参与，故而也是一个国际交往的场合。中国因为治理东北鼠疫取得了很好的效果，故而中国在这个国际交往场合有很大的发言权。此外，中国在当时的国际政治环境中是弱势者，因此借助这个掌握了一定主动权的会议，要尽可能地开展外交攻势，以挽回一定的国家利益。事实上，会议期间，除了与会专家建议清政府在东三省设立永久性的防疫机构外，东三省总督锡良还宣布中国收回了海港检疫的主权。这正是中国成功治理东北大鼠疫带来的最直接的政治成果，更意味着中国又朝现代国家迈进了一步。[①]

历史地回溯东北大鼠疫，可以发现，疾病与政治交织在一起：疾病的历史中穿插着丰富的政治内容，既有内政外交的考量，更有国际竞争的色彩。综合而言，疾病史中蕴藏着不同文明之间的碰撞，尤其是利益冲突，但"冲突"并非绝对的对抗，它也是"融合"的前奏。以疾病为平台，文明在冲突中亦能实现一定程度的融合，比如，中国正是在治理东北大鼠疫的过程中与日俄等列强展开政治博弈，不断学习怎样成为一个日俄那样的强国的。

总之，东北大鼠疫的成功治理，是中国建立现代公共卫生制度的起点。此后，政府对待公共卫生事件不再是传统的听之任之，而是更为科学地应对。而且通过公共卫生事务，中国从理念和实践等方面日益趋近一个现代国家，走向近代化，同时进一步融入国际潮流——在与其他文明的碰撞中，一个古老的传统文明正积极地实现自我更新。

参 考 文 献

[1] 内蒙古自治区卫生健康委员会. "鼠疫可防可治可控"专题栏目. http://wjw.nmg.gov.cn/ztlm/2016n/sykfkzkk/index.shtml[2020-02-22].

[2] 汪梦唐. 蒙古疑爆发鼠疫：2人死亡　100多人被隔离. http://news.haiwainet.cn/n/2019/0505/c3541093-31550022.html[2020-02-24].

[3] 中华人民共和国传染病防治法. http://www.npc.gov.cn/npc/c238/202001/099a493d0377

---

① 关于清末鼠疫推动中国社会走向公共卫生制度近代化，详见［日］饭岛涉. 鼠疫与近代中国：卫生的制度化和社会变迁. 朴彦，余新忠，姜滨译. 北京：社会科学文献出版社，2019。

4811b058f0f0ece38078.shtml［2020-02-24］.

［4］ Hawgood B J. Alexandre Yersin（1863—1943）: discoverer of the plague bacillus, explorer and agronomist. Journal of Medical Biography，2008，16（3）: 167-172.

［5］ Howard-Jones N. Was Shibasaburo Kitasato the co-discoverer of the plague bacillus? Perspectives in Biology and Medicine，1973，16（2）: 292-307.

［6］ 庞安时. 伤寒总病论（卷四）. 清文渊阁四库全书本: 14a.

［7］ 汤波. 基因分析追踪: 鼠疫杆菌从哪里来？http://zhishifenzi.blog.caixin.com/archives/ 216503［2020-02-16］.

［8］ 弗朗西斯·福山. 历史的终结及最后之人. 黄胜强，许铭原译. 北京: 中国社会科学出版社，2003: 54.

［9］ 塞缪尔·亨廷顿. 文明的冲突与世界秩序的重建. 周琪，刘绯，张立平，等译. 北京: 新华出版社，1998: 35.

［10］ Rosen W. Justinian's Flea: The First Great Plague and the End of the Roman Empire. New York: Penguin Books，2008.

［11］ Evans J A S. The Age of Justinian: The Circumstances of Imperial Power. New York: Routledge，1996.

［12］ 菲利浦·希提. 阿拉伯通史（上册）. 马坚译. 北京: 新世界出版社，2008: 10-26.

［13］ 约瑟夫·P. 伯恩. 黑死病. 王晨译. 上海: 上海社会科学院出版社，2013.

［14］ 梅天穆. 世界历史上的蒙古征服. 马晓林，求芝蓉译. 北京: 民主与建设出版社，2017.

［15］ 弗朗西斯·艾丹·加斯凯. 黑死病: 大灾难、大死亡与大萧条（1348—1349）. 郑中求译. 北京: 华文出版社，2019: 1-18.

［16］ 曹树基，李玉尚. 鼠疫: 战争与和平——中国的环境与社会变迁（1230—1960年）. 济南: 山东画报出版社，2006.

［17］ 万斯同. 明史（卷二十六）. 清钞本.

［18］ 谷应泰. 明史纪事本末（卷七十九）. 清文渊阁四库全书本: 13b.

［19］ 班凯乐. 十九世纪中国的鼠疫. 朱慧颖译. 北京: 中国人民大学出版社，2015.

［20］ 杨祥银. 公共卫生与1894年香港鼠疫研究. 华中师范大学学报（人文社会科学版），2010，49（4）: 68-75.

［21］ 胡成. 东北地区肺鼠疫蔓延期间的主权之争（1910.11—1911.4）. 中国社会历史评论，2008，9: 214-232.

［22］ Summers W C. The Great Manchurian Plague of 1910—1911: The Geopolitics of an Epidemic Disease. New Haven，London: Yale University Press，2012.